五官科人文护理与沟通技巧

主　编　于瑞英　王亚玲　邹春莉

副主编　易明伶　钱　宇　罗兴莉

编　委　于瑞英　王亚玲　邹春莉　易明伶　钱　宇
　　　　　罗兴莉　何海涛　聂　鑫　王　楠　王晓燕
　　　　　冉　娟　邓小丽　于道华　何海燕　朱黎黎
　　　　　王伍超　任春霖　程　成　刘　锐　罗　琴
　　　　　黄　舒　彭燕华　喻　娟　刘　睿　周　玥

北京大学医学出版社

WUGUANKE RENWEN HULI YU GOUTONG JIQIAO

图书在版编目（CIP）数据

五官科人文护理与沟通技巧 / 于瑞英，王亚玲，邹春莉主编．—北京：
北京大学医学出版社，2024.3
ISBN 978-7-5659-2921-2

Ⅰ．①五…　Ⅱ．①于…②王…③邹…　Ⅲ．①五官科学 - 护理学
Ⅳ．① R473.76

中国国家版本馆 CIP 数据核字（2023）第 109463 号

五官科人文护理与沟通技巧

主　　编：于瑞英　王亚玲　邹春莉
出版发行：北京大学医学出版社
地　　址：（100191）北京市海淀区学院路38号　北京大学医学部院内
电　　话：发行部 010-82802230；图书邮购 010-82802495
网　　址：http://www.pumpress.com.cn
E-mail：booksale@bjmu.edu.cn
印　　刷：北京溢漾印刷有限公司
经　　销：新华书店
责任编辑：郭　颖　孙敬怡　　责任校对：靳新强　　责任印制：李　啸
开　　本：889 mm×1194 mm　1/16　　印张：15.5　　字数：460千字
版　　次：2024 年 3 月第 1 版　2024 年 3 月第 1 次印刷
书　　号：ISBN 978-7-5659-2921-2
定　　价：58.00元

序

　　《周易》曰："文明以止，人文也。"《北齐书·文苑传序》曰："圣达立言，化成天下，人文也。"在西方，"人文"概念源于拉丁文 *Humanitas*，意为人性、教养。人文的核心是"人"，以人为本，关心、爱护和尊重。

　　人文护理作为医学领域中一颗璀璨的明珠，承载着对生命的呵护与对人性的尊重，《五官科人文护理与沟通技巧》旨在展开探索心灵深处、拓展医疗视野的启示之旅。

　　在当代医学实践中，技术的飞速进步固然引人瞩目，然而在人文护理这个与人的感知直接相连的领域，人文关怀和沟通技巧的重要性愈发凸显。患者不仅需要医学专业的治疗，更需要我们用温暖的语言、细腻的关怀来驱散他们在医疗征程中的阴霾。

　　本书的编写团队由经验丰富、深耕临床的医学专家和护理学者组成，他们不仅在五官科护理领域有着深厚的造诣，更以其在人文情怀和沟通技巧方面的卓越表现而著称。尤其是于瑞英院长，积极推进人文护理的事业发展及人文理念，一直身先士卒、脚踏实地地带领团队践行人文护理的宗旨并落在实处。通过多年深耕于临床一线，编写团队积累了非常深厚、宝贵的经验并撰写此书，运用实例分析、专业解读，以及对沟通技巧的深入剖析、案例分享，为读者提供一份全面而贴心的参考指南，此书既有理论高度亦有实践深度，是非常难得的人文护理实践工具书，助力广大护理工作者更好地理解和应用五官科人文护理的理论。

　　在这个充满挑战和机遇的时代，医护人员的责任愈发重大，我们既要不断提升专业技能，更要关注患者的心灵需求。这不仅需要专业技术，更需要对人性关怀的不懈追求。愿这本书成为读者护理征程中的得力导师，助力在医疗领域中发光发热。

　　最后，感谢所有为这本书贡献心血的医学专家和护理学者，以及对医护事业充满热情的每一位读者。在人文关怀的道路上，让我们用坚定而笃实的脚步共同前行，成为患者信赖的坚实后盾，用爱为生命注入光芒和希望。

刘庆芬

2023 年 11 月 21 日

前　言

在人民生活水平不断提高、健康意识不断增强的今天，人们的价值观和实际需求发生了改变。为适应社会发展的新形势、满足广大患者的需求，我们必须转变服务观念，在临床护理操作中体现人文护理，关注患者身心层面上的需求，在护理实践中尽可能多地给予患者精神上的呵护、心灵上的安慰、行动上的指导，尊重和理解患者。

尊重、关怀是人文护理的核心和精髓。人文护理是护理工作者在护理过程中，以人道主义精神对患者的生命与健康、权利与需求、人格与尊严的真诚关怀与照顾。除了为患者提供必需的诊疗技术服务之外，护理工作者还应该为其提供精神层面上的情感服务，以满足患者的身心健康需求，得到患者的主动配合，缓解患者的紧张情绪，提高患者对护理工作的依从性。操作时须取得患者同意，患者合作时及时给予肯定与致谢，以更好获得患者和家属的理解和配合，有助于提高患者对护理工作的满意度，建立良好的护患关系。

人文护理应体现在护理工作的每一个环节上、每一项操作中，它是整体护理内在发展的动力和灵魂。护理操作看似平凡，但最能体现护士的综合素质和人文素养。《五官科人文护理与沟通技巧》一书以眼科、耳鼻咽喉科以及口腔颌面外科人文护理为主线，强调人文护理理念和精神，通过列举临床真实情境，关注从患者入院至出院全过程的人文护理，注重与患者的沟通交流，系统阐述了如何在临床护理工作中实践人文护理。本书还介绍了一些容易忽略而临床常见的情况，语言简洁，内容通俗易懂，可操作性强，是一本值得护理工作者参考与借鉴的临床工具书。

本书以人文护理为原则，将人文护理理念与临床护理实际相结合，对于护士的临床人文护理工作有较好的指导意义。人文科学知识浩如烟海，本书辑入的只是其中一朵浪花，难免挂一漏万；加之护理专业人文知识的整合没有成熟的经验可以借鉴，更由于编者的水平所限，因此不足之处在所难免。我们真诚地希望广大护理同仁及专业人士提出宝贵的修改意见，以便我们进一步修订和完善。

编委

目　录

第一部分　人文护理操作流程

第二部分　人文护理沟通技巧

第一部分

人文护理操作流程

第一章 眼科人文护理操作流程

第一节 眼科患者入院人文护理操作流程

 一、人文护理质量标准

1. 患者熟悉病房环境，掌握入院须知。
2. 询问患者病史资料，确保护理评估全面。
3. 做好各类护理文书记录，记录正确。
4. 患者及家属对入院流程表示理解。

 二、人文护理执行要点

1. 关注患者的主诉，及时解决问题。
2. 入院时详细采集患者信息，告知入院相关注意事项。
3. 运用合适的方式让患者记住责任护士与主治医生名字。
4. 语言通俗易懂，面带微笑，使用尊称、文明用语。
5. 主动介绍同病房的病友，帮助患者建立良好的关系。

 三、人文护理操作流程

护士甲："您好！请问您是需要办理住院吗？"
（使用尊称，面带微笑，注意语言、语调）
患者："是的。"
护士甲："好的，马上为您办理，您请坐！请出示您的身份证和住院证，您对住院床位有要求吗？"
患者："六人间就可以，谢谢！"
护士甲："好的，王阿姨，您的床位安排在21床，我马上带您到病房去休息。"
患者："好的。"（若是年老或行动不便的患者，应将患者扶入病房）
护士甲："李阿姨好！这是您同病房的新病友王阿姨。大家过一会儿有空相互认识一下，好吗？"
（相互介绍病友）
护士甲："王阿姨，您的主治医生叫谢××，责任护士是于×，请您稍作休息，我马上通知您的责任护士来探望您。"
护士乙："王阿姨，您好！我是您的责任护士，我叫于×，您也可以叫我小于。您从入院到出院的整个过程都将由我来负责，如果您有任何问题都可以告诉我，我会尽力为您解决。您的主治医生叫谢××，关于您的病情和治疗方案您都可以咨询她。我们科室主任是刘×，护士长是许×。以上信息在您的床头卡上也有提示，您看一下这个位置。接下来我会为您做入院评估。请您配合一下！"

护士乙:"请把您办理的入院手续和手腕带给我一下,请您确认并口述您的姓名和年龄,好吗?"

患者:"好的,腕带在这里。我叫王 ×,今年45岁。"

(核查患者住院证、腕带及医保卡等信息。为患者戴好腕带,强调其重要性)

护士乙:"请问您是做什么工作的呢?"

患者:"我是一名律师。"

护士乙:"那您这次是因为什么住院呢?"

患者:"主要是因为眼睛胀痛、视力下降,已经严重影响了我的生活和工作。"

护士乙:"那您现在感觉怎么样?"

患者:"现在眼睛轻微疼痛,视物模糊,医生建议住院治疗。"

护士乙:"好的,请您放心!我们一定会尽心为您治疗。如果住院期间您有任何疑问,可以随时咨询我们。您刚才说眼部偶尔有疼痛,您可以给我描述一下吗?您对照疼痛评分卡,觉得的疼痛属于哪一种?"

患者:"我只是有时会有一点疼痛感,平时还好。我觉得我应该是属于卡片上的2分,是胀痛的感觉。"

护士乙:"我明白了,您描述得很详细!如果您的疼痛加重,我会告知您的主治医生,我们会尽快为您解决问题。那您平时吃东西怎么样?"

患者:"消化挺好,基本上没有忌口的。"

护士乙:"针对您的情况,建议您以清淡饮食为主,少食辛辣、刺激性的食物,好吗?"

患者:"好的。"

护士乙:"请问您的民族及婚姻状况是什么呢?"

患者:"汉族,已婚。"

护士乙:"请问您有宗教信仰吗?"

患者:"没有的。"

护士乙:"请问您曾经对什么药物过敏吗?"

患者:"以前没有发现过。"

护士乙:"您有高血压、糖尿病、心脏病、肺部疾病,或者做过手术吗?"

患者:"没有,平时身体都挺好的。"

护士乙:"好的。请问您听力和视力都正常吗?身上有没有未愈合的伤口?"

患者:"听力是正常的,视力不太好,没有伤口。"

护士乙:"请问您抽烟、喝酒吗?平常二便、睡眠都正常吗?"

患者:"我平常不抽烟、不喝酒,大小便都是正常的。"

护士乙:"好的,王阿姨,您说得非常详细,那现在我为您介绍一下病区的环境。这里是护士站,对面是检查室,旁边是使用微波炉的地方。从这里直走后左拐是医生办公室,玻璃门外面有个生活间是打开水的,开水是24小时供应。病房的环境也给您介绍一下,这里是卫生间,洗漱用品需要您自己准备,这边是储物柜,请您把物品尽量归置到储物柜里,建议您自行保管好贵重物品。这是您的床位,床挡是这样使用的(示范使用方式)。这是呼叫器,若您有任何需要,只需按一下这个按钮呼叫我们就可以了。另外,为了您能更好接受治疗,需要向您交代以下注意事项。今晚10点以后请不要吃东西、喝水,明晨6点左右会有护士到病房来为您进行抽血。周一到周五早上8至9点,医生会组织床旁查房,每周一下午4点左右会组织科室大查房,请您合理安排时间。另外,住院期间请不要请假回家,以免耽误您的治疗。如果实在有非常特殊的事情,请与您的主治医生签署外出劝阻同意书。为了避免交叉感染,请您的家属不要坐卧于病床上,患者之间也不可以自行更换床位。住院期间还请您爱护公共财产,维护公共卫生,不要自行使用大功率电器,不用的充电线请及时取下,以免发生火灾。医院是无烟医院,请您的家属不要在病区内吸烟。这里有一份入院宣教手册，我刚才所说的内容都包含在里面，您有时间或者忘记了可以再看一下。请问我为您讲解清楚了吗？您还有什么不明白的地方吗？"

患者："我都清楚了，谢谢！"

护士乙："好的，如果有任何疑问，请随时咨询我们。您先休息一会儿，我已经告知您的主治医生谢医生了，她一会儿会过来看您！"

患者："好的，谢谢！"

……

护士乙："王阿姨，您好！谢医生为您做了一些检查，现在感觉怎么样？"

患者："医生检查得很仔细，也给我讲了一些疾病知识，我现在心情放松很多了，谢谢！"

护士乙："您能放松心情就是最好的了，这段时间您一定要注意休息。目前医生为您安排的是普食，我们医院有营养食堂，早上 7 点至 8 点、中午 11 点至 12 点、下午 5 点至 6 点都会有餐车到病房，您可以自行购餐。如果不方便，请告知我们，我们可以帮助您。另外，记得三餐饭后，一定要用清水漱口，漱出遗留在口腔内的食物残渣，要随时保持口腔清洁。"

患者："好的，麻烦你了！"

护士乙："不客气！这都是我们应该做的。王阿姨，陪您一起来的家属晚上需要在这里陪护吗？"

患者："是的。"

护士乙："那好，我就一起给您和家属讲一下陪护床的使用和注意事项。请您打开或者关闭陪护床时，务必提着这根绳子，以免夹伤手指。我现在为您示范一遍，请您也来操作一下。好的，您做得非常棒！另外，陪护床打开的时间是中午 12 点至下午两点半、夜间 9 点至次日清晨 7 点。感谢您的配合。"

患者："我明白了，谢谢你！"

护士乙："不客气！那您好好休息，我就不打扰了，呼叫器就在您床头的右上方，若有任何需要您可随时按呼叫器呼叫我们，我们会及时为您解决的。"

患者："好的，谢谢你！"

四、相关专业知识

1. 首先了解患者从事的工作、文化层次，根据不同的患者运用不同宣教方法。

2. 新入院患者对医院环境感到陌生，要协助患者熟悉和了解医院环境，并主动介绍同室病友相互认识，使患者尽快熟悉和适应医院新的生活方式，消除紧张和焦虑的情绪。

3. 做好健康教育，满足患者对疾病知识与自我护理的需求。

4. 患者处于下列情况时暂不进行健康教育。

(1) 睡眠不充足、精神状态欠佳。

(2) 有疼痛、恶心、呕吐、发热等不适。

(3) 有定向力障碍。

(4) 急诊入院或病情危重不能接受教育指导时。

(5) 表露出不愿意接受宣教时。

(6) 有焦虑、恐惧、愤怒、不信任等不良心理状态。

五、人文护理操作评价标准

眼科患者入院人文护理操作评价标准见表 1-1。

表1-1　眼科患者入院人文护理操作评价标准

项目	分值	操作标准	评分			存在的问题	扣分情况	备注
			A	B	C			
仪表	5	仪表端庄，着装整齐，符合着装要求，淡妆上岗，面带微笑，真诚友善	5	4	3			
评估	20	1．正确核对患者腕带信息：姓名、年龄、住院号	5	4	3			1．护理人员热情、态度可亲、耐心解释、吐字清晰 2．用语通俗易懂，评估全面
		2．询问患者用药史、疾病史、过敏史、饮食及症状情况，了解患者需求	5	4	3			
		3．根据患者疾病情况进行分诊	5	4	3			
		4．了解患者对入院流程、入院须知掌握情况，取得患者合作	5	4	3			
操作要点	70	1．物品准备就绪：护理评估单、健康教育单、入院宣教手册准备到位	7	6	5			1．根据患者情况准备好相应的物品、药品及急救用物 2．关注患者反馈，安慰患者，消除紧张心理 3．满足患者的合理需要
		2．主动积极上前迎接患者，自我介绍，洗手	7	6	5			
		3．协助患者取舒适体位，便于问诊	7	6	5			
		4．协助患者了解和熟悉医院环境，并主动介绍同室病友相互认识	7	6	5			
		5．对患者合理需求进行满足	7	6	5			
		6．评估患者健康状况，询问患者有无不适症状	7	6	5			
		7．做好健康教育，满足患者对疾病知识的需求。强调住院期间禁止擅自离开病房	7	6	5			
		8．规范记录，患者签名	7	6	5			
		9．整理用物	7	6	5			
		10．洗手，发放健康手册	7	6	5			
机动评分	5	环境整洁明亮、舒适安全	5	4	3			

第二节　涂眼膏人文护理操作流程

 一、人文护理质量标准

1．患者及家属对操作和护理表示理解和满意。

2．操作规范，关注患者的主观感受，患者感觉舒适。

3．患者的需求能够得到及时满足。

4．进行恰当沟通交流，使眼科患者做好涂眼膏的护理配合工作。

二、人文护理执行要点

1. 动作轻柔，协助患者取舒适体位。
2. 关注患者主诉，让患者表达感受，及时解决问题。
3. 主动关心患者，做好心理护理。
4. 主动告知患者涂眼膏相关注意事项。
5. 及时、准确地观察患者在涂眼膏过程中的病情变化，尤其注意特殊患者（小儿、年老体弱者、残疾者等）。

三、人文护理操作流程

护士："您好！我是您的责任护士林××，您可以叫我小林（护士面带微笑，眼睛平视患者，语气温柔地进行自我介绍），今天由我给您做治疗（护士询问病史、用药史及过敏史，评估全身情况）。为了防止您的术眼由炎症引发虹膜后粘连，遵医嘱您的术眼需要涂眼膏一次，涂完以后就可以休息了。请问您现在方便吗？"

患者："方便，麻烦你了！"

护士："您好！请问您叫什么名字？"

患者："我叫刘×。"（护士轻柔地握住患者的手，低头核查医嘱和腕带信息）

护士："刘叔叔，我现在需要把床稍微放低一点，您的头也稍微向后仰，这样的体位舒适吗？"（护士轻摇床尾把手，缓慢放低床头）

患者："可以。"

护士："我已洗完手、戴好口罩，准备给您涂眼膏。"

患者："好的。"

护士："请再次告诉我您的名字……您需要涂左眼的眼膏（护士查对眼别）。我先用棉签给您擦拭眼部分泌物，然后请您睁开眼睛向上看，我会轻轻地扒开您的眼睑，请您不要眨眼睛，也不要紧张。"

患者："好的。"

护士："刘叔叔，如果在为您涂眼膏时有不适，请您告诉我，好吗？"

患者："好的，谢谢！"

（护士涂眼膏时协助患者取舒适体位，轻扶患者头部，使其头部稍微后仰或尽量坐在有靠背的地方）

护士："刘叔叔，眼膏已经涂好了，请您不要用力挤眼，闭眼休息3到5分钟即可。"

患者："好的。"

护士："刘叔叔，您配合得非常好！我帮您擦拭一下眼周皮肤外溢的眼膏。"

（护士面带微笑，动作轻柔）

患者："非常感谢你！你的手法很轻柔，谢谢你！"

护士："我再次核对一下您的腕带。刘叔叔，如果有任何需要请按床旁呼叫器呼叫我们，我们也会随时过来看您的。"

（护士面带微笑，再次轻柔地握着患者的手，低头核对患者腕带信息，确保准确无误）

四、相关专业知识

1. 严格执行三查七对制度。
2. 涂眼膏前若眼部有分泌物或眼周皮肤不清洁，应先用生理盐水擦拭眼部分泌物，再涂眼膏。

3．涂眼膏时注意拉开睑缘，并检查睫毛情况，避免睫毛连同眼膏一起夹在结膜囊内。

4．涂眼膏时应使用玻璃棒，使用前检查玻璃棒圆头是否光滑、完整，避免划伤眼睑及结膜。

5．药瓶不可接触睫毛，要距离眼睑 1 ~ 2 cm，以防瓶口污染。

6．若用软管涂眼膏，管口不可接触睫毛。

7．为角膜溃疡、眼球穿孔伤、手术后患者进行操作时动作要轻柔，勿加压眼球。

8．涂阿托品眼膏时应压迫泪囊 3 ~ 5 分钟，观察药物副作用。

五、人文护理操作评价标准

涂眼膏人文护理操作评价标准见表 1-2。

表 1-2　涂眼膏人文护理操作评价标准

项目	分值	操作标准	评分			存在的问题	扣分情况	备注
			A	B	C			
仪表	5	仪表端庄，着装整齐，符合着装要求	5	4	3			
评估	20	1．询问用药史及有无过敏史	5	4	3			1．评估患者情况时要注意语言、语调 2．详细评估患者的全身情况，患哮喘及心率减慢的患者要避免用引发相关疾病的眼膏
		2．评估患者全身状况，有无哮喘等呼吸系统疾病及心脏病等心血管系统疾病	10	8	6			
		3．向患者解释操作目的、配合方法、药物作用及副作用，取得患者配合	5	4	3			
操作要点	70	1．准备好物品、放置合理	5	4	3			1．根据患者情况准备好相应的物品，操作时动作轻柔，不能用力按压眼球。检查药物的有效期 2．注意涂眼膏过程中询问患者的不适感
		2．向患者进行自我介绍	5	4	3			
		3．详细询问患者的眼病史	3	2	1			
		4．环境清洁、安静、光线充足	2	1.8	1.6			
		5．核对患者姓名、年龄、住院号等	5	4	3			
		6．检查物品及药品质量、规格、有效期	10	8	6			
		7．协助患者取仰卧位或坐位，再次查对姓名、年龄、住院号等，查对医嘱执行单及眼别	10	8	6			
		8．先擦拭眼部分泌物，开启瓶口（保证无污染），左手拿棉签。分开下眼睑，右手持涂有眼膏的玻璃棒，将眼膏涂在穹隆部即可。涂完眼膏后再次查对腕带、眼别及药物	30	25	20			
机动评分	5	整理用物，分类处理，交代药物的作用及注意事项	5	4	3			满足患者的合理需求

第三节　滴眼药人文护理操作流程

　一、人文护理质量标准

1. 患者及家属对操作和护理表示理解和满意。
2. 患者感觉舒适。
3. 患者的需求能够得到及时满足。
4. 进行恰当的沟通交流，使眼科患者做好滴眼药的护理配合工作。

二、人文护理执行要点

1. 动作轻柔，协助患者取舒适体位。
2. 关注患者主诉，让患者表达意愿，及时解决问题。
3. 主动关心患者，做好心理护理。
4. 主动告诉患者滴药相关注意事项。
5. 及时、准确观察患者在滴药过程中的病情变化，尤其注意特殊患者（年老体弱者、残疾者等）。

三、人文护理操作流程

护士："您好！我是您的责任护士刘××，您可以叫我小刘（护士面带微笑，眼睛平视患者，语气温柔地进行自我介绍）。遵医嘱，您右眼需要在术前滴3天抗生素滴眼液，以降低术后发生感染的风险。如果您现在方便的话，我为您操作，可以吗？"（护士询问病史、用药史及过敏史，评估全身情况）

患者："好的，麻烦你了！"

护士："您好！请问您叫什么名字？"

患者："我叫刘××。"（护士轻柔地握住患者的手，低头核查医嘱执行单和腕带信息）

护士："刘阿姨，我现在需要把床稍微放低一点，您的头也稍微向后仰。这样的体位舒适吗？"（护士轻摇床尾把手，缓慢放低床头）

患者："可以。"

护士："我已洗完手、戴好口罩，准备给您滴眼药。"

患者："好的。"

护士："请再次告诉我您的名字……您需要点双眼的眼药，我先用棉签给您擦拭眼部分泌物，然后请您睁开眼睛向上看，我会轻轻地扒开您的眼睑，请您不要眨眼睛，也不要紧张。"

患者："好的。"

护士："刘阿姨，如果在为您点药时有不适，请您告诉我，好吗？"

患者："好的，谢谢！"

（护士滴药时协助患者取舒适体位，轻扶患者头部，使头稍微后仰，或使患者尽量坐在有靠背的地方）

护士："刘阿姨，我已经滴好了，请您不要用力挤眼。闭眼休息3到5分钟即可。"

患者："好的。"

护士："刘阿姨，您配合得非常好！我帮您擦拭一下眼周皮肤外溢的滴眼液。"（护士面带微笑，动作轻柔）

患者："非常感谢！你的手法很轻柔，谢谢！"

护士："我再次核对一下您的腕带！刘阿姨，如果有任何需要请按床旁呼叫器呼叫我们，我们也会随时过来看您的。"

（护士面带微笑，再次轻柔地握着患者的手，低头核对患者腕带信息，确保准确无误）

四、相关专业知识

1. 严格执行三查七对。
2. 角膜感觉敏感者，滴眼药时不可滴在角膜上，应滴在穹隆部。
3. 若眼部有分泌物者，滴药前要先擦拭眼部分泌物再行滴药。
4. 滴药原则是先滴健侧、后滴患侧，若为混悬液，一定要摇匀后再滴。
5. 若为外伤，有眼球穿孔伤、角膜溃疡穿孔时滴药不可按压眼球，动作要轻柔。
6. 药瓶不可接触睫毛，要距离眼睑 1～2 cm，防止污染瓶口。
7. 同时滴两种以上的眼药要间隔 5～10 分钟。
8. 若滴散瞳药或缩瞳药，滴后嘱患者压迫泪囊区 3～5 分钟。
9. 结膜囊储存眼液量为 0.02 ml，因此每次滴 1～2 滴即可。
10. 须冷藏至 2～8 ℃的生物制品在使用后应及时放回冰箱，防止药液变质。

五、人文护理操作评价标准

滴眼药人文护理操作评价标准见表1-3。

表1-3　滴眼药人文护理操作评价标准

项目	分值	操作标准	评分 A	评分 B	评分 C	存在的问题	扣分情况	备注
仪表	5	仪表端庄，着装整齐，符合着装要求	5	4	3			
评估	20	1. 询问用药史及有无过敏史	5	4	3			1. 评估患者情况时要注意语言、语调 2. 详细评估患者的全身情况，哮喘及心率减慢的患者要避免滴引发疾病的眼药
		2. 评估患者全身状况，有无哮喘等呼吸系统疾病及心脏病等心血管系统疾病	10	8	6			
		3. 向患者解释操作目的、配合方法、药物作用及副作用，取得患者配合	5	4	3			
操作要点	70	1. 准备好物品、放置合理	5	4	3			1. 根据患者情况准备好相应的物品，操作时动作轻柔，不能用力按压眼球。检查药液的有效期 2. 注意滴药过程中询问患者的不适感
		2. 向患者进行自我介绍	5	4	3			
		3. 详细询问患者的病史	3	2	1			
		4. 环境清洁、安静、光线充足	2	1.8	1.6			
		5. 核对患者姓名、年龄、住院号等	5	4	3			
		6. 检查物品及药品质量、规格、有效期	10	8	6			
		7. 协助患者取仰卧位或坐位，再次查对姓名、年龄、住院号等，查对医嘱执行单及眼别	10	8	6			

续表

项目	分值	操作标准	评分			存在的问题	扣分情况	备注
			A	B	C			
操作要点	70	8. 先擦拭眼部分泌物,开启瓶口(保证无污染),左手拿棉签。分开下眼睑,右手持眼药瓶,滴1～2滴入穹隆部即可。滴后再次查对腕带、眼别及眼药	30	25	20			
机动评分	5	整理用物,分类处理,交代药物的作用及注意事项	5	4	3			满足患者的合理需求

第四节　结膜囊冲洗人文护理操作流程

 一、人文护理质量标准

1．患者及家属对操作和护理表示理解和满意。

2．患者感觉舒适。

3．患者的需求能够得到及时满足。

4．进行恰当沟通交流,使眼科患者做好冲洗结膜囊的护理配合工作。

 二、人文护理执行要点

1．环境清洁、安静、光线充足,动作轻柔,转移患者注意力,减轻不适。

2．关注患者主诉,让患者表达意愿,及时解决问题。

3．主动关心患者,做好心理护理。

4．主动告诉患者相关注意事项。

5．及时、准确观察患者在结膜囊冲洗过程中的病情变化,尤其注意特殊患者(年老体弱者、残疾者等)。

 三、人文护理操作流程

　　护士:"您好!我是您的责任护士任××,您可以叫我小任(护士面带微笑,眼睛平视患者,语气温柔地进行自我介绍)。由于今日10点您要做右眼手术,在手术前遵医嘱要进行术眼的结膜囊冲洗,以保证术眼的清洁,防止术后发生感染。如果您现在方便的话我就为您操作,可以吗?"(护士询问病史、用药史及过敏史,评估全身情况)

　　患者:"好的,麻烦你了!"

　　护士:"您好!请问您叫什么名字?"

　　患者:"我叫孙×。"(护士轻柔地握住患者的手,低头核查医嘱执行单和腕带信息)

　　护士:"孙阿姨,我马上给您冲洗结膜囊。"

　　患者:"好的。"

　　护士:"孙阿姨,您先躺在治疗床上可以吗?"

患者："可以。"（轻扶患者上治疗床）

护士："我已洗完手、戴好手套，准备给您冲洗结膜囊。"

患者："好的。"

护士："请再次告诉我您的名字……我先给您擦拭眼部分泌物，请您头略向后仰并向冲洗侧倾斜。我先滴一滴表面麻醉药，请您闭眼。您手持受水器紧贴洗眼侧颊部，我先冲洗眼周皮肤，然后请您双眼睁开，我准备为您冲洗眼内，冲洗时眼睛上下左右转动，不要闭眼。"

患者："好的。"

护士："孙阿姨，如果在冲洗时您有不适，可以举左手示意，切记头不能乱动，手不能乱抓，请问我为您讲解清楚了吗？"

患者："好的，谢谢！"

（操作前先用 37℃ 温水温热冲洗液，防止因冲洗液冰凉造成患者不适）

护士："孙阿姨，我已经冲洗好了，请您眨一下眼睛，看是否有不适感？如有不适，我给您检查一下。"

患者："好的，很舒服，没有不适。"

护士："孙阿姨，您配合得非常好！结膜囊冲洗好了，我帮您擦拭一下眼周皮肤的水渍。"（护士面带微笑，动作轻柔）

患者："非常感谢你！你的手法很轻柔，谢谢你！"

护士："我再次核对一下您的腕带！孙阿姨，您可以回病房休息，如果有任何需要请按床旁呼叫器呼叫我们，我们也会随时过来看您的。"

（护士再次核对患者的腕带信息，确保准确无误）

四、相关专业知识

1. 冲洗时要防止污染眼睑及睫毛，冲力不宜太大，受水器距离眼球 3～4 cm。

2. 角膜极为敏感，冲洗液避免直接冲洗至角膜上。

3. 冲洗时避免弄湿患者的衣物和床单。

4. 为角膜溃疡、角膜穿孔、眼球穿孔伤患者进行眼部冲洗时，不能翻转眼睑、不能加压眼球，防眼球内容物被压出。

5. 天气寒冷时冲洗液要进行加温，液温 32～37℃ 为宜（用手背试液体的温度）。

6. 对于不合作或眼睑水肿暴露不全者可用开睑器拉开眼睑再行冲洗。

五、人文护理操作评价标准

结膜囊冲洗人文护理操作评价标准见表 1-4。

表 1-4　结膜囊冲洗人文护理操作评价标准

项目	分值	操作标准	评分 A	B	C	存在的问题	扣分情况	备注
仪表	5	仪表端庄，着装整齐，符合着装要求	5	4	3			
评估	20	1. 询问患者身体状况，了解患者既往有无检查经历，询问用药史及有无过敏史	5	4	3			1. 评估患者情况时要注意语言、语调
		2. 评估患者状况，有无确诊的眼部疾患	10	8	6			2. 详细评估患者的全身情况，建立相应的护理评估单，如：跌倒、疼痛评估单等
		3. 向患者解释操作目的，取得患者配合	5	4	3			

续表

项目	分值	操作标准	评分			存在的问题	扣分情况	备注
			A	B	C			
操作要点	70	1．准备好物品及治疗床单位	5	4	3			1．根据患者情况准备好相应的物品 2．注意冲洗过程中询问患者的不适感
		2．向患者进行自我介绍，将患者扶上治疗床	5	4	3			
		3．详细询问患者的病史	3	2	1			
		4．环境清洁、安静、光线充足	2	1.8	1.6			
		5．核对患者姓名、年龄、住院号等	5	4	3			
		6．检查物品及药品质量、规格、有效期	10	8	6			
		7．协助患者取仰卧位或坐位，再次查对姓名、年龄、住院号等，查对医嘱执行单及眼别	10	8	6			
		8．滴表面麻醉药、洗眼侧的颈部铺上治疗巾。眼部有分泌物应用棉签轻轻擦拭，先冲洗眼睑、睫毛、眉毛及周围皮肤，再嘱患者睁开眼睛，或分开上、下眼睑。冲洗顺序正确、动作轻柔、冲洗过程中无污染，冲洗完毕擦拭患者颜面部。滴抗生素滴眼液、再次查对	30	25	20			
机动评分	5	整理用物，分类处理，交代目的及注意事项	5	4	3			满足患者的合理需求

第五节　泪道冲洗人文护理操作流程

一、人文护理质量标准

1．患者及家属对操作和护理表示理解和满意。
2．患者感觉舒适。
3．患者的需求能够得到及时满足。
4．进行恰当沟通交流，使眼科患者做好泪道冲洗的护理配合工作。

二、人文护理执行要点

1．环境安静、清洁、光线充足，动作轻柔，转移患者注意力，减轻不适。
2．关注患者主诉，让患者表达意愿，及时解决问题。
3．主动关心患者，做好心理护理。
4．主动告诉患者相关注意事项。
5．及时、准确观察患者在泪道冲洗过程中的病情变化，尤其注意特殊患者（年老体弱者、残疾者等）。

三、人文护理操作流程

护士："您好！我是您的责任护士许××，您可以叫我小许（护士面带微笑，眼睛平视患者，语气温柔地进行自我介绍）。遵医嘱，在您住院第一天常规要进行泪道冲洗，是为明日的手术做准备。若您方便的话我现在就为您操作，可以吗？"（护士询问病史、用药史及过敏史，评估全身情况）

患者："好的，麻烦你了！"

护士："您好！请问您叫什么名字？"

患者："我叫张×。"（护士轻柔地握住患者的手，低头核查医嘱执行单和腕带信息）

护士："张阿姨，我马上给您冲洗泪道。"

患者："好的。"

护士："张阿姨，您先躺在治疗床上可以吗？"

患者："可以。"（轻扶患者上治疗床）

护士："我已洗完手、戴好口罩，准备给您冲洗泪道。"

患者："好的。"

护士："请再次告诉我您的名字……我先给您擦拭眼部分泌物，请把头略向后仰并向冲洗侧倾斜，我先将滴有麻醉药的棉签夹在您上下泪点之间（或滴一滴表面麻醉药），请您闭眼夹住棉签3到5分钟，使泪道黏膜表面麻醉。您手持受水器紧贴洗眼侧颊部，我从下泪点把冲洗针头插进去。推冲洗液的时候您口腔、咽部可能有液体流入，请您不要用力闭眼，也不要紧张。"

患者："好的。"

护士："张阿姨，如果在冲洗时您有不适，可以举左手示意，切记头不能乱动，手不能乱抓，请问我为您讲解清楚了吗？"

患者："好的，谢谢！"

（护士冲洗时协助患者取舒适体位，扶住头稍微后仰，或让患者尽量坐在有靠背的地方）

护士："张阿姨，我已经冲洗好了，请您眨一下眼睛，看是否有不适感？如有不适，我给您检查一下。"

患者："好的，口腔有液体流出，没有不适感觉。"

护士："张阿姨，您配合得非常好！您的泪道是通畅的，我帮您擦拭一下眼周皮肤的水渍。"（护士面带微笑，动作轻柔）

患者："非常感谢你！你的手法很轻柔，谢谢你！"

护士："我再次核对一下您的腕带！张阿姨，您可以回病房休息，如果有任何需要请按床旁呼叫器呼叫我们，我们也会随时过来看您的。"

（护士面带微笑，再次轻柔地握着患者的手核对患者的腕带信息，确保准确无误）

四、相关专业知识

1. 操作要轻巧、准确，以免损伤眼部组织。
2. 进针时遇到阻力不可强行推入，以免损伤泪道。
3. 若泪点狭小，应先用扩张器对泪点进行扩张后再行冲洗。
4. 正确记录冲洗后的结果。

五、人文护理操作评价标准

泪道冲洗人文护理操作评价标准见表 1-5。

表 1-5　泪道冲洗人文护理操作评价标准

项目	分值	操作标准	评分			存在的问题	扣分情况	备注
			A	B	C			
仪表	5	仪表端庄，着装整齐，符合着装要求	5	4	3			
评估	20	1. 询问患者身体状况，了解患者既往有无检查经历，询问用药史及有无过敏史	5	4	3			1. 评估患者情况时要注意语言、语调 2. 详细评估患者的全身情况，根据患者情况，如：跌倒、疼痛等，建立相应的护理评估单
		2. 评估患者状况，有无确诊的眼部疾患	10	8	6			
		3. 向患者解释操作目的，取得患者配合	5	4	3			
操作要点	70	1. 准备好物品及治疗床单位	5	4	3			1. 根据患者情况准备好相应的物品 2. 注意冲洗过程中询问患者的不适感
		2. 对患者进行自我介绍，将患者扶上治疗床	5	4	3			
		3. 详细询问患者的病史	3	2	1			
		4. 环境清洁、安静、光线充足	2	1.8	1.6			
		5. 核对患者姓名、年龄、住院号等	5	4	3			
		6. 检查物品及药品质量、规格、有效期	10	8	6			
		7. 协助患者取仰卧位或坐位，再次查对姓名、年龄、住院号等，查对医嘱执行单及眼别	10	8	6			
		8. 将滴有麻醉药的棉签夹在上下泪点之间（或滴表面麻醉药），洗眼侧颈部铺上治疗巾。眼部有分泌物时用棉签轻轻擦拭，先冲洗眼睑、睫毛、眉毛及周围皮肤，再嘱患者睁开眼睛，或分开上下眼睑。冲洗顺序正确、动作轻柔，冲洗过程无污染，冲洗完毕擦拭患者颜面部。滴抗生素滴眼液、再次查对	30	25	20			
机动评分	5	整理用物，分类处理，交代目的及注意事项	5	4	3			满足患者的合理需求

第六节　剪睫毛人文护理操作流程

 一、人文护理质量标准

1．患者及家属对操作和护理表示理解和满意。

2．患者感觉舒适。

3．患者的需求能够得到及时满足。

4．进行恰当沟通交流，使眼科患者做好剪睫毛的护理配合工作。

 二、人文护理执行要点

1．环境安静、清洁、光线充足，动作轻柔，转移患者注意力，减轻不适。
2．关注患者主诉，让患者表达意愿，及时解决问题。
3．主动关心患者，做好心理护理。
4．主动告诉患者相关注意事项。
5．及时、准确观察患者在剪睫毛过程中的病情变化，尤其注意特殊患者（年老体弱者、残疾者等）。

三、人文护理操作流程

护士："您好！我是您的责任护士熊××，您可以叫我小熊（护士面带微笑，眼睛平视患者，语气温柔地进行自我介绍）。由于明日您要进行手术，遵医嘱需要剪睫毛，目的是使手术部位清洁，便于术中操作。如果您方便的话我现在就为您做操作，可以吗？"（护士询问病史、用药史及过敏史，评估全身情况）
患者："好的，麻烦你了！"
护士："请问您叫什么名字？"
患者："我叫张×。"（护士轻柔地握住患者的手，低头核查医嘱执行单和腕带信息）
护士："张阿姨，您先躺在治疗床上可以吗？"
患者："可以。"（护士轻扶患者上治疗床）
护士："我已洗完手、戴好口罩，准备给您剪睫毛。"
患者："好的。"
护士："请再次告诉我您的名字……您先平躺在床上，我现在为您剪睫毛，如果在剪睫毛时您有不适，可以举左手示意，切记头不能乱动，手不能乱抓，请问我为您讲解清楚了吗？"
患者："好的，谢谢！"
（护士冲洗时轻扶患者头部，使头部稍微后仰。在剪刀刃上涂眼膏）
护士："张阿姨，我先剪上眼睑的睫毛，您眼睛向下看……现在剪下眼睑的睫毛，您眼睛向上看，请您尽量不要闭眼。张阿姨我已经为您剪完了，请您眨一下眼睛，看是否有不适感？如有不适，我给您检查一下。"（护士面带微笑，动作轻柔）
患者："好的，没有不适感觉。"
护士："张阿姨，您配合得非常好！"
患者："非常感谢你！你的手法很轻柔，谢谢你！"
护士："我再次核对一下您的腕带！张阿姨，您可以回病房休息，如果有任何需要请按床旁呼叫器呼叫我们，我们也会随时过来看您的。"
（护士面带微笑，再次轻柔地握着患者的手，低头核对患者的腕带信息，确保准确无误）

四、相关专业知识

1．剪睫毛时动作要轻稳，不能伤及眼睑皮肤及眼部其他组织。
2．剪睫毛的长度应以剪去 2/3 睫毛长度为宜，不能剪得太短，以减少睫毛在生长过程中引起的患者不适感。
3．操作过程中睫毛剪刀刃上尽量多涂眼药膏，不要使睫毛掉进眼睛里。

五、人文护理操作评价标准

剪睫毛人文护理操作评价标准见表1-6。

表1-6　剪睫毛人文护理操作评价标准

项目	分值	操作标准	评分			存在的问题	扣分情况	备注
			A	B	C			
仪表	5	仪表端庄，着装整齐，符合着装要求	5	4	3			
评估	20	1. 询问患者身体状况，了解患者既往有无检查经历，询问用药史及有无过敏史	5	4	3			1. 评估患者情况时要注意语言、语调 2. 详细评估患者的全身情况，根据患者情况，如：跌倒、疼痛等，建立相应的护理评估单
		2. 评估患者状况及有无确诊的眼部疾患	10	8	6			
		3. 向患者解释操作目的，取得患者配合	5	4	3			
操作要点	70	1. 准备好物品及治疗床单位	5	4	3			1. 根据患者情况准备好相应的物品 2. 注意：若为老年患者进行操作，其上睑松弛，睫毛位置暴露欠佳，可用棉签拉紧上睑皮肤以免剪破睑缘皮肤
		2. 向患者进行自我介绍，将患者扶上治疗床	5	4	3			
		3. 详细询问患者的病史	3	2	1			
		4. 环境清洁、安静、光线充足	2	1.8	1.6			
		5. 核对患者姓名、年龄、住院号等	5	4	3			
		6. 检查物品及药品质量、规格、有效期	10	8	6			
		7. 协助患者取仰卧位或坐位，再次查对姓名、年龄、住院号等，查对医嘱执行单及眼别	10	8	6			
		8. 在剪刀刃上涂一层眼膏，嘱患者闭眼，操作者左手用棉签辅助操作，右手持小弯剪剪去2/3睫毛长度。再次查对	30	25	20			
机动评分	5	整理用物，分类处理，交代目的及注意事项	5	4	3			满足患者的合理需求

第七节　眼部换药人文护理操作流程

一、人文护理质量标准

1. 患者及家属对操作和护理表示理解和满意。

2. 患者感觉舒适。

3. 患者的需求能够得到及时满足。

4. 进行恰当沟通交流，使眼科患者做好眼部换药的护理配合工作。

二、人文护理执行要点

1．环境安静、清洁、光线充足。动作轻柔，转移患者注意力，减轻不适。
2．关注患者主诉，让患者表达意愿，及时解决问题。
3．主动关心患者，做好心理护理。
4．主动告诉患者相关注意事项。
5．及时、准确观察患者在眼部换药过程中的病情变化，尤其注意特殊患者（年老体弱者、残疾者等）。

 三、人文护理操作流程

护士："您好！我是您的责任护士屈××，您可以叫我小屈（护士面带微笑，眼睛平视患者，语气温柔地进行自我介绍）。昨天您做了手术，遵医嘱，今天我准备给您换药。可以吗？"（护士询问病史、用药史及过敏史，评估全身情况）

患者："好的，麻烦你了！"

护士："您好！请问您叫什么名字？"

患者："我叫冉×。"（护士轻柔地握住患者的手，低头核查医嘱执行单和腕带信息）

护士："好的，冉叔叔，您先躺在治疗床上可以吗？"

患者："可以。"（轻扶患者上治疗床）

护士："我已洗完手、戴好口罩，准备给您换药。"

患者："好的。"

护士："冉叔叔，我先给您揭去敷料上的胶布，然后取下纱布块，我为您用生理盐水棉签擦拭眼部分泌物及结痂。"

患者："好的。"

护士："请再次告诉我您的名字……如果在换药时您有不适，可以举左手示意，切记头不能乱动，手不能乱抓，请问我为您讲解清楚了吗？"

患者："好的，谢谢！"

（护士换药时让患者取舒适体位，仰卧位或坐在有靠背的地方，轻抚患者头部，使头稍微后仰）

护士："冉叔叔，我已经换好了，您轻轻睁开眼睛，由医生为您检查创口和病变情况。您是否有不适感？如有不适，我给您检查一下。"（护士面带微笑，动作轻柔）

患者："好的，没有不适感觉。"

护士："冉叔叔，您配合得非常好！"

患者："非常感谢你！你的手法很轻柔，谢谢你！"

护士："我再次核对一下您的腕带！冉叔叔，您可以回病房休息，如果有任何需要请按床旁呼叫器呼叫我们，我们也会随时过来看您的。"

（护士面带微笑，再次轻柔地握着患者的手，低头核对患者的腕带信息，确保准确无误）

 四、相关专业知识

1．眼部有分泌物及眼膏粘住眼睑、睫毛时应先用生理盐水棉签擦拭，去除分泌物及结痂。
2．换药时不要压迫眼球，以免发生前房积血。
3．不可用手指强行拉开眼睑。
4．如果要拆线，须先消毒、后拆线，拆完覆盖敷料。

5．根据眼部手术部位及分泌物的量，每天或隔天换药 1 ～ 2 次；有感染者应及时换药。

 五、人文护理操作评价标准

眼部换药人文护理操作评价标准见表 1-7。

表 1-7　眼部换药人文护理操作评价标准

项目	分值	操作标准	评分 A	评分 B	评分 C	存在的问题	扣分情况	备注
仪表	5	仪表端庄，着装整齐，符合着装要求	5	4	3			
评估	20	1．询问患者身体状况，了解患者既往有无检查经历，询问用药史及有无过敏史	5	4	3			1．评估患者情况时要注意语言、语调 2．详细评估患者的全身情况，根据患者情况，如：跌倒、疼痛等，建立相应的护理评估单
		2．评估患者状况，有无确诊的眼部疾患	10	8	6			
		3．向患者解释操作目的，取得患者配合	5	4	3			
操作要点	70	1．准备好物品及治疗床单位	5	4	3			1．根据患者情况准备好相应的物品 2．注意换药过程中询问患者的不适感
		2．向患者进行自我介绍，将患者扶上治疗床	5	4	3			
		3．详细询问患者的病史	3	2	1			
		4．环境清洁、安静、光线充足	2	1.8	1.6			
		5．核对患者姓名、年龄、住院号等	5	4	3			
		6．检查物品及药品质量、规格、有效期	10	8	6			
		7．协助患者取仰卧位或坐位，再次查对姓名、年龄、住院号等，查对医嘱执行单及眼别	10	8	6			
		8．先揭去敷料上的胶布，然后取下纱布块，用生理盐水棉签擦拭眼部分泌物及结痂。再次查对	30	25	20			
机动评分	5	整理用物，分类处理，交代目的及注意事项	5	4	3			满足患者的合理需求

第八节　眼科患者出院人文护理操作流程

 一、人文护理质量标准

1．患者得到了安全、有效的出院护理。

2．患者及家属对出院流程表示理解。

3．患者了解出院后的康复计划、复诊时间。

4．做好各类护理文书记录，记录正确。

二、人文护理执行要点

1. 对出院患者做好意见和建议的收集。
2. 出院时详尽告知流程及相关注意事项。
3. 语言通俗易懂，面带微笑，使用尊称、文明用语。
4. 协助患者办理出院结账手续。

 三、人文护理操作流程

护士："王阿姨您好（护士核对腕带信息），您要出院了，东西收拾好了吗？"

患者："对啊小管，终于出院了。感谢你们这段时间对我的照护。"

护士："不客气！这都是我们应该做的。在住院期间，也感谢您的理解与配合。您对我们的工作还有什么意见或者建议吗？"（协助患者取舒适体位）

患者："我觉得你们做得都非常好！"

护士长："好的，感谢您对我们的肯定。"

护士："王阿姨，有什么需要帮忙的吗？"

患者："没有了，我就是等家人来接我了。"

护士："王阿姨，出院后一定要保重身体！饮食、活动、起居要有规律，不要过于操劳，也不要受凉感冒了。"

患者："嗯！好的，我一定会注意的。"

护士："王阿姨，耽搁您一点时间，我再给您捋捋出院流程，您方便吗？"

患者："好呀！"

护士："王阿姨，首先您到住院部一楼结账处结账。您只需要带两件东西就可以了，一是您的医保卡、二是您每次住院缴费的发票。请问都带在身边了吗？"

患者："在的。"

护士："好的，如果医生为您开了出院带药，您需要在结账处领取出院带药单，然后到 B 区住院部一楼的住院药房取药。最后再返回到结账处领发票。请问我为您讲解清楚了吗？"

患者："你讲解得很清楚，我明白了！"

护士："王阿姨，请问除了医保，您还有其他保险需要报销的吗？"

患者："没有了。"

护士："好的！王阿姨，刚才为您讲解的出院办理流程都写在这张出院告知书上面了，上面还有我们科室的联系电话。您结帐前不清楚也可以看看，需要帮助您随时问我们。"

患者："好的，谢谢你们！"

护士："王阿姨，疾病相关知识及注意事项我再跟您强调一下。饮食方面请不要进食辛辣、刺激、较硬的食物，禁烟酒，且饮食要规律。平时可以适当地增加一些小运动量的活动，像散步、打太极拳。随着季节的变化要适时增添一些衣物，多吃蔬菜、水果，增强抵抗力。最重要的是您一个星期以后需要来复诊，需要您在门诊先挂我科的号，然后开单缴费，再复查。如果感觉有什么不适请及时到医院就诊。请问我为您讲解清楚了吗？"

患者："我会记住的，谢谢你！"

护士："您出院回家后记得按时服药、滴药，定期门诊测眼压，如果出现眼睛胀痛剧烈时一定急诊就诊。"

患者："好的，在我住院期间谢谢你们对我的照顾，你们的护理我非常满意。"

护士："谢谢您对我们工作的肯定，这都是我们的职责所在。今后我们会继续努力！非常感谢您对我们工作的支持！"

（出院当天护士协助患者或者家属办完出院手续）

护士："王阿姨，您都结算好了吗？还有什么疑问吗？"

患者："都结算好了。小管，住院这段时间感谢全体医护人员对我的精心治疗及护理，你一定要代我好好谢谢大家。"

护士："不客气！这都是我们应该做的，您的谢意我也一定会带到。我帮您收拾一下东西，送您到电梯口吧！"

患者："不用送了，你们还有很多工作要忙，谢谢你们了！"

（检查病室患者有无遗留物品，将患者送到电梯口）

护士："祝您保持身体健康！"

患者："谢谢你们。"

四、相关专业知识

1．根据患者病情，采用步行护送或用平车、轮椅推送患者出院，尽量将患者送到电梯口或车库。

2．清理病床用物，进行终末消毒处理。消毒要求符合规范。

五、人文护理操作评价标准

眼科患者出院人文护理操作评价标准见表1-8。

表1-8　眼科患者出院人文护理操作评价标准

项目	分值	操作标准	评分 A	评分 B	评分 C	存在的问题	扣分情况	备注
仪表	5	仪表端庄，着装整齐，符合着装要求，淡妆上岗，面带微笑，真诚友善	5	4	3			
评估	20	1．正确核对患者腕带信息：姓名、年龄、住院号	5	4	3			1．护理人员热情、态度可亲、耐心解释、吐字清晰 2．用语通俗易懂，评估全面
		2．询问患者行动能力与自理能力，了解患者需求	5	4	3			
		3．根据患者情况选择出院代步工具	5	4	3			
		4．了解患者对出院流程、出院须知掌握情况，取得患者与家属合作	5	4	3			
操作要点	70	1．物品准备就绪：健康教育单、出院宣教手册准备到位	7	6	5			1．根据患者情况准备好相应的代步工具，如轮椅等 2．关注患者反馈，指导康复计划 3．满足患者的合理需要
		2．主动积极上前迎接患者及自我介绍，必要时洗手	7	6	5			
		3．协助患者取舒适体位	7	6	5			
		4．对患者进行出院流程介绍	7	6	5			
		5．满足患者合理需求	7	6	5			
		6．评估患者健康状况，根据医嘱针对性进行康复指导与复诊建议	7	6	5			
		7．帮助整理物品	7	6	5			

续表

项目	分值	操作标准	评分			存在的问题	扣分情况	备注
			A	B	C			
操作要点	70	8. 规范记录，患者签名	7	6	5			
		9. 洗手，发放健康手册	7	6	5			
		10. 终末消毒，铺床，准备迎接新患者	7	6	5			
机动评分	5	环境整洁明亮、舒适安全	5	4	3			

第二章 耳鼻咽喉科人文护理操作流程

第一节 耳鼻咽喉科患者入院人文护理操作流程

一、人文护理质量标准

1. 患者及家属对入院流程表示理解。
2. 询问患者病史资料，确保护理评估全面。
3. 患者熟悉病房环境，掌握入院须知。
4. 做好各类护理文书记录，记录正确。

二、人文护理执行要点

1. 入院时详细采集患者信息，告知入院相关注意事项。
2. 关注患者的主诉，及时解决问题。
3. 主动介绍同病房的病友，帮助建立良好的关系。
4. 运用合适的方式让患者记住责任护士与主治医生名字。
5. 语言通俗易懂，面带微笑，使用尊称，文明用语，沟通过程中注意保护患者的隐私。
6. 介绍并指导患者正确使用智慧护理患者端产品。

三、人文护理操作流程

护士甲："您好！这里是耳鼻咽喉科，请问您是需要办理住院吗？"
（使用尊称，面带微笑，注意语言、语调）
患者："是的。"
护士甲："好的，马上为您办理，您请坐！请出示您的身份证和住院证，您对住院床位有要求吗？"
患者："李×。双人间就可以，谢谢！"
护士甲："好的，李阿姨，您的床位安排在40床，我马上带您到病房去休息。"
（若是年老或行动不便的患者，应将患者扶入病房）
患者："好的。"
护士甲："张阿姨好！这是您同病房的新病友李阿姨，大家过一会儿有空相互认识一下，好吗？"
（相互介绍病友）
护士甲："李阿姨，您的主治医生叫张××，责任护士是张×，请您稍作休息，我马上通知您的责任护士来探望您。您的随身物品需要我帮您整理吗？"
患者："不用了，谢谢。"
护士乙："李阿姨，您好！我是您的责任护士，我叫张×，弓长张，您也可以叫我小张。您从入院到出院的整个过程都将由我来负责，如果您有任何问题都可以告诉我，我会尽力为您解决。您的主治医生叫张××，关于您的病情和治疗方案您都可以咨询她。我们科室主任是陈××，护士长是钱×。以上信息在您床头电子信息屏上也有提示。您看一下这个位置。这是呼叫器，您有任何问题都可以按这个按钮。接下来我会为您做入院评估，请您配合一下！"

　　护士乙："请把您办理的入院手续和腕带给我一下。请您确认并口述您的姓名和年龄，好吗？"

　　患者："好的，腕带在这里。我叫李×，今年45岁。"

　　（核查患者住院证、腕带及医保卡信息。为患者戴好腕带，强调其重要性。确认腕带松紧度、舒适度）

　　护士乙："请问您是做什么工作呢？"

　　患者："我是一名教师。"

　　护士乙："那您这次是因为什么原因住院呢？"

　　患者："主要是因为流鼻涕、鼻子堵，头偶尔还痛，已经严重影响了我的工作。"

　　护士乙："那您现在感觉怎么样？"

　　患者："就是鼻子堵得厉害，门诊反复看，这不就建议我住院了。"

　　护士乙："好的，请您放心！我们一定会尽心为您治疗。如果住院期间您有任何疑问，可以随时咨询我们，您刚才说头部偶尔有疼痛，您可以给我描述一下吗？这个疼痛评分卡上面您对照着看，觉得您的疼痛属于哪一种呢？"

　　患者："我只是有时会有一点点疼痛，平时还好。我觉得我应该是属于卡片上的2分，我觉得是胀痛。"

　　护士乙："我明白了，您描述得很详细！如果您疼痛加重，可以告诉我或直接告知您的主治医生，我们会尽快为您解决问题。那您平时吃东西怎么样呢？"

　　患者："消化挺好，基本上没有忌口的。"

　　护士乙："建议您住院期间以清淡饮食为主，少食辛辣、刺激性的食物，好吗？"

　　患者："好的。"

　　护士乙："请问您的民族及婚姻状况是什么呢？"

　　患者："汉族，已婚。"

　　护士乙："请问您有宗教信仰吗？"

　　患者："没有。"

　　护士乙："请问您曾经对什么药物过敏吗？"

　　患者："以前没有发现过。"

　　护士乙："您有高血压、糖尿病、心脏病、肺部疾病，或做过手术、用过什么药吗？"

　　患者："没有，平时身体都挺好的。"

　　护士乙："好的，请问您听力和视力都正常吗？身上有没有未愈合的伤口呢？"

　　患者："视力和听力都正常，没有伤口。"

　　护士乙："请问您抽烟、喝酒吗？平常二便、睡眠都正常吗？"

　　患者："我平常不抽烟、不喝酒，大小便都正常。"

　　护士乙："李阿姨您这次入院计划是要安排手术治疗的，您的生理期错开了吗？"

　　患者："门诊医生反复提醒过，这次入院我已经注意了这个问题，住院期间不会出现生理期。"

　　护士乙："好的，李阿姨，那现在我详细地为您介绍一下病区各功能区的分布情况好吗？"

　　患者："好的。"

　　护士乙："李阿姨，您看，这里是护士站，对面是检查室，从这里沿路标指引到达的是医生办公室，玻璃门外面有个生活间，生活间提供开水及加热食物的微波炉，开水24小时供应。生活间连廊这儿有休闲吧，您可以在这里边看风景边就餐。"

　　患者："景观打造得真有意境。"

　　护士乙："病房的环境也给您介绍一下，这里是卫生间，您看，在坐便器旁边有紧急按钮，您有任何的不适都可以使用，我们会在第一时间来到您的身边。洗漱用品需要您自己准备，这边是储物柜，请您把物品尽量归置到储物柜里。建议贵重物品自行保管好，这是您的床位，床挡是这样使用的（示范使用方式）。另外，为了您能接受良好的治疗，需要向您交代以下注意事项：今晚10点以后请不要吃东西、喝水，明晨6点左右会有护士到病房来为您进行抽血。周一到周五早上8点至9点，医生会组织床旁查房，每周一下午4点左右有科室大查房，请您合理安排时间。另外，住院期间请不要请假回家，以免耽误您的治疗。如果实在有非常特殊的事情，请与您的主治医生签署外出劝阻同意书。为了避免交叉感染，请您的家属不要坐卧病床，患者之间也不可以私下换床。住院期间也请您爱护公共财产，维护公共卫生，不要自行使用大功率电器，不用的充电线请及时取下，以免发生火灾。我们是无烟医院，请您和家属不要在病区内吸烟。这里有一份入院宣教手册，我刚才所说的内容都包含在里面了，您有时间再看一下。请问我为您讲解清楚了吗？您还有什么不明白的地方吗？"

患者："我都清楚了，谢谢！"

护士乙："好的，如果有任何疑问，请随时咨询我们，您先休息一会儿，我已经通知您的主治医生张医生了，她一会儿会过来看您！"

患者："好的，谢谢！"

护士乙："李阿姨，您好！张医生为您做了一些检查，现在感觉怎么样？"

患者："医生检查得很仔细，也给我讲了一些疾病知识，我现在心情放松多了，谢谢！"

护士乙："您能放松心情就是最好的了，这段时间您一定要注意休息。目前您入院的饮食医嘱是普食，我们医院有营养食堂，早上7点至8点、中午11点至12点、下午5点至6点都会有餐车到病房，您可以自行购买。如果不方便，请告知我们，我们可以帮助您订餐。另外，记住三餐饭后，一定要用清水漱口，漱出遗留在口腔内的食物残渣，要随时保持口腔清洁。"

患者："好的，麻烦你了！"

护士乙："不客气！这都是我们应该做的，李阿姨，陪您一起来的家属，晚上需要在这里陪护吗？"

患者："是的。"

护士乙："那好，我就一起给您和家属讲一下陪护床的使用和注意事项。请您在打开或关闭陪护床时，务必提着这根绳子，以免夹伤手指。我现在为您示范一遍，请您也来操作一下。好的，您做得非常棒！另外，陪护床打开的时间是中午12点到下午两点半、夜间9点到次日清晨7点，感谢您的配合。重点提醒一下，空间比较窄，安放陪护床请尽量靠墙，减少风险。"

患者："我明白了，谢谢你！"

护士乙："不客气！那您好好休息，我就不打扰了，呼叫器就在您床头的右上方，若有任何需要您可随时按呼叫器呼叫我们，我们会及时来看您的。"

患者："好的，谢谢你！"

四、相关专业知识

1. 新入院患者对医院环境陌生，要协助患者了解和熟悉医院环境，并主动介绍同室病友相互认识，使患者尽快熟悉和适应医院新的生活方式，消除紧张和焦虑的情绪。

2. 了解患者的文化层次、从事的工作，不同的患者运用不同宣教方法。

3. 做好健康教育，满足患者对疾病知识与自我健康管理的需求。如餐前须注射胰岛素，护士应根据不同胰岛素的药理作用告知患者进食和注射胰岛素相隔的时间。

4. 患者处于下列情况时暂不进行健康教育。

（1）有疼痛、恶心、呕吐、发热等不适。

（2）睡眠不充足、精神状态欠佳。

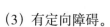

（3）有定向障碍。

（4）有焦虑、恐惧、愤怒、不信任他人等不良心理状态。

（5）表露出不愿意接受宣教时。

（6）急诊入院或病情危重不能接受教育指导时。

 五、人文护理操作评价标准

耳鼻咽喉科患者入院人文护理操作评价标准见表 2-1。

表 2-1 耳鼻咽喉科患者入院人文护理操作评价标准

项目	分值	操作标准	评分			存在的问题	扣分情况	备注
			A	B	C			
仪表	5	仪表端庄，着装整齐，符合着装要求，淡妆上岗，面带微笑，真诚友善	5	4	3			
评估	20	1. 询问患者疾病史、用药史、过敏史、饮食及症状情况，了解患者需求	7	6	5			1. 护理人员热情，态度可亲、耐心解释、吐字清晰 2. 用语通俗易懂，评估全面
		2. 根据患者认知能力组织语言、语速，以适中、可辨为宜	7	6	5			
		3. 首要评估内容：评估患者病情轻重缓急，是否需要优先处理	6	5	4			
操作要点	70	1. 物品准备就绪：护理评估单、健康教育单、入院宣传手册准备到位	7	6	5			1. 根据患者情况准备好相应的物品、药品及急救用物 2. 关注患者反馈，安慰患者，消除紧张心理
		2. 主动积极上前迎接患者，自我介绍，洗手。正确核对患者信息：姓名、年龄、住院号	7	6	5			
		3. 协助患者取舒适体位，便于问诊	7	6	5			
		4. 协助患者了解和熟悉医院环境，并主动介绍同室病友相互认识	7	6	5			
		5. 满足患者的合理需求	7	6	5			
		6. 评估患者健康状况，询问患者有无不适症状	7	6	5			
		7. 做好健康教育，满足患者对疾病知识的需求。强调住院期间禁止擅自离开病房	7	6	5			
		8. 规范记录，患者签名	7	6	5			
		9. 整理用物	7	6	5			
		10. 洗手，发放健康手册	7	6	5			
机动评分	5	人文沟通恰当，环境适宜	5	4	3			

第二节　外耳道冲洗法人文护理操作流程

 一、人文护理质量标准

1. 患者及家属对护理操作表示理解。
2. 患者外耳道的耵聍或分泌物得到正确处理。
3. 外耳道冲洗后进行效果观察。
4. 做好治疗记录。
5. 患者在操作过程中感觉舒适和满意。

 二、人文护理执行要点

1. 动作轻稳、水温适宜、冲洗匀速，减轻不适感。
2. 操作中主动了解患者感受，及时解决问题。
3. 操作中恰当转移患者的注意力，做好心理护理。
4. 主动告知患者相关注意事项。
5. 重视患者治疗后的反馈，提升操作满意度。

 三、人文护理操作流程

护士："您好，我是您的责任护士张××，您可以叫我小张。为了确保您治疗信息准确，可以告诉我您的姓名和年龄吗？请您伸出左（右）手，我核对一下您的腕带。"（护士询问病史、用药史及过敏史，评估全身情况）

患者："我叫李××，今年50岁。"

护士："李阿姨，您好！根据您的病情，遵医嘱我需要给您做外耳道冲洗的治疗。请问您之前做过外耳道冲洗吗？"

患者："没有，冲洗会不会痛？要冲多久？"

护士："外耳道冲洗的时长主要取决于您外耳道的清洁程度，如您的耳内有较多的耵聍栓塞，冲洗时间可能会稍微延长。整个治疗过程不伴有创伤，但是需要您的配合。"

患者："那我需要做些什么准备吗？"

护士："特殊的准备事项不需要。请问您有眩晕史吗？治疗前需要上厕所吗？"

患者："谢谢，没有眩晕史。来之前已经解决生理问题了。"

（护士再次查对患者的腕带及医嘱执行单，确保无误）

护士："好的，若您在冲洗过程中有任何不适请举手示意我。我会立即中断操作，好吗？"

患者："嗯。"

护士："感谢您的信任。李阿姨，操作过程中您需要保持坐位，头靠椅背支撑身体、保持不动。我会在您面部垫张清洁纸巾，将弯盘置于您的耳垂下方并紧贴皮肤，您的头需要稍向冲洗侧倾斜。我会动作轻柔的，请您放心！"

患者："好的。"

护士："好了李阿姨，冲洗完成了。您可以先在治疗椅上休息一下。如果您感到眩晕不适，或者有外耳道疼痛或黏膜出血等情况请及时告知我们。"

患者："明白了。"

护士："现在，我用棉签将您耳郭积水吸附一下。请配合一下。面部用纸巾擦干净了。"

患者："好的。你真细心。"

护士："需要扶您到床上躺下吗？这样会舒服一点。"

患者："我就坐一会儿就好，这样挺好。"

护士："请问李阿姨，您现在有感到不适吗？"

患者："没有，我感觉现在舒服多了，你们的技术真好。"

护士："谢谢李阿姨的夸奖，让我最后核对您的腕带，再次确认。李阿姨，您回病房后在设备带上方有呼叫器，有任何不适可以随时呼叫我们，我们也会不定时主动问询您的感受。好好休息，一会儿见！"

患者："好的。"

（为患者整理衣服，协助其取舒适卧位。）

四、相关专业知识

1．牵拉耳郭的方法　成年人向后上方牵拉耳郭，小儿向后下方牵拉。

2．冲洗液的温度　温度适宜（接近正常体温），不可过热或过冷，过冷或过热均可引起眩晕。

3．注意事项　冲洗器头应放置在外耳道的外1/3处，不可将冲洗器头紧塞于外耳道内，避免出现冲洗注液不能流出，或堵塞冲洗导致耳道内局部压力过大造成鼓膜胀破等意外情况。冲洗时，应对着外耳道后上壁注水，注水压力不宜过猛。冲洗时严禁正对鼓膜冲水，避免损伤鼓膜。

4．若外耳道内有活的昆虫类异物，应先用乙醇、油剂或乙醚滴耳，待昆虫灭活后再行冲洗。

5．坚硬而嵌塞较紧的耵聍，应先用3%～5%碳酸氢钠溶液或苯酚甘油滴耳液滴耳，经评估耵聍充分湿润松动后再行冲洗治疗。

6．外耳道深部不易取出的微小异物或耵聍栓塞须由专科医生诊疗后，由专科工作人员冲洗或取出，建议患者不要自行处理。

五、人文护理操作评价标准

外耳道冲洗法人文护理操作评价标准见表2-2。

表2-2　外耳道冲洗法人文护理操作评价标准

项目	分值	操作标准	评分			存在的问题	扣分情况	备注
			A	B	C			
仪表	5	仪表端庄，着装整齐，符合着装要求，淡妆上岗，面带微笑，真诚友善	5	4	3			
评估	20	1．询问患者疾病史、用药史、过敏史、眩晕史、饮食及休息情况，了解患者需求	7	6	5			1．操作者热情，态度可亲、耐心解释、吐字清晰 2．用语通俗易懂，评估全面
		2．准确评估操作风险、适应证与禁忌证	7	6	5			
		3．向患者解释操作目的，取得患者配合	6	5	4			

续表

项目	分值	操作标准	评分			存在的问题	扣分情况	备注
			A	B	C			
操作要点	70	1. 物品准备就绪：根据医嘱准备弯盘、治疗碗、耳道冲洗针、空针、温生理盐水、纱布、额镜、耳科棉签、健康教育单、宣传手册等，确保用物在有效期内	7	6	5			1. 根据患者情况准备好相应的物品、药品及急救用物 2. 采用通俗易懂的语言讲解操作目的、过程和注意事项，并关注操作过程中患者的反馈，安慰患者，消除紧张心理 3. 满足患者的合理需要
		2. 正确核对患者信息：姓名、年龄、住院号或门诊号等。主动积极上前迎接患者，自我介绍，解释操作目的和方法。洗手、戴手套和口罩，做好个人防护	7	6	5			
		3. 协助患者取坐位，侧身，患耳正对操作者。再次查对	7	6	5			
		4. 将弯盘置于患者患侧耳垂下方，紧贴皮肤。嘱患者头偏向患侧倾斜	7	6	5			
		5. 左手向后上方牵拉耳郭（小儿向后下方），右手将吸满温生理盐水的冲洗针对准外耳道后上壁方向冲洗，使水沿外耳道后上壁进入耳道深部，借回流力量冲出耵聍或异物	7	6	5			
		6. 用纱布擦干耳郭，用耳科棉签擦净耳道内残留的水，额镜检查外耳道内是否清洁，如有残留耵聍，可再次冲洗至彻底冲净为止	7	6	5			
		7. 检查鼓膜及外耳道的情况	7	6	5			
		8. 观察冲出液的性状	7	6	5			
		9. 观察患者有无不良反应，做好应对处理。再次查对	7	6	5			
		10. 整理用物并分类处理	3	2	1			
		11. 洗手并记录，交代目的及注意事项	4	3	2			
机动评分	5	人文沟通恰当，环境适宜	5	4	3			

第三节　外耳道滴药法人文护理操作流程

 一、人文护理质量标准

1. 患者及家属对操作和护理表示理解和满意。
2. 操作规范，遵医嘱按时用药。
3. 外耳道皮肤出现过敏症状或其他异常情况时，一经发现及时处理。
4. 外耳道滴药后评估患者主观感受并观察疗效。
5. 做好治疗记录。

二、人文护理执行要点

1. 动作轻柔、恰当转移患者的注意力，减轻不适感。
2. 关注患者的主诉，让患者充分表达感受，及时解决问题。
3. 主动关心患者，做好心理护理。
4. 主动告知患者相关注意事项。

 三、人文护理操作流程

护士："您好，我是您的责任护士张 ××，您可以叫我小张。为了确保您的治疗准确无误，能告诉我您的姓名和年龄吗？请您伸出左（右）手，我需要查对一下您的腕带。"（护士询问病史、用药史及过敏史，评估全身情况）

患者："我叫李 ×，今年 50 岁。"

护士："李阿姨，您好！由于您外耳道出现红肿、疼痛等症状，依据治疗需要给您外耳道滴药。请问您有没有药物过敏史呢？有外耳道滴药经历吗？"

患者："没有滴过药，没有药物过敏的情况。"

护士："好的。为了使药物达到更好的效果，滴药后需要您静卧一段时间。请问您滴药前需要上厕所吗？"

患者："不用，刚刚已经上厕所了。"

（护士再次查对患者的手腕带及医嘱执行单，确保无误）

护士："好的。李阿姨，您可以朝着健耳侧侧卧吗？"

患者："好的。"

护士："李阿姨，我要将您的耳郭向后上方牵拉，这样会更有利于药物滴注进入耳道深部，您放心我会注意牵拉力度适中的。"

患者："嗯，好的。"

护士："（对光检查时）我看到您的外耳道壁有少许分泌物，那我先用耳科棉签将外耳道擦拭干净了再滴药。"

患者："嗯，好的。"

护士："李阿姨，药我已经用手捂温了。那现在我要给您滴药了，如果有轻微不适，您可以做深呼吸调节一下，好吗？"

患者："好的。"

护士："李阿姨，若滴耳液刺激您耳道出现眩晕、耳部刺痛的情况，您要及时告知我。我们能第一时间给予您帮助。"

患者："行，我有什么就会告诉你的。"

护士："好了，李阿姨。药已经给您滴好了，现在您需要保持这个姿势躺 3 到 5 分钟。外耳道口我塞了一个干棉球，以避免药液流出到您颈窝，引起不舒适。"

患者："明白了。"

护士："请问李阿姨，您有什么异样感觉吗？"

患者："没有，我感觉滴药后舒服多了。"

护士："李阿姨，您还有什么疑问吗？"

患者："我想问一下，这个棉球什么时候取啊？"

护士："您自己不方便取。15 分钟后我主动给您取，也好观察是否有药液流出。"

患者："好的，那我就等你，你们很有耐心，也有爱心。"

护士："谢谢李阿姨的夸奖，请让我再一次核对一下您的腕带，好吗？您这个体位舒服吗？呼叫器我给您放在左手边，您有任何需要都可以随时按铃呼叫我们。当然，我们也会及时巡查病房。您好好休息，一会儿见！"

（为患者整理被服，协助其行舒适卧位）

 四、相关专业知识

1. 滴药前，必须将外耳道脓液冲洗干净或用耳科棉签清洁外耳道。

2. 滴耳液温度以接近体温为宜，不宜太热或太凉，以免刺激迷路引起眩晕、恶心、呕吐等不适感。

3. 滴耵聍软化药前应告知患者滴入药液量应充足，滴药后耳部可能会有耳塞或闷胀感。相关健康教育落实到位，避免引起患者不安等心理影响。

4. 滴药后建议适当按压耳屏，使滴耳液在耳道内充分浸润。

5. 滴耳液开启后应注意按药物要求的时间和方法使用和保存。

 五、人文护理操作评价标准

外耳道滴药法人文护理操作评价标准见表2-3。

表2-3　外耳道滴药法人文护理操作评价标准

项目	分值	操作标准	评分 A	B	C	存在的问题	扣分情况	备注
仪表	5	仪表端庄，着装整齐，符合着装要求，淡妆上岗，面带微笑，真诚友善	5	4	3			
评估	20	1. 询问患者疾病史、用药史、过敏史、眩晕史、饮食及休息情况，了解患者需求	7	6	5			1. 操作者热情，态度可亲、耐心解释、吐字清晰 2. 用语通俗易懂，评估全面
		2. 准确评估操作风险、适应证与禁忌证	7	6	5			
		3. 向患者解释操作目的，取得患者配合	6	5	4			
操作要点	70	1. 物品准备就绪：根据医嘱准备滴耳液、消毒干棉签、健康教育单、宣传手册等，确保用物在有效期内	7	6	5			1. 根据患者情况准备好相应的物品、药品及急救用物 2. 采用通俗易懂的语言讲解操作目的、过程和注意事项，并关注操作过程中患者的反馈，安慰患者，消除紧张心理 3. 满足患者的合理需要
		2. 正确核对患者信息：姓名、年龄、住院号或门诊号等。主动积极上前自我介绍，解释操作目的和方法。洗手、戴手套和口罩，做好个人防护	7	6	5			
		3. 协助患者取侧卧位或坐位，患耳向上。嘱患者不可转动头部。再次查对	7	6	5			
		4. 用无菌耳科棉签轻轻擦净外耳道分泌物，必要时用3%过氧化氢溶液反复清洗至清洁	7	6	5			
		5. 正确手法：成年人耳郭向后上方牵拉，小儿向后下方牵拉，将外耳道拉直	7	6	5			
		6. 将滴耳液顺外耳道后壁滴入2～3滴，滴管末端勿触及耳缘，以防感染	7	6	5			
		7. 操作者用手指反复轻按耳屏几下，使药液流入耳道	7	6	5			

续表

项目	分值	操作标准	评分等级			存在的问题	扣分情况	备注
			A	B	C			
操作要点	70	8. 保持体位 3～5 分钟后扶患者取舒适体位休息	7	6	5			
		9. 用干棉球堵塞外耳道口，以免药液流出，观察患者反应及效果并记录。再次查对	7	6	5			
		10. 整理用物并分类处理	3	2	1			
		11. 洗手并记录，交代目的及注意事项	4	3	2			
机动评分	5	人文沟通恰当，环境适宜	5	4	3			

第四节 鼓膜穿刺法人文护理操作流程

 一、人文护理质量标准

1. 患者及家属对操作表示理解和满意。
2. 操作规范，关注患者的主观感受。
3. 做好治疗记录。
4. 及早发现并发症，并给予相应的处理。

 二、人文护理执行要点

1. 动作轻柔、转移患者的注意力，减轻不适感。
2. 关注患者的主诉，让患者表达感受，及时解决问题。
3. 主动关心患者，做好心理护理。
4. 主动告知患者相关注意事项。

 三、人文护理操作流程

护士："李阿姨您好！您今天感觉怎么样？还好吗？"
患者："今天感觉左耳的闷胀感比之前好像还要严重一点。"
护士："那您与您的主治医生有交流吗？"
患者："我说了，医生说需要做鼓膜穿刺，听着挺吓人的，感觉很痛，可不可以不做啊？"
护士："您别吓自己，鼓膜穿刺在我们科属于常规操作，治疗护士技术过硬，这个请您放心。"
患者："哦，怎么做的呀？"
护士："鼓膜穿刺是借助穿刺针穿过鼓膜抽取积液，它既可为实验室检查提供依据，又可以减轻中耳内的压力，虽然穿刺会在鼓膜上扎一个小孔，但穿刺口很小，正常情况下穿刺点都可以很快愈合。"
患者："哦，原来是这样！那什么时候做啊？"
护士："您先别着急，我还是要先核对您的相关信息。可以告诉我您的姓名和年龄吗？同时请您伸出

左（右）手，让我查对一下您的腕带。"（护士询问病史、用药史及过敏史，评估全身情况）

患者："我叫李×，今年50岁。"

护士："好的，请您放松，不用紧张。操作中我会尽量保持动作轻柔，同时，也希望操作过程中您保持坐位不要挪动身体。"

患者："好的。"

（护士再次核对手腕带和医嘱执行单，取消毒窥耳器置入外耳道，调整额镜聚光于外耳道检查耳道清洁度。做表面麻醉、消毒。连接空针与针头，将长针头沿窥耳器底壁缓慢进入外耳道，刺入鼓膜前下象限。护士一手固定针筒，一手抽吸积液，抽吸完毕缓慢退出外耳道。乙醇溶液棉球塞住外耳道口）

护士："李阿姨，我已经将您的中耳积液抽吸出来了，您有疼痛、眩晕等不适感吗？"

患者："我现在就是感觉局部有点疼痛，没有眩晕。"

护士："轻微疼痛是正常的，一方面因为我们的耳部比较敏感，另一方面因为这个操作是有创的。我扶您先躺着休息一会儿。"

患者："好的，谢谢啊。"

（护士收拾用物）

护士："李阿姨，您现在感觉好些了吗？"

患者："好多了，现在已经感觉不到疼痛了，而且耳闷胀感减轻了不少，真是谢谢你们！你刚刚是放了棉球在耳朵里吗？"

护士："是的，这主要是怕您在洗漱的时候耳朵进水，引发中耳感染。塞耳棉球主要起到保护的作用，若耳道内的棉球在洗漱时浸湿，您可以通知值班护士给予更换。在这期间如果您没有出院的话，我们会来给您取走的。如果您出院了，就需要您自己取一下了。"

患者："哦哦，好的。"

护士："李阿姨，这是我们应该做的，请让我再一次核对您的腕带。您在候诊区适当休息一下，如果有任何不适可以随时呼叫我们。当然我们也会及时巡察诊区，一会儿见。"

四、相关专业知识

1. 穿刺针刺入鼓膜不宜过深，穿刺点应在鼓室最低位，以便抽尽中耳积液。
2. 操作时嘱患者头部勿活动，以免损伤中耳内其他结构。
3. 抽吸积液时宜缓慢，不可用力过猛，以防引发眩晕。
4. 嘱患者2天后将棉球自行取出，1周内洗头时需要注意严禁让脏水流入外耳道。

五、人文护理操作评价标准

鼓膜穿刺法人文护理操作评价标准见表2-4。

表2-4　鼓膜穿刺法人文护理操作评价标准

项目	分值	操作标准	评分			存在的问题	扣分情况	备注
			A	B	C			
仪表	5	仪表端庄，着装整齐，符合着装要求，淡妆上岗，面带微笑，真诚友善	5	4	3			

续表

项目	分值	操作标准	评分			存在的问题	扣分情况	备注
			A	B	C			
评估	20	1．询问患者疾病史、用药史、过敏史、晕针史、饮食及休息情况，了解患者需求	7	6	5			1．操作者热情，态度可亲、耐心解释、吐字清晰 2．用语通俗易懂，评估全面
		2．准确评估操作风险、适应证与禁忌证	7	6	5			
		3．向患者解释操作目的，取得患者配合	6	5	4			
操作要点	70	1．物品准备就绪：根据医嘱准备1%～3%丁卡因溶液、消毒纱布、2 ml空针、鼓膜穿刺针头、额镜、窥耳器、乙醇溶液棉球、健康教育单、宣传手册等，确保用物在有效期内	7	6	5			1．根据患者情况准备好相应的物品、药品及急救用物 2．采用通俗易懂的语言讲解操作目的、过程和注意事项，并关注操作过程中患者的反馈，安慰患者，消除紧张心理 3．满足患者的合理需要
		2．正确核对患者信息：姓名、年龄、住院号或门诊号等。主动积极上前迎接患者，自我介绍，解释操作目的和方法。洗手、戴手套和口罩，做好个人防护	7	6	5			
		3．协助患者取坐位，患耳偏向操作者。再次核对	7	6	5			
		4．向患耳内滴入2%丁卡因溶液，做表面麻醉，消毒鼓膜和外耳道，用纱布擦干外耳道口	7	6	5			
		5．操作者将消毒窥耳器置于外耳道，连接空针与针头，调整额镜聚光于外耳道	7	6	5			
		6．将长针头沿窥耳器底壁缓慢进入外耳道，刺入鼓膜紧张部的前下象限或后下象限，一手固定针筒，一手抽吸积液	7	6	5			
		7．抽吸完毕，缓慢将针头拔出，退出外耳道，用挤干的乙醇溶液棉球塞住外耳道口	7	6	5			
		8．穿刺后注意事项：不宜向耳内滴药，不要有水进入外耳道，以免感染。再次核对	7	6	5			
		9．整理用物并分类处理	7	6	5			
		10．洗手并记录，交代目的及注意事项	7	6	5			
机动评分	5	人文沟通恰当，环境适宜	5	4	3			

第五节　鼻腔冲洗法人文护理操作流程

 一、人文护理质量标准

1．患者及家属对操作和护理表示理解和满意。

2．做好治疗记录。

3．及时发现患者不适，并给予相应的处理。

二、人文护理执行要点

1．关注患者的主诉，让患者表达感受，及时解决问题。
2．主动关心患者，做好心理护理。
3．主动告知患者相关注意事项。

三、人文护理操作流程

护士："李阿姨您好！为了核查信息准确，请您伸出左（右）手，告诉我您的姓名和年龄，我同时查对一下您的腕带，好吗？"

患者："我叫李 ×，今年50岁。"

护士："您今天感觉怎么样？有什么不适吗？"（护士询问病史、用药史及过敏史，评估全身情况）

患者："就是感觉鼻腔有鼻涕，不通气。"

护士："医生查房的时候，您与主治医生沟通了吗？"

患者："我说了，医生说要冲洗鼻子，但是我不知道怎样冲洗。"

护士："李阿姨，您别急，我会教您的。"

患者："哦好，真是谢谢你了！"

护士："不用谢，这是我们应该做的。您不用紧张，其实这个操作非常简单。"

患者："是吗？"

护士："是的，不用担心。李阿姨，您有量杯吗？"（护士拍拍患者的肩膀）

患者："有的，医生让我准备了一个。"

护士："李阿姨，我需要向您的冲洗量杯中添加生理盐水，容量达到500毫升，冲洗液的温度调至35到37摄氏度。"（护士使用水温表进行测温）

患者："好的。"

护士："好了，那您先感觉一下您鼻腔的通畅情况，坐起。我们在冲洗鼻腔的时候是先将橄榄头放入堵塞侧鼻孔，如果两侧堵塞情况没有差异，冲洗就不分先后了。在您挤压球囊的时候注意张嘴呼吸。这是因为用鼻腔呼吸很容易发生呛咳，冲洗过程特别难受。冲洗时建议您低头、前倾，冲洗进去的水会从另外一侧鼻孔流出，也会有少许冲洗液流入口中，您吐出来就可以了。鼻腔冲洗要交替鼻孔进行，您挤压的力度、速度以自我感觉适中即可，不能太用力，也不能不用力。避免冲洗压力过大而损伤鼻腔黏膜，或者冲洗压力过小达不到冲洗的目的。不知道我说得清楚吗？"

患者："我懂了，你讲得很仔细。"

（护士再次查对患者手腕带及医嘱执行单，确保无误）

护士："那您可以尝试冲洗了。我在一旁陪伴您，如有不懂或冲洗过程中不舒适，请及时停止冲洗。"

患者："行，小张，我冲洗完了。这个冲洗器和量杯我洗洗拿回病房了，冲洗后感觉舒服好多。"

护士："好的，您的量杯只能用于鼻腔冲洗，请不要拿去喝水或作其他用途。"

患者："行，我知道了！"

护士："您冲洗后感觉怎么样？"

患者："舒服！下午还要冲洗吗？"

护士："您一天冲洗一次就行了，不建议频繁冲洗。"

患者："那行吧，我就把这些东西拿回病房了。"

护士："好的。"（再次核对患者腕带）

四、相关专业知识

1．鼻腔冲洗主要用于慢性鼻炎、鼻窦炎、变应性和非变应性鼻炎、非特定的鼻腔症状（如鼻涕倒流）、鼻腔术后、鼻腔放疗后等情况，急性炎症时慎用。

2．挤压冲洗器时不宜压力过大，以免将分泌物冲入咽鼓管。

3．冲洗水温应接近人体的温度，不宜过冷或过热。

 五、人文护理操作评价标准

鼻腔冲洗法人文护理操作评价标准见表2-5。

表2-5　鼻腔冲洗法人文护理操作评价标准

项目	分值	操作标准	评分 A	B	C	存在的问题	扣分情况	备注
仪表	5	仪表端庄，着装整齐，符合着装要求，淡妆上岗，面带微笑，真诚友善	5	4	3			
评估	20	1．询问患者疾病史、用药史、过敏史、饮食及休息情况，了解患者需求	7	6	5			1．操作者热情、态度可亲、耐心解释、吐字清晰 2．用语通俗易懂，评估全面
		2．准确评估操作风险、适应证与禁忌证	7	6	5			
		3．向患者解释操作目的，取得患者配合	6	5	4			
操作要点	70	1．物品准备就绪：根据医嘱准备量杯、鼻腔冲洗器、生理盐水500 ml、开水200 ml、纱布、健康教育单、宣传手册等，确保用物在有效期内	7	6	5			1．根据患者情况准备好相应的物品、药品及急救用物 2．采用通俗易懂的语言讲解操作目的、过程和注意事项，并关注操作过程中患者的反馈，安慰患者，消除紧张心理 3．满足患者的合理需要
		2．正确核对患者信息：姓名、年龄、住院号或门诊号等。主动积极上前自我介绍，解释操作目的和方法。洗手、戴手套和口罩，做好个人防护	7	6	5			
		3．患者取坐位或站位，头向前倾。再次核对	7	6	5			
		4．开水200 ml、生理盐水500 ml倒入量杯中混匀，使冲洗液的温度适中，倾倒冲洗液至鼻腔冲洗容器中，测量冲洗液的温度	7	6	5			
		5．将鼻腔冲洗器的橄榄头塞入鼻腔冲洗，先冲洗较堵侧鼻腔，再冲洗另外一侧鼻腔，冲洗时嘱患者张口呼吸	7	6	5			
		6．观察冲出液体的颜色、性质	7	6	5			
		7．嘱患者注意冲洗的速度、力度适宜	7	6	5			
		8．冲洗器不可交叉使用（物品应做到一人一用），冲洗完毕后晾干待用。指导患者正确排出鼻涕	7	6	5			
		9．观察冲洗后的效果及患者有无不适，有出血应及时处置。再次核对	7	6	5			
		10．整理用物并分类处理	3	2	1			
		11．洗手并记录，交代目的及注意事项	4	3	2			
机动评分	5	人文沟通恰当，环境适宜	5	4	3			

第六节　鼻腔滴药法人文护理操作流程

一、人文护理质量标准

1．患者及家属对操作和护理表示理解和满意。
2．做好治疗记录。
3．发现问题，及时给予相应的处理。

二、人文护理执行要点

1．关注患者的主诉，让患者表达感受，及时解决问题。
2．主动关心患者，做好心理护理。
3．主动告知患者相关注意事项。
4．动作轻柔。

三、人文护理操作流程

护士："阿姨您好！到鼻腔滴药的时间了！"
患者："小张，谢谢你又来给我滴药了。"
护士："不用谢，这是我们应该做的。为了促进您术腔恢复，滴药可是很重要的。阿姨，我先看一下您的腕带，请告诉我您的姓名和年龄，好吗？"
患者："好，我叫李××，今年50岁。"
护士："李阿姨，您鼻腔通气情况如何？"（护士询问病史、用药史及过敏史，评估全身情况）
患者："还好，不堵。"
护士："您的主观感受是评估的一个方面，我需要对光检查一下您鼻腔里是否有鼻涕或分泌物。建议您可以把眼睛闭上，以免光源的照射刺激到您的眼睛。"
患者："好的。"
护士："阿姨，鼻腔有少许分泌物，您按照我的示范可以尝试把鼻腔分泌物或鼻涕清理干净。"
患者："好的。"
护士："接下来，请您缓慢平卧，肩与床沿平齐，头后仰，使鼻孔垂直朝上。"
患者："好的。"
（再次核对患者腕带和医嘱执行单）
护士："现在我要给您鼻腔滴药了，请您放松。滴药的时候您的头不要扭动，药液滴入时您可能会感觉微凉，药物会顺着鼻孔外侧缘缓慢滴入。每侧3～4滴，然后用拇指指腹轻推鼻翼或您左右偏头，这样会使药液和鼻腔黏膜充分接触。"
患者："好的。"
护士："李阿姨，药已经给您滴好了，您有哪儿不舒服吗？"
患者："没有。"
护士："好的。我还需要给您示范鼻腔喷药。"

患者："好的。"

护士："您先缓慢坐起来，保持坐位，头稍前倾，左右手交叉喷药。您看，像我这样左手持瓶，将喷嘴放入右侧鼻孔，对鼻腔外侧壁方向伴随深呼吸喷2次。再用右手喷左侧鼻腔，方法和刚刚一样。喷完后您需要保持头位2～3分钟，如果药液进入口腔，您只需要轻轻咳出。您可以用指腹轻压鼻翼，使药液和鼻腔黏膜充分接触而达到最好的效果。"

患者："好的，是这样做对吧？"

护士："是的，您做得很好。"（护士竖起拇指夸奖）

护士："请再次告诉我您的名字，我查对一下您的手腕带。那您先休息一下，如有不舒服请及时呼叫我们，呼叫器给您放在左手边，您伸手就能拿到，当然我们也会及时巡视的。"

患者："好的，小张，你先去忙。"

护士："好的。"

四、相关专业知识

1. **减充血剂**　通过收缩鼻黏膜血管，改善鼻腔通气，解除鼻塞。临床常用药物：1% 麻黄碱滴鼻液（ephedrine in N.S，小儿和孕妇用 0.5% 浓度）；羟甲唑啉喷鼻剂。此类药物长期应用可引起药物性鼻炎，一般连续用药不能超过7天。另外，药物通过黏膜吸收，可能引起心血管反应或中枢症状，故严重心血管病的患者应慎用。

2. **糖皮质激素**　通过减轻鼻黏膜的水肿和渗出，发挥抗炎、抗水肿的作用。为治疗变应性鼻炎、慢性鼻炎、鼻窦炎、鼻息肉等鼻科慢性炎性疾病的一线用药。临床常用药物：丙酸氟替卡松（fluticasone propionate）、糠酸莫米松（mometasone furoate）、布地奈德（budesonide）、曲安奈德（triamcinolone acetonide）和二丙酸倍氯米松（beclometasone dipropionate）等。此类药物用药时间过长或剂量过大，可产生全身副作用，因此应严格按照推荐剂量使用或遵医嘱用药，掌握正确方法。

3. **抗组胺药**　其喷鼻制剂用于变应性鼻炎，起效快。常用药物为氮卓斯汀（azelastine）和左卡巴斯汀（levocabastine）。

4. **鼻黏膜润滑剂**　促进黏膜润滑，刺激黏膜血管扩张、腺体分泌，减轻干燥症状。临床常用药物有复方薄荷油、液状石蜡（石蜡油）等，长期应用可能引起类脂性肺炎。

五、人文护理操作评价标准

鼻腔滴药法人文护理操作评价标准见表 2-6。

表 2-6　鼻腔滴药法人文护理操作评价标准

项目	分值	操作标准	评分			存在的问题	扣分情况	备注
			A	B	C			
仪表	5	仪表端庄、着装整齐，符合着装要求，淡妆上岗，面带微笑，真诚友善	5	4	3			
评估	20	1. 询问患者疾病史、用药史、过敏史、饮食及休息情况，了解患者需求	7	6	5			1. 操作者热情、态度可亲、耐心解释、吐字清晰 2. 用语通俗易懂，评估全面
		2. 准确评估操作风险、适应证与禁忌证	7	6	5			
		3. 向患者解释操作目的，取得患者配合	6	5	4			

续表

| 项目 | 分值 | 操作标准 | 评分 | | | 存在的问题 | 扣分情况 | 备注 |
			A	B	C			
操作要点	70	1．物品准备就绪：根据医嘱准备滴鼻药、清洁棉球或纸巾少许、弯盘、健康教育单、宣传手册等，确保用物在有效期内	7	6	5			1．根据患者情况准备好相应的物品、药品及急救用物 2．采用通俗易懂的语言讲解操作目的、过程和注意事项，并关注操作过程中患者的反馈，安慰患者，消除紧张心理 3．满足患者的合理需要
		2．正确核对患者信息：姓名、年龄、住院号或门诊号等。主动积极上前自我介绍，解释操作目的和方法。洗手、戴手套和口罩，做好个人防护	7	6	5			
		3．嘱患者轻轻排出鼻涕（鼻腔内有填塞物除外）	7	6	5			
		4．患者取仰卧位，肩下垫枕或头悬于床缘，头尽量后仰，使头部与身体呈直角，头低肩高。再次核对	7	6	5			
		5．每侧鼻腔滴 3～4 滴药液，轻轻按压鼻翼，使药液均匀分布在鼻黏膜上	7	6	5			
		6．保持原位 2～3 分钟后坐起，用棉球或纸巾擦去外流的药液	7	6	5			
		7．鼻腔堵塞期间使用鼻黏膜润滑剂时，直接将其滴在前鼻孔空隙处	7	6	5			
		8．使用多种药物时注意间隔时间，不可同一时间滴入	7	6	5			
		9．观察用药后的效果及患者有无不适，必要时及时处置。再次核对	7	6	5			
		10．整理用物并分类处理	3	2	1			
		11．洗手并记录，交代目的及注意事项	4	3	2			
机动评分	5	人文沟通恰当，环境适宜	5	4	3			

第七节   上颌窦穿刺冲洗法人文护理操作流程

 一、人文护理质量标准

1．患者及家属对护理操作表示理解。

2．询问患者病史，确保操作安全。

3．上颌窦穿刺冲洗后效果观察。

4．做好治疗记录。

5．患者在操作过程中出现任何不适，及时给予相应的处理。

二、人文护理执行要点

1. 动作轻稳、水温适宜、冲洗匀速，减轻不适感。
2. 操作中主动了解患者感受，及时解决问题。
3. 操作中恰当转移患者的注意力，做好心理护理。
4. 主动告知患者相关注意事项。
5. 重视患者治疗后的反馈，提升操作满意度。

三、人文护理操作流程

护士："您好！我是您的治疗护士小张。为了确保您治疗信息准确，可以告诉我您的姓名和年龄吗？同时请您伸出左（右）手，我核对一下您的腕带。"

患者："好的，没问题，我叫李×，今年50岁。"

护士："李阿姨，您好！根据您之前做的鼻窦检查，我们发现您上颌窦有炎症，造成窦腔积液引流不畅。您自我感觉有什么症状吗？"（护士询问病史、用药史及过敏史，评估全身情况）

患者："就是面部这个区域有胀痛。那该怎么办呢？"

护士："目前上颌窦穿刺冲洗是治疗慢性上颌窦炎的重要方法之一。"

患者："哦！那我需要做这个吗？"

护士："是的，遵医嘱我要为您做上颌窦穿刺冲洗治疗。李阿姨，您有哪些基础疾病呢？有发生过晕针吗？"

患者："没有。"

护士："那我先检查一下您的鼻腔，评估鼻腔内有无分泌物。"

患者："好的。"

护士："李阿姨，您坐好，头稍前倾。我用前鼻镜检查鼻腔内有无异常。"

患者："好的。"

护士："李阿姨，在操作前我大致先给您讲一下操作过程。为了减轻您的不适，我会先将浸泡有1%丁卡因溶液及0.1%肾上腺素溶液的棉片放入您的鼻腔。您看一下解剖模型，棉片会放在下鼻道穿刺区域。表面麻醉5到10分钟，这样穿刺时您的痛感会减轻很多。由于您的右侧上颌窦炎症较为严重，所以医嘱说明治疗右侧，是吗？我需要再次向您确认。"（护士用手握握患者的手，查对患者的手腕带、药物及医嘱执行单，确保无误）

患者："是的。"

护士："好的，操作过程中，我会用手固定您的头部，将专用的上颌窦穿刺针放入您的鼻腔，持针手稍用力穿刺入您的上颌窦。穿刺过程中您需要配合我，将您的头向健侧倾斜。操作时我会接上注射器回抽检查，以明确针尖是否在鼻窦内。确认针尖位置后我会进行窦腔冲洗。冲洗时还需要您手的配合，您用手托住弯盘置于下颌。我会调试最佳水温，缓缓推注温生理盐水进行冲洗，期间我会重点观察有无脓液流出。反复冲洗，直至冲净为止。再根据医嘱注入抗生素药液，这时您的头需要倾向患侧3分钟，防止药液漏出。最后拔针，用无菌棉片置于下鼻道穿刺处压迫止血。操作结束2小时后棉片就可以取出。请问您有什么问题吗？"

患者："现在没有问题，大概听明白了，但是我感觉这个操作挺危险的。"

护士："李阿姨（拍着对方的肩），我是经过专业培训考核认证的专科护士，请您放心。操作的时候我会动作轻柔、小心谨慎，确保动作准、稳，在麻醉时间足够的前提下减少您的疼痛感觉。"

患者："好的，但我还是有点紧张。"

护士："没事，李阿姨，您可以再休息一下。试一试深吸气、缓吐气，您可以跟着我先做三遍。放轻松，1，2，3。您现在感觉准备好了吗？"

患者："好的，小张，我准备好了。"

护士："好的，那我准备好用物就开始了。"

……

护士："现在我已经操作完毕，您配合得很棒！"（拍着对方的肩）

患者："哦，没有特别的感觉。"

护士："那好，您先在候诊区休息一下。（再次核对患者信息及医嘱执行单）您鼻腔里的棉片2小时后再取出，请您记得到取出的时间。如有不舒服请您及时按铃。呼叫器在您左手边，您一伸手就能按到。当然，我们也会随时来看您的。"

患者："好的，小张，你先去忙。"

护士："好的。"

四、相关专业知识

1. 穿刺部位与方向一定要正确，穿刺部位根据患者影像学资料决定。

2. 操作者操作过程中应做到准、稳、轻。操作者持穿刺针的手必须把持稳固，不能滑动。穿破一旦有"落空感"应停止进针。用力不可过大，穿刺不可过深，防止穿入眶内或面颊部软组织，引起眶内或面颊部气肿或感染。在未确定刺入上颌窦之前不可进行冲洗或注入空气。

3. 如果患者在穿刺过程中发生晕厥等意外情况，立即拔出穿刺针，使患者平卧休息，测量生命体征。必要时采取给氧等急救措施，密切观察患者情况。

4. 若冲洗时阻力较大，分析原因可能是穿刺针头不在窦腔内或穿入窦腔内软组织（如息肉），也有可能是窦口阻塞。此时应改变穿刺针头方向。如冲洗时仍感觉有阻力，应中断操作，不可强行冲洗。

5. 操作前用麻黄碱或肾上腺素棉片收缩中鼻道。

6. 拔针后如有出血应妥善止血，判断无出血风险方可让患者离开。出血较多时可选用0.1%肾上腺素棉片紧填下鼻道达到止血目的，24～48小时后由医生取出堵塞物。患者穿刺治疗后3～5天内涕中带血为正常现象。

7. 为儿童穿刺应慎重。7岁以下的儿童因上颌窦尚未发育完成，不宜采用此法。

8. 高血压、血液病、老幼体弱及急性炎症期患者禁忌穿刺。

五、人文护理操作评价标准

上颌窦穿刺冲洗法人文护理操作评价标准见表2-7。

表2-7　上颌窦穿刺冲洗法人文护理操作评价标准

项目	分值	操作标准	评分			存在的问题	扣分情况	备注
			A	B	C			
仪表	5	仪表端庄，着装整齐，符合着装要求，淡妆上岗，面带微笑，真诚友善	5	4	3			
评估	20	1. 询问患者疾病史、用药史、过敏史、晕针史、饮食及休息情况，了解患者需求	7	6	5			1. 操作者热情，态度可亲、耐心解释、吐字清晰 2. 用语通俗易懂，评估全面
		2. 准确评估操作风险、适应证与禁忌证	7	6	5			
		3. 向患者解释操作目的，取得患者配合	6	5	4			

续表

项目	分值	操作标准	评分			存在的问题	扣分情况	备注
			A	B	C			
操作要点	70	1．物品准备就绪：根据医嘱准备空针、药物、治疗盘、健康教育单、宣传手册等，确保用物在有效期内	7	6	5			1．根据患者情况准备好相应的物品、药品及急救用物 2．采用通俗易懂的语言讲解操作目的、过程和注意事项，并关注操作过程中患者的反馈，安慰患者，消除紧张心理 3．满足患者的合理需要
		2．正确核对患者信息：姓名、年龄、住院号或门诊号等。主动积极上前迎接患者，自我介绍，解释操作目的和方法。洗手、戴手套和口罩，做好个人防护	7	6	5			
		3．协助患者取坐位、头稍前倾，检查鼻腔内有无异常，必要时清洁鼻腔。再次查对	7	6	5			
		4．1% 丁卡因棉片置入下鼻道穿刺部位进行表面麻醉 5～10 分钟，评价麻醉效果	7	6	5			
		5．右手拇指、示指紧握穿刺针中段，患者头向健侧倾斜，掌心顶住针柄，针头斜面正确，经前鼻孔进入下鼻道，于距下鼻甲前端向后 1～1.5 cm 处穿刺	7	6	5			
		6．左手固定患者头部，右手持针向外眦方向稍用力，穿入窦腔并有空腔感，然后抽出针芯	7	6	5			
		7．判断针尖位置	7	6	5			
		8．抽吸温生理盐水缓缓冲洗，观察冲洗液性状。直至冲净为止	7	6	5			
		9．必要时根据医嘱注入抗生素药液。患者头倾向患侧 3 分钟，防止药液漏出，拔针后妥善止血。再次查对	7	6	5			
		10．整理用物并分类处理	3	2	1			
		11．洗手并记录，交代目的及注意事项	4	3	2			
机动评分	5	人文沟通恰当，环境适宜	5	4	3			

第八节 鼻窦正负压置换疗法人文护理操作流程

 一、人文护理质量标准

1．患者及家属对护理操作表示理解。

2．询问患者病史，确保操作安全。

3．鼻窦正负压置换疗法后效果观察。

4．做好治疗记录。

5．患者在操作过程中出现任何不适，及时给予相应的处理。

二、人文护理执行要点

1．动作轻稳、负压适中。
2．操作中主动了解患者感受，及时解决问题。
3．操作中恰当转移患者的注意力，做好心理护理。
4．主动告知患者相关注意事项。
5．重视患者治疗后的反馈，提升操作满意度。

三、人文护理操作流程

护士："您好！我是专科护士小张。为了确保您治疗信息准确，可以告诉我您的姓名和年龄吗？同时请您伸出左（右）手，我核对一下您的腕带。"

患者："好的，没问题，我叫李×，今年50岁。"

护士："李阿姨您好，根据您的病情，您的主治医生给您制订了一系列个性化的治疗方案，其中有一项是鼻窦正负压置换疗法。"（护士询问病史、用药史及过敏史，评估全身情况）

患者："是的，我听医生跟我说了。这个操作是你给我做吗？"

护士："是的。"

患者："小张，你好，住院期间还要多麻烦你了！"

护士："应该的，您放心！我们竭尽所能为您做好治疗与护理。您需如厕吗？我准备一下用物。"

患者："不需要。"

护士："李阿姨，我马上要为您做这项治疗了。治疗过程中您有不适请举手示意我，好吗？"

患者："那我需要做些什么呢？"

护士："请您躺好。面朝上躺平，我给您用枕头垫肩、伸颈，使颏部和外耳道口连线与水平线，即床平面垂直。"（握着对方的手）

患者："是这样吗？"

护士："是的，您做得非常好。接下来您只需尽量放松并配合发声，我在操作的时候会尽量轻柔。"

患者："好的。"

（再次核对患者的手腕带及医嘱执行单，检查负压）

护士："李阿姨，我会先向您鼻腔滴注3～5滴1%麻黄碱溶液，目的是收缩鼻腔黏膜。当然，也可以用1%或0.5%麻黄碱肾上腺素棉片充分收缩中鼻道、嗅沟、中鼻甲、下鼻甲以利引流，使窦口开放。您选哪一种呢？"

患者："鼻腔滴药吧。"

护士："好的，我会自您的前鼻孔徐徐注入2～3毫升抗生素、糖皮质激素和麻黄碱的混合液于鼻腔内。我将把与吸引器相连的橄榄头塞于您的前鼻孔内（为患者排尽鼻涕），对侧前鼻孔用另一手指压鼻翼封闭，这时您配合均匀地发出'开—开—开'之声，使软腭断续上提，间断关闭鼻咽腔。我会用电动吸引器负压吸引1～2秒，使您的鼻腔形成短暂负压，利于鼻窦脓液排出和药液进入。我们来练习一下发音，好吗？"

患者："开—开—开，是这样吗？"

护士："是的，李阿姨。您做得非常好。"

护士："李阿姨，我们开始操作了。照着刚刚我们的模拟配合进行，好吗？"

患者："好的，我全力配合。"

……

护士："现在我操作完毕，我扶您坐起，您吐出口内和鼻腔内药液及分泌物。会有部分药液仍留于鼻腔内，注意 15 分钟内勿擤鼻及弯腰。"

患者："好的，我记住了。"

护士："好，您先在治疗床上休息。随后我扶您到候诊区观察。您有不舒服的吗？"

患者："没有，小张，谢谢你。"（再次核对患者信息和医嘱执行单）

护士："李阿姨，不客气，您有任何问题可以按床旁呼叫器，我也会经常过来看您的。"

患者："好的。"

四、相关专业知识

1. 治疗前训练患者正确配合发音与换气，如缓慢发音"开—开—开"，尽量减少换气次数和缩短换气时间（经口短暂、快速吸气）。

2. 治疗后嘱患者静卧 3 ~ 5 分钟或更长时间，避免因体位改变导致药液迅速流出。最终提升药液有效作用时间。

3. 初诊患者（尤其是儿童）初次治疗前，应先滴数滴药液试用，观察有无不良反应。给药量以不淹没鼻阈为宜。

4. 为了预防压力损伤鼻腔黏膜，利于观察分泌物性状，建议在手持橡胶吸引管处中部安装一小段玻璃管。吸引器负压不超过 24 kPa。

5. 为 3 岁以下幼儿用药时，须由有经验者操作；每次给药量宜小，以免引起患儿误吸或呛咳。

6. 放疗后或鼻咽部炎症患者鼻部血管脆性增加，为其治疗时应注意负压控制。

7. 疗程间隔：急性／亚急性病例 1 ~ 3 次为 1 个疗程，慢性期病例一般 6 次为 1 个疗程，治疗周期以医嘱为准。

五、人文护理操作评价标准

鼻窦正负压置换疗法人文护理操作评价标准见表 2-8。

表 2-8　鼻窦正负压置换疗法人文护理操作评价标准

项目	分值	操作标准	评分 A	评分 B	评分 C	存在的问题	扣分情况	备注
仪表	5	仪表端庄，着装整齐，符合着装要求，淡妆上岗，面带微笑，真诚友善	5	4	3			
评估	20	1. 询问患者疾病史、用药史、过敏史、饮食及休息情况，了解患者需求	7	6	5			1. 操作者热情，态度可亲、耐心解释、吐字清晰 2. 用语通俗易懂，评估全面
		2. 准确评估操作风险、适应证与禁忌证	7	6	5			
		3. 向患者解释操作目的，取得患者配合	6	5	4			
操作要点	70	1. 物品准备就绪：根据医嘱准备橄榄头、负压连接管、电动吸引器、药物、治疗盘、健康教育单、宣传手册等，确保用物在有效期内	7	6	5			1. 根据患者情况准备好相应的物品、药品及急救用物 2. 采用通俗易懂的语言讲解操作目的、过程和注意事项，并关注操作过程中患者的反馈，安慰患者，消除紧张心理
		2. 正确核对患者信息：姓名、年龄、住院号或门诊号等。主动积极上前迎接患者，自我介绍，解释操作目的和方法。洗手、戴手套和口罩，做好个人防护	7	6	5			

续表

项目	分值	操作标准	评分			存在的问题	扣分情况	备注
			A	B	C			
操作要点	70	3. 患者取仰卧位，垫肩、伸颈，使颏部和外耳道口连线与水平线（即床平面）垂直。再次查对	7	6	5			3. 满足患者的合理需要
		4. 正确收缩鼻腔黏膜。方法：每侧鼻腔滴注3～5滴1%麻黄碱溶液，或可鼻内镜下用1%或0.5%麻黄碱肾上腺素棉片充分收缩中鼻道、嗅沟、中鼻甲、下鼻甲	7	6	5			
		5. 正确排尽鼻涕	7	6	5			
		6. 检查负压，与吸引器（负压不超过 24 kPa）相连的橄榄头塞于前鼻孔，对侧前鼻孔用另一手指压鼻翼封闭	7	6	5			
		7. 指导患者正确发音与换气配合。嘱患者发"开—开—开"之声，使软腭断续上提，间断关闭鼻咽腔。打开吸引器负压吸引1～2秒，使鼻腔形成短暂负压	7	6	5			
		8. 观察引流液性状，规范记录。再次查对	7	6	5			
		9. 整理用物并分类处理	7	6	5			
		10. 洗手并记录，交代目的及注意事项。如正确排出鼻涕	7	6	5			
机动评分	5	人文沟通恰当，环境适宜	5	4	3			

第九节　海姆立克急救法宣教人文护理操作流程

 一、人文护理质量标准

1. 及时、正确实施急救，改善患者通气。
2. 保证环境安全，利于急救。
3. 患者及家属对护理操作表示理解。
4. 患者在操作过程中出现任何不适，及时给予相应的处理。

二、人文护理执行要点

1. 操作要领正确、力度适中且有效。
2. 操作后主动了解患者感受，及时解决问题。
3. 操作后做好患者的心理护理。
4. 主动告知患者急救与自救的方法。
5. 讲解注意事项。

三、人文护理操作流程

护士："各位老师好，我叫张××，大家也可以叫我小张。今天健康讲堂的内容是'海姆立克急救法'。"

患者甲："海姆立克急救法我听过。"

患者乙："我之前也听说过。但不是很清楚如何做。"

护士："那您可以作为模特配合我演示一下吗？"

患者乙："我很愿意。"

护士："谢谢您，您可以自我介绍一下吗？"

患者乙："大家好，我叫李×，今年50岁。"

护士："李阿姨，您好。我们假设这样一个场景，您在吃午饭的时候被猪软骨噎住，随即您感到呼吸困难，有意识。"

患者乙："好的，我知道了。"

护士："当这种事情发生在您的真实生活中时，我们应当这样做。施救者示意旁人拨打120，并以前腿弓、后腿蹬的姿势站稳，您可以站着或坐着。施救者在您身后，用双臂环抱您的腰部。您需要弯腰，头部向前倾，施救者则采用左手空心握拳，右手从前方握住左手手腕，使左手虎口贴在您胸部下方与脐上方的2横指处，形成'合围'之势，然后突然用力收紧双臂，用左拳拳眼朝患者上腹部向上、向内冲击4～6次，以此造成人工咳嗽，驱出异物。（边讲解边演示）大家看这个科普动画片……施救者这样的连续冲击动作使腹部内容物上移，迫使膈肌上升而挤压肺及支气管。而每次冲击需要为气道提供一定的气量，才能达到将异物从气管内冲出的目的。不知道大家明白了没有？"

患者们："明白了了。"

护士："如果发生急性呼吸道异物阻塞而身边无人时，患者也可以自己为自己实施腹部冲击，手法相同。或者采用上腹部倾压椅背的方式，充分利用椅背、桌角或其他硬物与腹部迅速反复冲击，以造成人工咳嗽，起到驱出呼吸道异物的目的。希望这次的讲解能让大家学习到急救的知识。"

 四、相关专业知识

1．老年人急救注意事项　老年人胸腹部组织的弹性及顺应性差，急救时容易导致损伤的发生，如发生腹部或胸腔内脏的破裂、撕裂及出血、肋骨骨折等。故发生呼吸道堵塞时，应首先采用其他方法排出异物，在其他方法无效且患者情况紧急时才能使用海姆立克急救法。

2．婴幼儿急救注意事项

（1）背部拍击法：先将患儿抱起，让婴幼儿趴在成年人前臂上，以施救者的大腿作为支撑。患儿头低于躯干，一手固定患儿下颌角并打开气道，在其背部两肩胛骨间拍背4～5次，并观察患儿是否将异物吐出。

（2）胸部冲击法：背部拍击法无效时再将婴幼儿翻过来，面部朝上，仍以施救者的大腿作为支撑。施救者用两手指（示指及中指）按压患儿两乳头连线中点，给予胸部冲击按压4～5次，重复拍背和压胸动作直到气道异物吐出。切忌将患儿双脚抓起倒吊拍打背部，这样做会增加患儿颈椎受伤的危险。

3．极度肥胖或妊娠后期患者急救注意事项　应当采用胸部冲击法，注意不要偏离胸骨，以免造成肋骨骨折或内脏损伤。

4．意识不清者急救注意事项　急救人员可以先使患者呈仰卧位、开放气道，然后骑跨在患者大腿上，双手两掌重叠置于患者脐上方，用掌根向上、向内突然施压，反复进行。

5．尽快识别气道梗阻是抢救成功的关键。抢救的同时应及时呼叫120求助，或请他人给予帮助，配合抢救。

五、人文护理操作评价标准

海姆立克急救法人文护理操作评价标准见表2-9。

表2-9 海姆立克急救法人文护理操作评价标准

项目	分值	操作标准	评分			存在的问题	扣分情况	备注
			A	B	C			
仪表	5	着装符合急救要求	5	4	3			
评估	20	1. 快速评估患者意识及生命迹象	5	4	3			
		2. 询问患者或旁人异物情况	5	4	3			
		3. 评估环境及可用工具	5	4	3			
		4. 示意旁人拨打急救电话	5	4	3			
操作要点	70	1. 操作者施救姿势正确：以前腿弓、后腿蹬的姿势站稳，患者可以站着或坐着（患者坐在施救者弓起的大腿上），并让身体略前倾	7	6	5			特殊人群急救知识知晓：包括老年人、3岁以内患儿，以及极度肥胖或妊娠后期、意识不清者的急救知识知晓
		2. 固定患者方法正确：双臂分别从患者两腋下前伸并环抱患者	7	6	5			
		3. 按压部位正确：按压患者胸部下方与脐上方的上腹部中央区	7	6	5			
		4. 急救手法正确：左手握拳，右手从前方握住左手手腕，使左手虎口紧贴在患者上腹部	7	6	5			
		5. 按压频次与力度正确：用力收紧双臂，用左拳虎口向患者上腹部内上方猛烈施压，迫使其上腹部下陷。加压完毕后放松手臂，重复操作，直到异物被排出	7	6	5			
		6. 评价急救效果，检查患者有无意外损伤	7	6	5			
		7. 收拾、处理用物	7	6	5			
		8. 急救后的健康知识宣教	7	6	5			
		9. 自救方法知晓	7	6	5			
		10. 特殊人群急救知识知晓	7	6	5			
机动评分	5	环境整洁、明亮、安全	5	4	3			

第十节 咽鼓管吹张法人文护理操作流程

 一、人文护理质量标准

1. 患者及家属对护理操作表示理解。
2. 询问患者病史，确保操作安全。
3. 咽鼓管吹张疗法后效果观察。

4．做好治疗记录。

5．患者在操作过程中出现任何不适，及时给予相应的处理。

6．患者操作过程中感觉舒适和满意。

二、人文护理执行要点

1．关注患者的主诉，让患者表达感受，及时解决问题。

2．主动关心患者，做好心理护理。

3．主动告知患者相关注意事项。

三、人文护理操作流程

患者："你好小张，今早起床后我感觉耳朵里面闷闷的，我捏紧鼻子屏气后稍微好点，这是怎么了？"

护士："您好李阿姨，刚刚我查看了您昨天的检查报告，发现您存在咽鼓管通气功能障碍。"（护士询问病史、用药史及过敏史，评估全身情况）

患者："什么叫咽鼓管通气功能障碍？严重吗？"

护士："这个疾病主要的症状就是耳闷，伴有阻塞感或耳鸣等表现，您不用紧张，可以通过治疗改善的。"

患者："好，那应该怎么治疗？"

护士："李阿姨，我查看了您今天的治疗单。您的主治医生给您开了咽鼓管吹张治疗。"

（核查患者信息和医嘱执行单，确保正确）

患者："现在就要治疗吗？我需要怎么做？"

护士："我现在就给您讲解让您宽心。咽鼓管吹张法一共有三种，最简单、自己可以独立完成的方法是捏鼻鼓气法。我们要不要先试试这种最简便的方法？"

患者："好呀。"

护士："那好，您需要先正确轻轻排尽鼻涕，看我的动作。伸出您的拇指和示指，将两侧鼻翼向内捏紧，闭紧嘴巴，用力憋气使鼻咽部压力增加，这样可使您鼻腔的气体进入咽鼓管。您看这个科普动画……空气就可以由咽鼓管咽口进入鼓室。当您感觉耳内发胀、鼓膜突然向外膨出，或者有微弱的响声时，您就立即放松手指，做吞咽动作。然后停止1分钟后再次鼓气，反复几次即可使咽鼓管通畅。这种方法您在家也可以做，安全有效。您试试先捏鼻憋气，感觉怎么样？"

患者："感觉有点头晕。"

护士："您先松开手、松开捏鼻，调整一下呼吸。"

护士："您现在感觉怎么样？"

患者："好了，现在没事了。"

护士："下面我们讲另外一种方法，叫波氏球吹张法。这个治疗法操作前需要使用鼻黏膜收缩剂滴鼻，正确排尽鼻涕后进行吹张治疗。操作时需要用到一个小工具，您看一下。您先含一口温水，我将波氏球前端的橄榄头塞于您一侧的前鼻孔，并用手指压紧另一侧前鼻孔。然后您将水咽下，此时，我会迅速与您的吞咽同步挤捏波氏球，将球内气体挤捏吹入鼻咽部，随后气体可直接从咽鼓管进入鼓室（为患者播放操作原理三维动画）。整个过程就是这样的。"

患者："哦，我还是选择自己捏鼻憋气训练，这样可以吗？"

护士："可以的，您试试看。最后，我会用电耳镜来观察效果，好吗？"（核对患者信息及医嘱）

患者："可以的。"

护士："那您现在耳闷的感觉好些没？"

患者："好多了。"（再次查对信息）

（几小时后……）

患者："小张，我现在又出现耳闷现象了，而且我也用了之前教的方法，但作用并不大。"

护士："别急，李阿姨。我先报告您的主治医生。"

（治疗方案调整中……）

护士："李阿姨，遵医嘱还是需要给您做咽鼓管吹张。如果波氏球吹张法您不接受，那我们这次换种方法，您看行吗？"

患者："好，可以。"

护士："李阿姨，为了准确治疗，您可以告诉我您的名字和年龄吗？我再次查对您的腕带。"

患者："我叫李××，今年50岁。"

护士："好的，咽鼓管吹张的第三种方法是导管吹张法。我先给您大致介绍一下，以便您做好心理准备。在操作前我需要彻底清理您的鼻腔分泌物，并用1%麻黄碱和1%丁卡因溶液收缩黏膜实现局部麻醉，确保您治疗过程的舒适。操作时，我会将这个导管插入您患耳同侧鼻腔。这个导管我用左手固定，右手将吹张球对准导管尾端开口吹气数次，同时用耳听诊管听诊。通过不同的声音判断您咽鼓管通畅情况。鼓膜穿孔时会有'空气吹入耳内'的感觉。检查结束后，将导管弯曲部向下缓缓退出。"

患者："感觉挺复杂的，这个过程会很痛吗？"

护士："李阿姨，您放心（握握患者的手）。在整个操作过程中我的动作会尽量轻柔，时时关注您的感受。当然您有不舒适也请及时告知我。"

患者："好的。"

（护士再次核对患者腕带及医嘱执行单）

护士："李阿姨，操作完毕，您感觉怎么样？"

患者："挺好的，我是只做这一次吗？"

护士："具体做几次还得根据您改善的情况决定。您先好好休息，思想压力不要那么大。如有任何不舒适请及时告知我们，呼叫器给您放在左手边，您一伸手就可以触及。当然，我们也会及时巡视，请您放心。"

患者："好的，小张，谢谢你。"（再次查对信息）

护士："李阿姨，着凉时鼻腔堵塞也会有耳闷的感觉，您记得及时加衣物。"

患者："好。"

四、相关专业知识

1．三种咽鼓管吹张法主要目的是评估咽鼓管功能，促进咽鼓管通畅，维护中耳正常生理功能，保持中耳内外气压平衡。

2．当患者有急性上呼吸道感染、鼻出血、鼻腔或鼻咽部有脓液或脓痂而未清除时，不宜实施咽鼓管吹张法。

3．如果鼻腔或鼻咽部有脓液又必须实施咽鼓管吹张时，操作前应先清洁鼻腔，避免逆行感染。

4．吹张时勿用力过猛、过大，避免鼓膜损伤。

5．三种咽鼓管吹张法的特点

（1）捏鼻鼓气法：是最简便的方法。捏鼻鼓气法通过主动将气流经咽鼓管压入鼓室，用于评估咽鼓管的功能。当感受到两侧耳部闷胀或有气流声时，说明气流已经过咽鼓管进入中耳腔，提示咽鼓管通畅。该方法可以适用于机舱飞行时耳闷或居家耳闷的情形。

（2）波氏球吹张法：适用于咽鼓管阻塞患者，此法由专业医疗人员实施。患者口中含一小口水，以咽鼓管吹张波氏球的橄榄头塞于患者一侧鼻孔，以手指压紧另一侧鼻孔，要求密闭鼻腔，嘱患者咽水，同时急捏波氏球球体，空气可冲入咽鼓管咽口内。如咽鼓管通畅，气体可进入鼓室。其原理是：患者咽水时软腭上举，鼻咽封闭而咽鼓管开放。对待儿童受试者一定要避免暴力操作，若气体突然大量、猛烈进入鼓室，可能会造成鼓膜等中耳结构损伤。如果受试者检查后出现耳痛、头痛、眼痛、眩晕等异常症状，应立即停止操作并采取相应措施。

（3）导管吹张法：适用于咽鼓管狭窄阻塞患者，此法由专业医疗人员实施。插管过程中，导管前端弯曲部朝下，沿鼻底缓缓伸入鼻咽部。当导管前端抵达鼻咽后壁时，将导管向受检侧旋转90°，并向外缓缓退出少许。此时导管前端越过咽鼓管圆枕落入咽鼓管咽口处，将导管向外上方旋转约45°。固定导管，用吹张球经导管注入空气，同时以耳听诊管听诊，以检查咽鼓管通畅与否。

进行导管吹张法时，首先应注意导管插入和退出的动作轻柔，切忌暴力操作，避免引起鼻腔或咽鼓管咽口黏膜损伤。其次，吹张时适当用力，避免因用力过猛导致鼓膜穿孔等中耳结构损伤。此法处置不当会加重耳部不适症状，对操作者要求较高。

咽鼓管吹张法如评价患者咽鼓管通畅，可闻及轻柔的吹风样"嘘嘘"声及鼓膜振动声。咽鼓管狭窄时，则发出断续的"吱吱"声或尖锐的吹风声，鼓膜振动声轻微或未能闻及。鼓室积液者可听到水泡声。鼓膜穿孔时，将会有空气吹入耳内的感觉。

6. 特别提示　有鼻内镜设备的情况下，建议咽鼓管导管吹张法在鼻内镜引导下操作。相关注意事项遵循鼻内镜检查法。目前已有专用咽鼓管扩张和鼓室置管仪器，其操作均在监视器引导下进行，因有效且安全，会随着应用推广和价格下降而在临床普及。

五、人文护理操作评价标准

波氏球吹张法人文护理操作评价标准见表2-10。

表 2-10　波氏球吹张法人文护理操作评价标准

项目	分值	操作标准	评分			存在的问题	扣分情况	备注
			A	B	C			
仪表	5	仪表端庄，着装整齐，符合着装要求，淡妆上岗，面带微笑，真诚友善	5	4	3			
评估	20	1. 询问患者疾病史、用药史、过敏史、饮食及症状情况，了解患者需求	7	6	5			1. 操作者热情，态度可亲、耐心解释、吐字清晰
		2. 准确评估操作风险、适应证与禁忌证	7	6	5			2. 用语通俗易懂，评估全面
		3. 向患者解释操作目的，取得患者配合	6	5	4			
操作要点	70	1. 物品准备就绪：根据医嘱准备波氏球、药物、治疗盘、健康教育单、宣传手册等，确保用物在有效期内	7	6	5			1. 根据患者情况准备好相应的物品、药品及急救用物
		2. 正确核对患者信息：姓名、年龄、住院号或门诊号等。主动积极上前迎接患者，自我介绍，解释操作目的和方法。洗手、戴手套和口罩，做好个人防护	7	6	5			2. 采用通俗易懂的语言讲解操作目的、过程和注意事项，并关注操作过程中患者的反馈，安慰患者，消除紧张心理
		3. 协助患者取舒适卧位，便于操作，再次查对	7	6	5			3. 满足患者的合理需要
		4. 正确收缩鼻腔黏膜。方法：1%麻黄碱滴鼻液滴鼻，观察有无不良反应。指导患者正确排尽鼻涕，达到畅通鼻腔的目的	7	6	5			
		5. 经检查侧耳同侧鼻腔置入橄榄球，用手堵塞对侧前鼻孔，指导患者咽水，同步实施挤捏波氏球	7	6	5			

续表

项目	分值	操作标准	评分			存在的问题	扣分情况	备注
			A	B	C			
操作要点	70	6. 注意用力适中，可反复操作2～3次	7	6	5			
		7. 患者在操作过程中出现任何不适，及时给予相应的处理	7	6	5			
		8. 操作时出现不良症状（耳痛、头痛、眼痛、眩晕）应立即停止操作，知晓应对措施。再次查对	7	6	5			
		9. 整理用物并分类处理	7	6	5			
		10. 洗手并记录，交代目的及注意事项	7	6	5			
机动评分	5	人文沟通恰当，环境适宜	5	4	3			

第十一节　天突穴位注射人文护理操作流程

 一、人文护理质量标准

1. 患者及家属对护理操作表示理解。
2. 询问患者病史，确保操作安全。
3. 药物局部注射后效果观察。
4. 做好治疗记录。
5. 患者在操作过程中出现任何不适，及时给予相应的处理。
6. 患者操作过程中感觉舒适和满意。

 二、人文护理执行要点

1. 关注患者的主诉，让患者表达感受，及时解决问题。
2. 主动关心患者，做好心理护理。
3. 主动告知患者相关注意事项。

三、人文护理操作流程

　　护士："李阿姨，为了您尽快康复，遵医嘱需要给您进行天突穴的药物局部注射，可以起到减轻咽喉部水肿和炎症的作用。"
　　患者："行，让你们费心了。"
　　护士："这是我们应该做的。"
　　患者："小张，做这个需要的时间长吗？因为待会儿还有一个已经预约好的检查要去做。"
　　护士："如果我们合作顺利，十分钟内就操作完成。"
　　患者："检查还有一个半小时，好的，我在哪儿等你？"
　　护士："好的，您先到701病房检查室休息。"

患者:"穴位注射治疗我需要怎么配合?"

护士:"李阿姨,我先给您讲解治疗的过程,好吗?"

患者:"好。"

护士:"操作时您保持坐位,您的枕部后靠椅背,头稍微上仰,伸长颈部。天突穴在您颈前正中线上、胸骨上窝中央。我将药物抽吸好后,用注射器刺入穴位并缓慢注药。操作过程中我会时刻关注您的情况,拔针后用棉球在注射部位压迫止血3～5分钟即可。穴位注射对缓解咳嗽、失音疗效显著,您可以放心。"

患者:"听着有点吓人的,打脖子。"(用手拍拍患者的肩)

护士:"李阿姨,您不是夸我的注射技术无痛嘛,同样,穴位注射时我会更细心地为您操作治疗的。不过,在治疗前,您可以告诉我您的名字和年龄吗?我还得查对您的腕带。"

患者:"李 ×,50 岁。"

护士:"好的,请问您有药物过敏史吗?"(护士询问病史、用药史及过敏史,评估全身情况)

患者:"没有。"

护士:"(再次查对患者信息及医嘱执行单,确保无误)现在我已经给您注射完毕,您有不舒服的地方吗?"

患者:"没有不舒服的。"

护士:"好的。距离您的预约检查时间还早,我送您回病房休息,观察一会儿咱们再去做其他检查。(再次查对信息)检查时建议您的家人陪行,如有不舒服的情况您的家人可以积极联系现场医务人员,我们也会时刻关注您。"

患者:"好,我知道了。"

 ## 四、相关专业知识

1．穿刺要点　准确把握穿刺部位。天突穴位于胸骨上窝中央,在左、右胸锁乳突肌之间。穿刺时动作应快、准、稳,拔针时动作宜快。值得注意的是,穿刺不宜过深,以免穿过气管环而刺入气管。推注药物前,一定要回抽确认无血液回流再行注射。

2．一定加强病情观察,备好急救用品。

3．并发症的观察及处理　天突穴针刺不能过深,也不宜向左右刺,以防刺伤锁骨下动脉及肺尖。若刺中气管壁,针下可有硬而轻度弹性的感觉,患者出现喉痒欲咳等现象;若刺破气管壁,可引起剧烈的咳嗽及血痰等现象;若刺中头肱静脉(无名静脉)或主动脉弓,针下可有柔软而有弹力的阻力或患者有疼痛感觉,应立即退针,如有不适症状,应立即进行检查,必要时进行外科治疗。

 ## 五、人文护理操作评价标准

天突穴位注射人文护理操作评价标准见表 2-11。

表 2-11　天突穴位注射人文护理操作评价标准

项目	分值	操作标准	评分			存在的问题	扣分情况	备注
			A	B	C			
仪表	5	仪表端庄,着装整齐,符合着装要求,淡妆上岗,面带微笑,真诚友善	5	4	3			
评估	20	1．询问患者疾病史、用药史、过敏史、饮食及症状情况,了解患者需求	7	6	5			1．操作者热情,态度可亲、耐心解释、吐字清晰 2．用语通俗易懂,评估全面
		2．准确评估操作风险、适应证与禁忌证	7	6	5			
		3．向患者解释操作目的,取得患者配合	6	5	4			

续表

项目	分值	操作标准	评分			存在的问题	扣分情况	备注
			A	B	C			
操作要点	70	1．物品准备就绪：根据医嘱准备喉镜、空针、药物、治疗盘、健康教育单、宣传手册等。确保用物在有效期内	7	6	5			1．根据患者情况准备好相应的物品、药品及急救用物 2．采用通俗易懂的语言讲解操作目的、过程和注意事项，并关注操作过程中患者的反馈，安慰患者，消除紧张心理 3．满足患者的合理需要
		2．正确核对患者信息：姓名、年龄、住院号或门诊号等。主动积极上前迎接患者，自我介绍，解释操作目的和方法。洗手、戴手套和口罩，做好个人防护	7	6	5			
		3．协助患者取舒适卧位，便于操作。再次查对	7	6	5			
		4．按无菌要求消毒皮肤	7	6	5			
		5．选择正确注射部位，按两快一慢原则进行注射	7	6	5			
		6．进针后回抽，无回血后再匀速推药，减轻患者疼痛	7	6	5			
		7．询问、观察患者反应及有无不适症状。再次查对	7	6	5			
		8．规范记录	7	6	5			
		9．整理用物并分类处理	7	6	5			
		10．洗手，交代目的及注意事项	7	6	5			
机动评分	5	人文沟通恰当，环境适宜	5	4	3			

第十二节　耳鼻咽喉科患者出院人文护理操作流程

 一、人文护理质量标准

1．患者及家属对出院流程表示理解。

2．患者得到安全、有效的出院护理。

3．患者了解出院后的康复计划、复诊时间。

4．做好各类护理文书记录且记录正确。

 二、人文护理执行要点

1．出院时详尽告知流程及相关注意事项。

2．对出院患者做好意见和建议的收集。

3．协助患者办理出院结账手续。

4．语言通俗易懂，面带微笑，使用尊称，文明用语。

三、人文护理操作流程

护士："李阿姨，您东西收拾好了吗？"

患者："对啊，终于出院了。感谢你们这段时间对我的照顾。"

护士："不客气！这都是我们应该做的。在住院期间，也感谢您的理解与配合。您对我们的工作还有什么意见或者建议吗？"

患者："我觉得你们做得都非常好！"

护士："好的，感谢您对我们的肯定。有需要帮忙的吗？"

患者："没有了，我就是等家人来接我，我们一起办手续了。"

护士："李阿姨，出院后一定要注意身体！生活、饮食、起居要有规律，不要过于操劳，也不要受凉感冒了。"

患者："嗯！好的，我一定会注意的。"

护士："李阿姨，耽搁您一点时间，我再给您捋捋出院流程，您方便吗？"

患者："好呀！"

护士："首先您到住院部一楼结账处结账。您只需要带两件东西就可以了，一是您的医保卡，二是您住院缴费的发票。请问都带在身边了吗？"

患者："在的。"

护士："好的，您出院带药清楚服药方法与服药频次了吗？"

患者："责任护士给我讲解得很清楚，我明白！"

护士："李阿姨，请问除了医保，您还有其他保险需要报销吗？"

患者："没有了。"

护士："好的！李阿姨，刚才为您讲解的内容都在出院须知这里写明了，这还有我们科室的联系电话。您结账前不清楚也可以看看，需要帮助随时问我们。"

患者："好的，谢谢你们！"

护士："李阿姨，疾病相关知识及注意事项我再啰嗦强调一下。饮食方面请不要进食辛辣、刺激、较硬的食物，禁烟酒，且饮食要规律。饭前、饭后一定要漱口，保证一天至少刷牙两次。平时可以适当地增加一些有氧运动，像散步、打太极拳等。随着季节的变化要适时的增添一些衣物，多吃蔬菜水果，增强抵抗力。最重要的是您一个星期以后需要来复诊，复诊前您需要提前预约挂号。如果感觉有什么不适请及时到医院就诊，请问我为您讲解清楚了吗？"

患者："我会记住的，谢谢你！"

护士："您出院回家后还得进行鼻腔冲洗，方法和之前给您讲的一样。每天冲洗 1～2 次，冲洗时多观察流出的水是否带血，如果是鲜红色的血液，那就要暂停冲洗，必要时需要急诊就诊。一定要坚持鼻腔冲洗。"

患者："好的，在我住院期间谢谢你们对我的照顾，你们的护理我非常满意。"

护士："谢谢您对我们工作的肯定，这都是我们的职责所在。今后我们会继续努力！非常感谢您对我们工作的支持！"

（患者或家属办完出院手续）

护士："李阿姨，您账都结算好了吗？还有什么疑问吗？"

患者："都结算好了。住院这段时间感谢全体医护人员对我的精心治疗及护理，你一定要代我好好谢谢大家。"

护士："不客气！这都是我们应该做的，您的谢意我也一定会带到，我帮您收拾一下东西，送您到电梯口吧！"

患者："不用送了，你们还有很多工作要忙呢，谢谢你们了！"

（检查病室有无患者遗留物品，将患者送到电梯口）

护士："祝您保持身体健康！"

患者："谢谢你们。"

 四、相关专业知识

1．根据患者病情，采用步行护送，或者用平车、轮椅推送患者出院，尽量将患者送到电梯口或车库。

2．清理病床用物，进行终末消毒处理。消毒要求符合规范。

 五、人文护理操作评价标准

耳鼻咽喉科患者出院人文护理操作评价标准见表2-12。

表2-12　耳鼻咽喉科患者出院人文护理操作评价标准

项目	分值	操作标准	评分			存在的问题	扣分情况	备注
			A	B	C			
仪表	5	仪表端庄，着装整齐，符合着装要求，淡妆上岗，面带微笑，真诚友善	5	4	3			
评估	20	1．询问患者行动能力与自理能力，了解患者需求	7	6	5			1．操作者热情，态度可亲、耐心解释、吐字清晰 2．用语通俗易懂，评估全面
		2．根据患者情况选择出院代步工具	7	6	5			
		3．评估患者对出院流程、出院须知掌握情况，取得患者与家属配合	6	5	4			
操作要点	70	1．物品准备就绪：健康教育单、出院告知书、笔、宣传手册准备到位	7	6	5			1．根据患者情况准备好相应的代步工具，如轮椅 2．关注患者反馈，指导康复计划
		2．主动积极上前迎接患者及自我介绍，必要时洗手。正确核对患者信息：姓名、年龄、住院号	7	6	5			
		3．协助患者取舒适体位，便于沟通	7	6	5			
		4．对患者进行出院流程介绍	7	6	5			
		5．满足患者的合理需求	7	6	5			
		6．评估患者健康状况，针对性进行康复指导与复诊建议	7	6	5			
		7．帮助整理物品	7	6	5			
		8．规范记录，患者签名	7	6	5			
		9．洗手，发放健康手册	7	6	5			
		10．终末消毒，铺床，准备迎接新患者	7	6	5			
机动评分	5	人文沟通恰当，环境适宜	5	4	3			

第三章 口腔颌面外科人文护理操作流程

第一节 口腔颌面外科患者入院人文护理操作流程

 一、人文护理质量标准

1. 患者对护理理解并满意。
2. 患者熟悉病房环境。
3. 患者能表达自己的需要。
4. 保证患者安全。
5. 护士准确评估患者情况，并做好记录。

 二、人文护理执行要点

1. 入院时详细采集患者信息，告知相关注意事项。
2. 关注患者主诉，倾听患者意愿，及时解决问题。
3. 主动关心患者，减少患者恐惧感，做好心理护理。
4. 主动告知患者相关疾病及治疗信息，若家属要求对患者病情保密，则做好医护沟通。
5. 主动介绍同病房病友，使患者建立良好关系。
6. 运用联想或幽默的方式让患者记住医护人员的姓名。
7. 面带微笑，使用尊称，礼貌用语，注意语音、语调。

 三、人文护理操作流程

护士甲："阿姨，您好！这里是口腔颌面外科，请问是需要办理住院吗？"
（使用尊称，面带微笑，注意语气、语调）
患者："是的。"
护士甲："好的，您请坐！请出示您的身份证和住院证，马上为您办理。请问您对床位有要求吗？"
患者："都可以，谢谢！"
护士甲："好的，李阿姨，给您安排在 1 床，我现在带您到病房去休息。"
（若患者行动不便，应使用轮椅将患者推入病房）
患者："好的。"
护士甲："胡阿姨好！这是您同病房的新病友李阿姨，大家有空相互认识一下，好吗？"
（相互介绍病友，化解患者紧张焦虑的情绪）

护士甲：李阿姨，您的主治医生是李××，责任护士是王××。请您稍作休息，您的责任护士马上过来。"

护士乙："李阿姨，您好！我是您的责任护士，我叫王××，您从入院到出院的整个过程都将由我负责，您有任何问题都可以告诉我，我会尽力为您解决。您的主治医生是李××，关于您的病情和治疗方案您都可以咨询他，我们科室主任是何××，护士长是邹××，我们所有医护人员会努力使您满意。请问您是做什么工作呢？"

患者："我是一名工程师。"

护士乙："那您这次住院是有什么症状呢？"

患者："我舌部长了一个溃疡，反反复复一段时间了，会影响我工作。"

护士乙："那您现在感觉怎么样？"

患者："有时候会轻微疼痛，影响讲话，一直未愈合，所以我想来治疗一下，这样能尽快回去工作。"

护士乙："好的，请放心！我们会尽心为您治疗的。这里有一个疼痛评分卡，上面有疼痛等级，您可以给我描述一下刚说的舌部轻微疼痛属于哪一种吗？"

（护士拿出疼痛评分卡，教患者正确评估自身疼痛情况，尊重患者主诉）

患者："我吃硬一点的东西时会有一点点疼痛，平时不痛，应该属于卡片上的 1 分。"

护士乙："好的，那您平时吃东西感觉怎样呢？"

患者："除了辛辣、刺激的食物，其他都可以正常食用。"

护士乙："好的。我会告知主治医生您的疼痛问题，尽快为您解决，也希望您能放松心情，好吗？"

患者："好的，谢谢！"

护士乙："不客气！这是我们应该做的。为了完善入院资料，请把您的腕带给我看一下，再告诉我您的姓名和年龄，好吗？"

患者："好的，我叫李××，今年 55 岁。"

护士乙："好的，李阿姨，腕带我帮您戴上了，住院期间请勿取下，以后我们做任何治疗和护理操作时都需要进行身份信息查对核实。腕带是防水的，所以不会影响您洗漱。接下来我需要采集一些您的基本资料，希望您配合。"

护士乙："请问您的民族及婚姻状况是什么？"

患者："汉族，已婚。"

护士乙："请问您有宗教信仰吗？"

患者："没有。"

护士乙："请问您有药物过敏史吗？"

患者："没有。"

护士乙："您有高血压、糖尿病和其他心肺疾病吗？"

患者："我有糖尿病 3 年了，自己注射胰岛素，血糖控制得很好。"

护士乙："请问您注射的是哪种胰岛素呢？如何注射的？"

患者："我用的是诺和灵，三餐前分别注射 6 U。"

护士乙："好的，我会告知您的主治医生。在院期间的胰岛素注射将由我们为您完成，请您把胰岛素交给我，好吗？"

患者："好的。"

护士乙："请问您视力和听力正常吗？身上有未愈合的伤口吗？"

患者："视力和听力正常，没有伤口。"

护士乙："请问您抽烟、喝酒吗？平常二便、睡眠都正常吗？"

患者："不抽烟、不喝酒，大小便和睡眠正常。"

　　护士乙："好的，李阿姨，现在我为您介绍一下病区环境。这是护士站，对面是检查室，旁边是微波炉使用处。这里直走后左拐是医生办公室，走廊尽头是开水间，开水是 24 小时供应。病房里配有洗手间，洗漱用品需要您自备。请您把物品尽量归置到储物柜里，贵重物品请自行保管好。床挡是这样使用的（示范使用方式），这是呼叫器，若您有任何需要，可以按呼叫器与我们联系。另外，为了您能接受良好的治疗，为您交代以下注意事项：今晚 10 点以后请不要吃东西、喝水，明晨 6 点半左右护士会到病房为您抽血，今天下午 3 点左右会在病房为您做心电图，周一到周五早上 8 点至 9 点，医生会组织床旁查房，每周二下午 4 点有科室大查房，请您合理安排时间。另外，住院期间请不要请假回家，以免耽误您的治疗，如果有特殊情况，请与您的主治医生签署外出劝阻同意书。为了避免交叉感染，请家属不要坐卧病床，患者之间也不可以私下换床。住院期间请您爱护公共财产，维护公共卫生，不要自行使用大功率电器，未用的充电器请及时取下，以免发生火灾。我院是无烟医院，请您和家属不要在病区内吸烟，医院设置有吸烟区。这里有一份入院宣教手册，我刚才所说的内容都包含在里面，请您有时间再看一下。请问还有不明白的地方吗？"

　　患者："我都清楚了，谢谢！"

　　护士乙："好的，您先休息一会儿，您的主治医生一会儿会过来看您！"

　　患者："好的，谢谢！"

　　……

　　护士乙："李阿姨，您好！李医生为您做了一些检查，现在感觉怎么样？"

　　患者："谢谢你们，宣教和检查都很仔细，我现在心情放松多了，谢谢！"

　　护士乙："那就好！这段时间您要注意休息。目前医生为您安排的是糖尿病软食，餐前 30 分钟请告知我们，我们会为您注射胰岛素。我们医院有营养食堂，早上 7 点至 8 点、中午 11 点至 12 点、下午 5 点至 6 点都会有餐车到病房，您可以自行购买，如果不方便，请告知我们，我们可以帮助您。另外，记住三餐饭后，一定要用清水漱口，漱出遗留在口腔内的食物残渣，要随时保持口腔清洁。"

　　患者："好的，谢谢！"

　　护士乙："不客气！这是我们应该做的。李阿姨，您的家属晚上需要在这里陪护吗？"

　　患者："是的。"

　　护士乙："好的，我再为您和家属讲解一下陪护床的使用注意事项。请您打开或者关闭陪护床时，务必提着这根绳子，以免夹伤手指，我现在为您示范一遍，请您也来操作一下。好的，您做得非常棒！另外，陪护床打开的时间是中午 12：00 到下午 14：30，夜间 21：00 到次日清晨 7：00，请您及家属配合！请问还有什么不明白吗？"

　　患者："我清楚了，谢谢你！"

　　护士乙："不客气！您好好休息，若有任何需要您可随时按呼叫器呼叫我们，我们会及时为您解决的。"

　　患者："好的，谢谢你！"

四、相关专业知识

　　1．护士以热情的态度迎接新患者至指定的床位，并妥善安置患者。

　　2．通知主治医生诊查患者，必要时协助医生为患者查体。

　　3．向患者及家属介绍病区环境、相关规章制度、床单位及相关设备的使用方法，指导常规及检验标本的留取方法、时间及注意事项。

　　4．对于不能正确叙述病情和需求的患者（如语言障碍、听力障碍患者）、意识不清的患者、婴幼儿等，需留陪护人员，以便询问患者病史。

　　5．若接收急诊患者，应立即通知医生做好急救准备，备好抢救车、心电监护仪、吸氧装置、吸痰装置、输液用物等。密切观察患者病情变化，积极配合医生进行救治，并做好相关记录。

6．如果患者餐前须注射胰岛素，护士应根据不同胰岛素的药理作用告知患者进食和注射胰岛素相隔的时间。

7．腕带应该统一佩戴在患者的左手腕上，以能伸入一指为宜，不宜过松或过紧，要告知患者腕带对核对患者身份信息的重要性，说明它本身具有防水性而且是一次性的，住院期间不要摘取。

8．注意：患者处于下列情况时暂不进行健康教育，通过适当方法缓解或消除后再酌情进行。①有疼痛、恶心、呕吐、发烧等不适；②睡眠不充足、精神状态欠佳；③有定向力障碍；④有焦虑、恐惧、愤怒、不信任等不良心理状态；⑤表露出不愿意接受宣教时；⑥急诊入院或病情危重不能接受教育指导时。

五、人文护理操作评价标准

口腔颌面外科患者入院人文护理操作评价标准见表3-1。

表 3-1　口腔颌面外科患者入院人文护理操作评价标准

项目	分值	操作标准	评分			存在的问题	扣分情况	备注
			A	B	C			
仪表	5	仪表端庄，着装整齐，符合着装要求	5	4	3			
评估	20	1．询问患者入院原因，并评估患者目前的疾病状况	5	4	3			1．评估患者情况时要注意语言、语调 2．详细评估患者的全身情况，根据患者情况，如：跌倒、疼痛等建立相应的护理评估单
		2．评估患者意识状况，全身皮肤、饮食、睡眠、二便、自理能力及疼痛情况	10	8	6			
		3．询问用药史及有无过敏史	5	4	3			
操作要点	70	1．准备好床单位	5	4	3			1．根据患者情况准备好相应的物品：如吸氧装置、负压吸引器等 2．将患者带到病房后，介绍同病房的病友相互认识，降低患者的陌生感 3．腕带一般佩戴于左手，特殊情况可佩戴于右手，上肢受伤无法佩戴时可佩戴于下肢 4．介绍病区环境时，如果患者身体情况允许，就将患者带到每个地方进行熟悉
		2．向患者进行自我介绍，将患者带到病房	5	4	3			
		3．核对患者住院信息，将腕带佩戴于患者左手腕，注意松紧适宜	3	2	1			
		4．为患者测量生命体征	5	4	3			
		5．详细询问患者的病史，并认真填写患者入院后的各项护理表单	30	25	20	漏建一项评估单扣5分		
		6．向患者详细介绍科室主任、护士长、主治医生、责任护士、责任组长等工作人员	10	8	6			
		7．介绍病区的作息时间及探视时间，并详细介绍病区环境	10	8	6			
		8．通知主治医生接诊	2	1.8	1.6			
机动评分	5	操作、记录规范，做好健康宣教，注意环境	5	4	3			满足患者的合理需求

第二节　口腔护理人文护理操作流程

 一、人文护理质量标准

1．保持患者口腔清洁、湿润、无异味。
2．患者口腔的异常情况被及时发现并处理。
3．患者及家属对口腔护理表示满意。
4．及时、准确记录。

 二、人文护理执行要点

1．评估患者口腔情况。
2．关注患者主诉，让患者表达意愿，及时解决问题。
3．主动关心患者，做好心理护理。
4．主动告诉患者相关注意事项。

 三、人文护理操作流程

护士："李阿姨，早上好！我是 1 组的责任组长小谭，还记得我吗？"

患者："记得！"

护士："由于您做了口腔手术，为了保证您的口腔清洁，降低伤口感染风险，增进您的舒适度，我将遵医嘱为您进行口腔护理。在清洗过程中若出现恶心及呕吐的情况，请您及时告诉我，我会停止操作，希望得到您的配合。请问您现在要上厕所吗？"（评估患者全身状况，重点评估口腔情况）

患者："好的，不用上厕所。"

护士："请告诉我您的姓名和年龄。"

患者："李 ×，55 岁。"

（护士轻柔地握住患者的手，低头核查医嘱执行单和腕带信息。洗手、戴口罩、垫一次性治疗巾）

护士："请问您有佩戴假牙吗？"

患者："没有，会痛吗？"

护士："李阿姨，不会痛，这是一项无创操作，是用生理盐水棉球为您轻轻擦洗口腔。我先为您摇高床头，请把头偏向我这边。请问这样躺着可以吗？需要做调整吗？"

患者："这样可以。"

护士："好的，请保持这个姿势不要动。我先协助您漱口，请您含漱一下然后吐掉，我再检查一下您的口腔情况。请张嘴，啊……李阿姨，您的口腔卫生情况挺好的，伤口周围有少许分泌物，一会儿我会替您清洁干净，请您放松心情不用紧张，若操作过程中有任何不适请举手示意我，好吗？"（再次查对患者信息和医嘱执行单）

患者："好的，谢谢！"

……

护士："李阿姨，口腔护理已经结束了，您现在感觉怎么样？"

患者："我觉得清爽多了。"

护士："感谢您的配合！我还需要为您讲解一些相关注意事项，除了早、晚要为您做口腔护理，三餐后您也要用漱口水含漱 5 分钟，以清洁口腔、消除口腔异味，同时也起到抑菌作用。另外，饮食应为温热、清淡、易消化的流质饮食，我们已经联系了营养科为您配制营养粉，请问您接收到了吗？"

患者："是的，谢谢！"

（再次核对患者腕带）

护士："好的！李阿姨，如果有任何需要请按床旁呼叫器联系我们，我们也会随时过来看您的。"

四、相关专业知识

1. 口腔护理操作时动作应轻柔，避免金属钳端碰到牙齿，损伤口腔黏膜及牙龈，对凝血功能异常的患者应当特别注意。

2. 若口腔内有创伤，操作时动作应轻柔，幅度不宜过大，防止钳端碰到创面引起疼痛等不适。

3. 昏迷患者应当注意棉球的湿润度，禁止漱口，以免引起误吸。

4. 使用开口器时，应从臼齿处放入，对牙关紧闭者不可用暴力助其开口。

5. 擦洗时须用止血钳夹紧棉球，每次一个，防止棉球遗留在口腔内。

6. 护士操作前、后应当清点棉球数量。

7. 如患者有活动性义齿，应先取下再进行操作。

8. 舌苔厚的患者，应清洁舌面，并告知医生。

9. 长期应用抗生素者，应观察口腔黏膜有无真菌感染。

10. 根据不同的情况选择口腔护理溶液，常用的有以下几种。①生理盐水：有消毒、消炎、轻度灭菌的作用，是最古老也是最方便的消炎漱口剂。② 1% ～ 3% 过氧化氢溶液：与组织接触后，立即释放氧，有清洁、止血、灭菌、除臭等作用，可改变牙周袋内厌氧环境，抑制厌氧菌的繁殖。③ 2% ～ 5% 碳酸氢钠溶液：该液呈弱碱性，可抑制念珠菌的生长，当口腔内有真菌感染时，可用 2% 碳酸氢钠溶液含漱或用 5% 碳酸氢钠溶液局部擦洗。④ 0.12% 氯己定（洗必泰）漱口液：是目前已知的效果最确切的预防牙菌斑的漱口液。⑤ 0.02% 呋喃西林溶液：清洁口腔，有广谱抗菌的作用。⑥ 0.1% 醋酸溶液：常用于有铜绿假单胞菌感染时。⑦ 2% ～ 3% 硼酸溶液：属于酸性防腐剂，可改变细菌的酸碱平衡，起到抑菌作用。⑧ 0.08% 甲硝唑溶液：对大多数厌氧菌具有强大的抗菌作用，通常用于牙龈炎、牙周炎等口腔炎症的辅助治疗。

五、人文护理操作评价标准

口腔护理人文护理操作评价标准见表 3-2。

表 3-2　口腔护理人文护理操作评价标准

项目	分值	操作标准	评分			存在的问题	扣分情况	备注
			A	B	C			
仪表	5	仪表端庄，着装整齐，符合操作要求	5	4	3			
评估	15	1. 询问并了解患者身体状况，重点评估患者口腔黏膜情况，口腔有无异味、舌苔有无异常、牙齿有无松动等	10	8	6			评估患者情况时要注意动作轻柔，避免语气生硬，询问患者需求
		2. 向患者及家属解释口腔护理的目的，以取得配合，遵医嘱准备用于口腔护理的药液	5	4	3			

续表

项目	分值	操作标准	评分			存在的问题	扣分情况	备注
			A	B	C			
操作前准备	10	1. 护士洗手、戴口罩	5	4	3			核对医嘱后，携用物至床旁
		2. 用物准备：治疗盘，内放治疗碗2个（一个碗中内放有漱口液浸泡的棉球、压舌板、弯血管钳、镊子；另一碗内盛温开水和吸水管）、弯盘、液状石蜡（或润唇膏）、纱布块、无菌棉签、手电筒、治疗巾等，必要时备开口器。根据患者病情选择口腔护理液	5	4	3			
操作要点	55	1. 核对患者信息及医嘱	3	2	1			1. 密切观察患者的病情变化，如发生异常及时报告医生处理
		2. 协助患者取仰卧或侧卧位，头偏向一侧，面向护士	5	4	3			2. 和患者保持有效的沟通，了解患者的感受，询问患者的需求
		3. 取治疗巾围于颌下，弯盘放于患者口角旁，清醒患者用吸管漱口	5	4	3			3. 注意用弯止血钳夹紧棉球、用镊子拧干，避免清洁、污染棉球交叉混淆
		4. 湿润口唇、口角。用手电筒、压舌板轻轻撑开颊部检查口腔有无出血、溃疡及活动性义齿。观察患者舌苔变化，分辨口腔气味	7	5	3			4. 如果有需要，再重复进行擦洗直至清洁为止
		5. 清点棉球（建议大于18个）	3	2	1			5. 如口腔有溃疡或出血，可给予患者局部用药
		6. 嘱患者咬合上下齿，用压舌板撑开左侧颊部，顺序：咬合左外上、左外下、右外上、右外下，开颌左上内、左上咬合面、左下内、左下咬合面、左颊部、右上内、右上咬合面、右下内、右下咬合面、右颊部、上硬腭、舌面、舌下、口唇	15	12	9			
		7. 擦洗完毕后，协助患者漱口，擦净口角	2	1.8	1.6			
		8. 用手电筒检查口腔是否擦洗干净，有无棉球遗留，再次清点棉球	5	4	3			
		9. 撤去治疗巾，整理用物。询问患者对操作的满意度，协助患者取舒适卧位	5	4	3			
		10. 对患者进行口腔卫生知识的宣教	3	2	1			
		11. 处理用物，洗手、摘口罩	2	1.8	1.6			
指导患者	10	1. 告知患者在操作过程中的配合事项	5	4	3			指导患者时，语言要通俗易懂
		2. 指导患者正确的漱口方法，避免呛咳或误吸	5	4	3			
机动评分	5	提问目的及注意事项	5	4	3			

第三节 术前宣教人文护理流程

一、人文护理质量标准

1. 患者及家属对宣教内容表示理解和满意。

2．患者能配合术前准备。

3．及时、准确记录。

 ## 二、人文护理执行要点

1．耐心为患者及家属进行术前宣教并及时检查术前准备完成情况。

2．关注患者主诉，让患者表达意愿，及时解决问题。

3．主动关心患者，做好心理护理。

 ## 三、人文护理操作流程

护士："张阿姨，早上好！"

患者："小谭，早上好，你来上班啦！"

护士："是的，阿姨。明天您要做手术了，现在我给您及家属讲解一下术前需要做的准备以及相关注意事项，好吗？我先查看一下您的腕带。"

（护士轻柔地握住患者的手，低头查看患者的腕带信息。评估患者状况，询问有无待解决的问题）

护士："张阿姨，第一，因为您是做全麻手术，请您今晚22：00以后至手术前不要吃东西、不要喝水。如您有饥饿感，请及时告诉我们，我们会遵医嘱为您补液。第二，今天主治医生会到病房和您签署手术同意书，麻醉师会和您签署麻醉同意书，请您合理安排时间。第三，术前您需要准备一些物品，大尿垫一张、便器一个、术前检查片，明晨请您将病号服贴身穿着。第四，请于术前取下您的假牙和金属饰品。第五，请提前预存您的手术费用。张阿姨，请问我为您讲解清楚了吗？"

患者："嗯！清楚了。"

护士："张阿姨，请问您有感冒症状吗？双侧鼻腔是否通畅呢？"

患者："没有感冒，鼻腔都是通畅的。"

护士："好的，手术前请做好个人卫生，但一定要注意保暖，多加休息，不能感冒，否则会影响手术。我为您准备了一份术前宣教单，刚才为您讲解的内容都包含在里面了，您有时间可以看一下。如果有任何疑问都可以询问我们，好吗？"（指导术后床上排尿、排便及咳嗽训练）

患者："好的，谢谢！"

护士："不客气！请您放松心态，为您做手术的都是特别棒的医生，如果有手术的相关问题可以询问您的主治医生，他会耐心为您解答的。如果您有任何需要请按呼叫器联系我们，我们也会经常过来看您的。"

（一边与患者交流，一边轻拍患者的背，缓解患者的紧张情绪）

 ## 四、相关专业知识

1．与家属及患者进行有效沟通，到患者床前进行自我介绍取得患者及家属的信任。

2．告知患者疾病相关手术知识及注意事项，使之理解手术的必要性。

3．告知患者麻醉、手术的相关知识，使之掌握术前准备内容。

4．术前加强营养，增强患者体质，嘱患者注意休息和适当活动，提高组织修复和抗感染能力。

5．禁烟酒，早晚刷牙、饭后漱口，保持口腔卫生。术前1日对患者进行术前配合常识指导，如饮食控制为术前12小时禁食、8小时禁水，以及手术区域皮肤保护、个人卫生（洗澡、更衣、剪指甲）、睡眠要求、避免受凉、注意保暖、预防上呼吸道感染。

6．术前 3 天指导患者做各种训练，包括呼吸功能训练、床上翻身、四肢功能活动，必要时训练床上排尿、排便。

7．做好心理指导，热情解答患者提出的各种问题，耐心倾听患者的诉说，鼓励其表达出内心的忧虑及对手术的要求；通过心理疏导消除患者紧张情绪，树立战胜疾病的信心。

8．送患者去手术前，应查对床号、姓名、手术部位、术前医嘱是否全部执行，协助患者排空二便，取下活动性义齿、发夹及贵重物品并交由家属保管。

五、人文护理操作评价标准

术前宣教人文护理操作评价标准见表 3-3。

表 3-3　术前宣教人文护理操作评价标准

项目	分值	操作标准	评分			存在的问题	扣分情况	备注
			A	B	C			
仪表	5	仪表端庄，着装整齐，符合职业要求	5	4	3			
评估	20	1．根据患者的情况，评估患者目前状况及急需解决的问题	10	8	6			评估患者情况时要注意语言沟通的技巧，要有必要的接触，满足患者的合理需求，要取得患者及家属的信任
		2．向主治医生了解患者的一般情况、家庭经济状况、对手术的顾虑	10	8	6			
操作要点	75	1．准备相关资料到患者床旁，保持有效的沟通距离	12	10	8			1．讲解手术方法时要讲得浅显易懂 2．在沟通过程中，认真倾听患者及家属的需求，注意不要随意打断
		2．进行自我介绍，讲解术前宣教的目的，并介绍手术医生，取得患者及家属的信任	8	6	4			
		3．发放自制的术前宣教单	5	4	3			
		4．结合患者各种检查资料，向患者及家属耐心、详细地讲解麻醉的方式、手术的方法	10	8	6			
		5．指导患者及家属做好充分的术前准备：术前 12 小时禁食、8 小时禁饮；术前备皮、做好个人卫生；询问女患者是否来月经；嘱患者注意保暖，预防感冒	25	21	17			
		6．指导患者练习床上排尿、排便；指导患者进行咳嗽训练	5	4	3			
		7．心理指导：根据患者及家属心理特点耐心地倾听他们的诉说，鼓励他们表达出内心的忧虑及对手术的要求	10	8	6			

第四节　洁牙人文护理操作流程

一、人文护理质量标准

1．患者及家属对护理表示理解和满意。

2．患者的异常情况得到及时发现并处理。

3．患者口腔清洁、无异味，牙齿清洁、干净。

4．患者感觉舒适。

二、人文护理执行要点

1．动作轻柔，转移患者注意力，减轻疼痛。

2．关注患者主诉，让患者表达意愿，及时解决问题。

3．主动关心患者，做好心理护理。

4．主动告诉患者相关注意事项。

三、人文护理操作流程

护士："李阿姨，您明天要做手术了，因为是口腔内的手术，为了保证口腔术区环境清洁，遵医嘱需要为您洁牙，操作之前请让我核对一下您的腕带，好吗？"

患者："好的。"

护士："李阿姨，请问您以前有清洁过牙齿吗？"

患者："没有。"

护士："您有凝血功能异常的情况吗？有植入心脏起搏器吗？"

患者："没有。"

护士："请让我检查一下您牙齿和口腔的情况，可以吗？"

患者："可以的。"

护士："好的！谢谢您的配合。我现在要打开口腔照射灯，可能会有点儿刺眼，请您闭眼，我也会给您遮挡一下眼部。"

患者："好的。"

护士："李阿姨，您口腔内无义齿、无牙齿松动、无溃疡，但牙石较多。"

患者："小程，请问洁牙会痛吗？会让我的牙齿更敏感吗？"

护士："阿姨，不用担心。洁牙不会损伤牙齿，是对牙周的健康维护。让我为您简单讲解一下洁牙操作的相关宣教内容。超声洁牙是通过洁牙机的高频振动使牙齿表面的结石和牙垢等附着物被击碎成小块脱离牙面，从而达到清洁牙齿的目的。操作过程中一般不会有疼痛，但可能会感觉有些酸痛不适，牙结石脱落时通常会伴有少量牙龈出血，这属于正常现象。请您不要紧张，我会动作轻柔，尽量减轻您的不适感觉。洁牙操作需要 30～40 分钟，请问您需要提前去厕所吗？"

患者："谢谢你的详细讲解，不用上厕所。"

护士："李阿姨，请您放心！洁牙过程中我会根据您的情况调整操作的节奏，会让您得到适当休息，如果过程中有任何不适请举左手示意我，好吗？"

患者："好的。"

护士："那我们现在准备开始，好吗？"

患者："好的。"（再次查对患者信息和医嘱执行单）

护士："我帮您把牙椅调整到合适的位置，这样的体位您觉得舒适吗？"

（护士轻轻地抬起患者头部，调整好牙椅后再轻柔地放下）

患者："可以的。"

护士："现在我先协助您漱口，然后再进行洁牙。"

······

护士："李阿姨，洁牙完毕了，请您漱口。"

（洁牙过程中及时吸出患者口腔内分泌物，防止患者发生呛咳等不适。用打磨机头抛光）

护士："好！我再检查一下您的口腔情况。您的口腔已经清洁干净了，现在感觉怎么样？有没有什么不舒服？"

（护士再次核对患者的腕带信息，确保准确无误）

患者："没有不舒服，现在觉得清爽多了。"

护士："好的，我帮您取下治疗巾，扶您回到病房吧！如果有任何不舒适请及时按呼叫器呼叫我们，感谢您的配合！"

四、相关专业知识

1．洁牙开始前必须让患者用3%过氧化氢溶液或0.12%氯己定溶液含漱1分钟，以减少细菌感染。

2．植入心脏起搏器的患者禁忌洁牙，以免干扰起搏器的工作而造成患者的心律失常。

3．注意洁牙器械的角度和压力，要面-面接触，勿定点停留，以免造成牙釉质和牙骨质表面损伤。

4．洁牙时按顺时针或逆时针；顺序为先舌侧或先颊侧，上药后半小时内不要喝水。

5．灯光要照射在患者口腔拟查部位，不超过患者鼻尖部，避免强光照射眼部。

6．将吸唾管弯曲挂于患者嘴角，随时吸水、吸唾，以保持术区清晰，维持操作视野。

7．医护人员在操作时应做好防护措施，戴防护面罩、戴护目镜、使用避污膜等；洁牙器械应做好消毒灭菌，避免发生院内交叉感染。

五、人文护理操作评价标准

洁牙人文护理操作评价标准见表3-4。

表3-4 洁牙人文护理操作评价标准

项目	分值	操作标准	评分			存在的问题	扣分情况	备注
			A	B	C			
仪表	5	仪表端庄，着装整齐，符合操作要求	5	4	3			
评估	15	1．评估患者全身情况，是否有牙齿不齐、牙齿松动、牙齿畸形情况，以及牙垢程度	10	8	6			1．评估患者情况时要注意动作轻柔，避免语气生硬，询问患者需求 2．植入心脏起搏器的患者不能洁牙
		2．向患者及家属解释洁牙的目的，以取得配合，注意患者的心理反应	5	4	3			
操作前准备	15	1．护士洗手、戴口罩、戴手套及防护用具	5	4	3			核对医嘱后，将患者带到检查室
		2．用物准备：洁牙机、口腔器械盒、3%过氧化氢溶液、漱口杯、碘甘油、无菌棉签、无菌手套、眼罩等	5	4	3			
		3．连接、吻合洁牙手柄和洁牙工作尖，并检查洁牙机性能是否完好	5	4	3			

续表

项目	分值	操作标准	评分			存在的问题	扣分情况	备注
			A	B	C			
操作要点	55	1．取治疗巾围于患者颌下，嘱患者用3%过氧化氢溶液漱口	2	1.8	1.6			1．操作时，若患者出现疼痛或少量出血，应作片刻暂停 2．动作不要过快，要轻柔 3．洁牙操作过程中，患者的唾液、血液会飞溅，操作时要做好职业防护 4．垃圾处置按照医疗垃圾处置原则
		2．打开口腔照射灯，用口镜探测口腔内环境，检查口腔内有无出血、溃疡、牙龈炎等，以及口腔清洁情况	10	8	6	口腔照射灯直射眼睛扣1分		
		3．嘱患者咬合上下齿，用口镜撑开左侧颊部（洁牙顺序同口腔护理）	25	21	17			
		4．洁牙完毕后，嘱患者用清水漱口，再用打磨机头抛光	5	4	3			
		5．操作完毕后，再次用口镜检查口腔，对于红肿的牙龈，涂抹碘甘油	5	4	3			
		6．撤去治疗巾，整理用物。询问患者对操作的满意度	5	4	3			
		7．处理用物，洗手、摘口罩、摘手套	3	2	1			
机动评分	10	1．询问患者的感受，操作时注意观察患者的表情	4	3	2			操作完成后一定要询问患者的需求，可以给患者及家属讲解怎样保护牙齿健康
		2．护士操作时，态度是否认真、沟通技巧是否良好、解释是否到位	4	3	2			
		3．持口镜、洁牙手柄的手法是否正确	2	1.8	1.6			

第五节   术后宣教人文护理操作流程

 一、人文护理质量标准

1．患者及家属对宣教内容表示理解和满意。

2．患者及家属能配合术后宣教内容。

3．及时、准确记录。

 二、人文护理执行要点

1．耐心为患者及家属进行术后宣教。

2．关注患者主诉，让患者表达意愿，及时解决问题。

3．主动关心患者，给予患者心理支持及安全感。

4．及时、连续地进行疼痛评估，解决患者疼痛问题。

三、人文护理操作流程

护士："您好！我是您的责任护士小张，请告诉我您的姓名和年龄，好吗？"

患者："李 ×，50 岁。"

护士："李阿姨，请让我核对一下您的腕带。现在手术已结束，您安全返回病房了，您感觉怎么样？伤口疼吗？"

患者："感觉还行，暂时没有感觉到疼痛。"

护士："好的，您先躺着休息，我为您连接心电监护仪和吸氧装置。"

……

护士："您现在的生命体征都是正常的，请放轻松！我现在为您和您的家属讲解一下术后的相关知识宣教。"

护士："李阿姨，从现在开始您需要平躺 6 小时，不能下床活动。前两个小时您不能睡觉，我帮您头偏向一侧。两个小时后可以间断入睡，但要 20 ~ 30 分钟叫醒您一次，避免出现呛咳或舌后坠等情况影响呼吸，直到 6 小时后才能正常入睡。另外，您术后需要禁食、禁水 6 小时，您的尿液会通过尿管排出，我会两小时为您打开尿管一次，从而锻炼您的膀胱功能。如果您要排便可以叫我协助您。您虽然不能下床活动，但是在床上翻身活动也是很必要的！我会两小时协助您翻身一次，这样可以有效预防压力性损伤和深静脉血栓，6 小时以后就可以为您摇高床头了。我会为您做好口腔护理，然后协助您喝一点温开水，如果没有恶心、呕吐等症状就可以从胃管里为您灌注营养液了。您现在身上带有较多的管道，请不要去拉扯或拔出管道，以免增加您的痛苦。如果有任何不适，请按床旁呼叫器呼叫我，我们也会经常来巡视的。"

（帮患者捋捋头发，整理衣物、盖好被子）

患者："有你们在我就放心了。"

护士："李阿姨，请您好好休息！我一会儿再来看您。"

 四、相关专业知识

1. 严密观察患者生命体征、病情变化，保持各种引流管通畅，若有异常时通知医生积极处理，并做好记录。

2. 术后应重视患者的疼痛问题，注意疼痛发生的时间、性质与活动的关系等，按要求进行疼痛评估，并根据不同的评分按医嘱使用镇痛剂，提供安静环境，分散患者注意力并记录。

3. 颌面外科的术后患者，因面部畸形及功能障碍应更加重视术后的心理护理。

 五、人文护理操作评价标准

术后宣教人文护理操作评价标准见表 3-5。

表 3-5　术后宣教人文护理操作评价标准

项目	分值	操作标准	评分 A	B	C	存在的问题	扣分情况	备注
仪表	5	仪表端庄，着装整齐，符合职业要求	5	4	3			

续表

项目	分值	操作标准	评分			存在的问题	扣分情况	备注
			A	B	C			
评估	20	1. 评估患者目前的状况：意识、呼吸、伤口、皮肤、疼痛、各种引流管通畅情况	10	8	6			评估患者情况时要注意语言沟通的技巧，要有必要的接触，满足患者的合理需求，要取得患者及家属的信任
		2. 向主治医生了解患者术中情况，以及术后需要注意的问题	10	8	6			
操作要点	75	1. 主动向患者做自我介绍，核对患者信息，询问患者的感受	10	8	6			1. 患者回到病房后，如果皮肤上有消毒液或血渍，要用温盐水为患者擦洗干净，并为患者穿好衣裤 2. 为患者连接心电监护仪时，要注意保护患者隐私 3. 对手术时间长、年老体弱、肢体障碍等患者，一定要注意皮肤问题 4. 术后患者要定时进行疼痛的评估，根据具体的分值采取相应的措施 5. 家属的情绪会影响到患者，所以要加强家属的心理指导
		2. 评估患者的呼吸情况：若患者呼吸道有分泌物，鼓励患者自行咳出；如不能自行咳出，及时为患者吸出	10	8	6			
		3. 正确地为患者吸氧、连接心电监护仪	5	4	3			
		4. 妥善固定各种管道，检查管道通畅情况，并根据不同的管道向患者及家属讲解护理和观察的要点	10	8	6			
		5. 体位指导：平卧6小时，6小时后改为半坐卧位；每2小时翻身一次	5	4	3			
		6. 饮食指导：禁食6小时，6小时后可先饮少量温开水，无恶心、呕吐症状可进少量流质饮食。指导患者适当多饮水、少说话、多休息，以减少气管插管对咽喉部刺激引起的不适	10	8	6			
		7. 指导患者如何床上排尿、排便	5	4	3			
		8. 镇痛泵的指导：遵医嘱安装，告知患者及家属镇痛泵已经设定好药物浓度及注射的间隔时间，一般会持续匀速给药，如疼痛剧烈时，可按一下自控按键临时追加一次药	10	8	6			
		9. 心理指导：简单地告知患者及家属手术情况，消除紧张情绪，解除思想顾虑；劝导患者尽量少用镇痛剂，以防产生呕吐，并指导转移注意力的方法	10	8	6			

第六节　口腔冲洗人文护理操作流程

 一、人文护理质量标准

1. 患者及家属对护理表示理解和满意。
2. 患者口腔的异常情况被及时发现及处理。
3. 保持患者口腔清洁、湿润、无异味。
4. 患者感觉舒适。

 二、人文护理执行要点

1. 语气亲和，动作轻柔，注意遮挡强光。
2. 关注患者主诉，让患者表达意愿，及时解决问题。
3. 主动关心患者，操作过程中与患者交流，了解患者情况。
4. 解释操作过程中可能出现的情况，减轻患者紧张情绪。

 三、人文护理操作流程

护士: "早上好! 王阿姨，我是您的责任护士小李，今天感觉怎么样啊？"

患者: "小李，你来了，今天感觉好点了。"

护士: "为了使您口腔清洁，防止伤口感染，遵医嘱现在要为您进行口腔冲洗。冲洗后您会感觉舒适一些，您现在需要上厕所吗？"

患者: "不用，谢谢! "

护士: "为了核对准确，可以告诉我您的姓名和年龄吗？"

患者: "王 ×，55 岁。"

护士: "好的，请让我再核对一下您的腕带。"

（护士低头核对腕带、医嘱执行单）

护士: "王阿姨，口腔冲洗前我先检查一下您的口腔情况。口腔照射灯可能有点儿刺眼，请您闭眼，我也会用眼罩给您遮挡一下光源。"

患者: "好的。"

护士: "口腔内无活动性假牙、无牙齿松动、无溃疡，伤口处无渗血、渗液。王阿姨，我现在要为您进行口腔冲洗，先帮您调整座椅位置，这样可以吗？"

（应在远离患者视线处先打开口腔照射灯，再把灯缓慢移至患者正上方，减少对患者眼睛的刺激，必要时为患者带上眼罩）

患者: "可以。"

护士: "王阿姨，操作过程中如果您有任何不适，请举手示意我。（再次查对患者信息、医嘱执行单）我也会适时停下，让您休息一会儿，现在请您用过氧化氢溶液漱口，然后吐出。"

患者: "好的。"

护士: "王阿姨，除了每日两次的口腔冲洗以外，您自己也要勤漱口，保持口腔清洁。如果漱口水用完了请及时告诉我们。最近天气多变，请注意增减衣物，预防感冒。"

（操作中主动关心患者，语气温和与患者沟通，沟通时尽量与患者平视，减轻患者心理压力）

护士："王阿姨，口腔冲洗已经结束了，请让我再次检查一下您口腔的情况。您的口腔清洁了，现在感觉怎么样？"

（帮患者把眼罩和治疗巾摘下）

患者："感觉清爽了许多。"

护士："王阿姨，感谢您的配合！我扶您回病房。请您在饭前、饭后加强漱口，一定要把食物残渣漱干净！饮食以温热的流质或半流质饮食为主，如选择牛奶、豆浆、鸡蛋羹、稀饭、面条等清淡易消化的食物，请问您还有什么不明白吗？"

患者："我清楚了，谢谢！"

护士："不客气！我再查对一下您的腕带，有任何需要请按床旁呼叫器联系我们，我们也会经常来巡视病房的。"

（操作结束后，在确认患者无头晕、视物模糊的情况下，将患者扶入病房）

四、相关专业知识

1. 操作应轻柔、细致，避免损伤口腔黏膜及牙龈。
2. 对口腔有切口的患者，头偏向健侧，冲洗患侧，把吸唾管放置于健侧吸引。
3. 需要使用开口器时，从磨牙处置入口内，牙关紧闭的患者不可强行用开口器。
4. 对口腔有疾患的患者，应轻柔清洗创口，防止破溃出血。
5. 及时为患者吸出污物，防止误吸。
6. 对于口腔内有感染伤口的患者，可选用过氧化氢溶液和生理盐水冲洗。

五、人文护理操作评价标准

口腔冲洗人文护理操作评价标准见表3-6。

表3-6　口腔冲洗人文护理操作评价标准

项目	分值	操作标准	评分			存在的问题	扣分情况	备注
			A	B	C			
仪表	5	仪表端庄，着装整齐，符合操作要求	5	4	3			
评估	15	1. 询问了解患者身体状况，重点评估患者口腔黏膜情况，口腔有无异味、舌苔有无异常、有无义齿及牙齿松动等	10	8	6			评估患者情况时要注意动作轻柔，避免语气生硬，询问患者需求
		2. 向患者及家属解释口腔冲洗的目的，以取得配合，遵医嘱准备冲洗的药液	5	4	3			
操作前准备	10	1. 护士洗手、戴口罩	5	4	3			核对医嘱后，携用物至牙科综合治疗机旁，对不能下床的患者携用物至床旁
		2. 用物准备：治疗盘、口腔器械盒1个、无菌棉签、手电筒、20 ml注射器、手套等，根据医嘱备冲洗液、液状石蜡（不能下床的患者床头备负压吸引器、吸痰管）	5	4	3			

续表

项目	分值	操作标准	评分			存在的问题	扣分情况	备注
			A	B	C			
操作要点	60	1．协助患者至牙科综合治疗机旁，核对患者信息及医嘱	5	4	3			1．检查患者口腔内环境时，注意灯不要直射患者眼睛 2．为避免针头误伤患者口腔黏膜，抽吸冲洗液前可以用止血钳将针尖钳断 3．冲洗过程中要注意与患者保持有效的沟通交流，可以嘱患者在有不适时，举起左手或右手示意 4．对于清醒、口内伤口愈合良好、颌间固定的患者，可让患者自己手持吸唾管进行吸引 5．如果有需要，再重复进行冲洗直至清洁为止 6．口腔有溃疡或出血的患者可给予局部用药
		2．协助患者取坐位，头偏向一侧，面向护士，打开口腔器械盒取治疗巾围于患者颌下	5	4	3			
		3．打开口腔照射灯，检查患者口腔内环境，用一次性口镜轻轻撑开颊部检查口腔有无出血、溃疡及感染等现象。观察患者舌苔变化，分辨口腔气味	10	8	6			
		4．根据医嘱将冲洗液倒入口腔器械（生理盐水或3%过氧化氢溶液）、戴手套	5	4	3			
		5．取注射器抽取冲洗液，从患者牙面、颊部、舌面、咽部、硬腭进行冲洗	10	8	6			
		6．边冲边用吸唾管将患者口腔内液体洗净	5	4	3			
		7．对口腔内有伤口的患者，头偏向健侧，将吸唾管放在健侧颊部，冲洗患侧	5	4	3			
		8．冲洗结束后，再次检查口腔内环境	2	1.8	1.6			
		9．冲洗完毕后，取纸巾擦净口唇及周围皮肤，口唇干燥时，用棉签蘸取液状石蜡油为患者涂抹	5	4	3			
		10．撤去患者颌下的治疗巾，整理用物。询问患者对操作的满意度，协助患者回病房	3	2	1			
		11．对患者进行口腔卫生知识的宣教	3	2	1			
		12．处理用物，洗手、摘口罩	2	1.8	1.6			
机动评分	10	1．操作时动作应轻柔、细致，避免损伤口腔黏膜及牙龈	5	4	3			
		2．昏迷患者禁止做口腔冲洗，防止患者误吸	5	4	3			

第七节　口腔颌面外科患者出院人文护理操作流程

 一、人文护理质量标准

1．患者得到了安全有效的出院护理。
2．患者了解出院后的康复计划。
3．安排好适当的复诊时间。
4．护士做好准确的记录。
5．患者及家属表示理解和满意。

二、人文护理执行要点

1．为患者及家属做好详尽的出院指导。
2．收集出院患者的意见和建议。
3．协助患者办理出院结账手续。

三、人文护理操作流程

护士长："张叔叔，在收拾东西啦，您今天要出院了。"

患者："是呀，护士长，你们来啦，感谢大家这段时间对我的照顾！"

护士长："不客气！这是我们应该做的。住院期间非常感谢您的配合！您对我们的工作还有什么意见或建议吗？"

患者："你们做得很好了，以后我的亲朋好友有事还会麻烦你们的。"

护士长："感谢您的信任！"

护士："张叔叔，需要我们帮您收拾什么？"

患者："不用的，谢谢啊！"

护士："张叔叔，耽搁您一点时间为您进行出院指导，您看方便吗？"

患者："好的。"

护士："明早我们会有专人带您到出院结账处结算。结算需要带上您的医保卡和本次住院缴费的发票。"

患者："好的。"

护士："医生为您开了出院带药，需要您在结账处领取出院带药单，然后到住院药房取药后回到结账处进行结账。请问您明白了吗？"

患者："你讲解得很清楚，我知道了！"

护士："张叔叔，请问您还有除了医保以外的保险需要报销吗？"

患者："没有。"

护士："好的，张叔叔，刚才为您讲解的出院办理流程都写在这张出院告知书上，上面还有我们科室的联系电话，您有空可以看一下，有什么不明白的可以随时联系我们。"

患者："好的，谢谢你们！"

护士："张叔叔，另外需要为您讲解一下您疾病相关的知识和注意事项。饮食要规律，请勿进食辛辣、刺激、较硬的食物，禁烟酒，多吃蔬菜、水果，增强抵抗力。饭前、饭后一定要用生理盐水漱口，保证一天刷牙3次。建议您平时适当增加一些小运动量的体育活动，比如散步、打太极拳。随着季节变化要注意增减衣物，预防感冒。一个月后请记得来复查！（告知详细信息）如果您感觉有什么不适请及时到医院就诊。请问还有什么不清楚吗？"（告知患者及家属促进疾病康复的措施）

患者："谢谢你！都明白了。"

护士："张叔叔，还有一件事情需要您帮忙。我这里有一份满意度调查表希望您能帮我填写一下，请您对住院期间我们的医疗、护理工作给予客观的评价，以利于我们不断提高医疗和护理质量。"

患者："你们的服务我特别满意，让我消除了对医院的陌生和恐惧感，已经非常好了！"

护士："非常感谢您对我们工作的肯定和支持！这是我们的职责所在。今后我们会继续努力！"

（出院当天护士或护工协助患者或家属办完出院手续）

护士长："张叔叔，您结算好了吗？有没有需要我们帮助的地方？"

患者："结算好了。护士长，住院这段时间感谢全体医护人员对我的精心治疗及护理，您一定要帮我把感谢传达给大家！"

护士长："不客气！您的谢意我一定会带到，您回家后也要好好休息！"

患者："好的，谢谢你们了！"

（护士长、护士帮助患者提用物，将患者送上电梯）

护士："祝您保持身体健康！"

患者："谢谢你们。"

 四、相关专业知识

1．对患者进行出院指导，协助其尽快适应原工作和生活，并能遵照医嘱按时接受治疗或定期复诊。

2．指导患者办理出院手续。

3．帮助整理物品，根据患者病情，步行护送或用平车、轮椅推送患者出院，尽量将患者送到电梯口。

4．清理病床用物，进行终末消毒处理。

5．铺好备用床，准备迎接新患者（患者离开病床后方可整理床单位，避免在患者未离开病床时撤去被服，否则会给患者带来心理上的不适）。

6．留护士站和医生办公室的电话，方便患者随时咨询。

 五、人文护理操作评价标准

口腔颌面外科患者出院人文护理操作评价标准见表3-7。

表3-7 口腔颌面外科患者出院人文护理操作评价标准

项目	分值	操作标准	评分			存在的问题	扣分情况	备注
			A	B	C			
仪表	5	仪表端庄，着装整齐，符合职业要求	5	4	3			
评估	10	评估患者疾病恢复情况，做好记录	10	8	6			
操作要点	80	1．责任护士将主治医生决定的出院日期预先通知患者或家属，让患者做好出院准备	10	8	6			收集患者住院期间的意见和建议时，态度要诚恳，以便改进工作
		2．责任护士在患者出院前告知患者及家属促进疾病康复的措施。需要康复训练的患者，教会患者自我训练的方法	10	8	6			
		3．根据患者的病情，介绍出院相关的注意事项，如休息、饮食、治疗、复诊、卫生等注意事项，必要时写成文字说明交给患者或家属	10	8	6			
		4．根据医嘱需要回家继续用药的患者，责任护士要详细向患者说明药物的应用方法和副作用	10	8	6			
		5．需要复查的患者，责任护士要详细告知复查的时间、地点及复查的重要性	10	8	6			
		6．接出院医嘱后通知患者或家属办理出院手续，必要时护士协助患者办理	10	8	6			
		7．家属办理出院手续后，护士协助患者整理物品，收回医院物品，征求患者对医院及医护人员的意见	10	8	6			

续表

项目	分值	操作标准	评分			存在的问题	扣分情况	备注
			A	B	C			
操作要点	80	8. 护士热情、有礼貌地送患者出院，可送至病区门口或送入电梯，不能行走者应用轮椅或平车协助送出病室	10	8	6			
机动评分	5	清理床单位，做好终末消毒 患者对宣教内容的掌握程度	5	4	3			避免语言生硬

第二部分
人文护理沟通技巧

4 第四章 眼科常见疾病患者人文护理沟通技巧

第一节 上睑下垂患者人文护理沟通技巧

一、人文护理质量标准

1. 护士仪表整洁，举止端庄，微笑真诚自然、亲切和善，主动问候、表达关心，善于沟通、热情服务、善始善终。
2. 患者得到了安全有效的入院、手术、出院护理。
3. 患者了解出院后的康复计划。
4. 患者及家属对宣教内容表示理解和满意。
5. 患者及家属能熟悉宣教内容，并让患者签字确认。
6. 宣教完毕及时、准确记录。
7. 安排好适当的复诊时间。

二、人文护理执行要点

1. 通过沟通交流，对患者进行心理疏导；耐心细致地为患者及其家属进行入院、手术、出院宣教。
2. 关注患者主诉，让患者表达意愿，及时解决问题。
3. 及时连续地进行疼痛评估，解决患者疼痛问题。
4. 运用人文护理关怀患者，为患者建立信任感、安全感及归属感。

三、人文护理沟通技巧

（一）入院人文护理沟通

护士："您好！我是您孩子的责任护士，我叫徐××，您可以叫我小徐，请问您的孩子叫什么名字？多大了？"（护士面带微笑地做自我介绍）

患儿家属："他叫吴××，今年2岁了。"（护士低头查看患儿腕带）

护士："请问刚才给您讲的入院宣教还有哪些地方不明白？病区环境已经熟悉了吗？主治医生和责任护士清楚了吗？"

（护士征得家属同意，拿棒棒糖给患儿并牵着患儿的手，让患儿及家属尽早熟悉病区环境，消除患儿紧张情绪）

患儿家属："我都清楚了。"

护士："好的，现在我将针对您孩子的疾病给您讲一下相关知识，可以吗？"

患儿家属："可以，你讲吧。"

护士："您孩子所患的先天性上睑下垂，是指上睑的提上睑肌和上睑板肌功能不全或丧失，导致上睑部分或全部下垂，即在向前方注视时，上睑缘遮盖上部角膜超过 2 毫米。主要由于动眼神经核或提上睑肌发育不良，可有遗传性，为常染色体显性或隐性遗传。以手术治疗为主，目前您孩子的上睑已经遮盖部分瞳孔，应尽早手术，以避免弱视发生。这个手术就像成年人做双眼皮一样属于美容手术，所以不要紧张。"（护士耐心为患儿家属讲解手术的原理）

患儿家属："那现在手术是不是做晚了呢？"（患儿家属担心地问）

护士："他的情况现在还可以，没有影响视力，还不算晚。"

患儿家属："那就好。"

护士："今天医生会开一些术前检查，完善相关检查后，若无手术禁忌就会尽快安排手术。近期注意预防感冒，一旦感冒将延误手术，因此，一定要注意给孩子保暖，加强营养，增强抵抗力。"

患儿家属："那我知道了，我一定注意。"（通过护士的讲解，患儿家属终于没有那么紧张了）

（二）术前人文护理沟通

护士："您好！吴 ×× 妈妈，您孩子的检查报告出来了，没有异常，明天就要做手术了，现在我给您讲一下术前要注意的事情，您看现在方便吗？"

患儿家属："方便，现在没什么事。"（护士低头查看患儿腕带）

护士："请问孩子以前做过什么手术吗？"

患儿家属："没有。"

护士："请问这几天孩子有咳嗽、打喷嚏、流鼻涕等感冒症状吗？"

患儿家属："没有，我们这几天都很注意，所以没有感冒。"

护士："好的，现在我给您讲一下术前注意事项，除了要注意避免孩子感冒外，还要注意手术日凌晨 2 点后就不能给孩子吃东西了，至少禁食 6 小时，禁饮 4 小时。明天他的手术是第一台，8 点钟就会送孩子到手术室，到手术室前一定注意要安抚好孩子。"

患儿家属："好的。"

护士："您的手术同意书和全麻的麻醉同意书已经签好字了吗？"

患儿家属："已经签好了。"

护士："麻醉师也给您讲了今天禁食的事情了吗？"

患儿家属："已经讲了，和你说的一样。"

护士："待会我们会给孩子扎留置针，手术患者特别是全麻患者，手术时麻药将从留置针推入。扎留置针的时候有点儿疼，可能需要您配合来控制一下孩子的情绪。"（患儿紧张并哭闹起来）

患儿家属："没问题的，我孩子很听话，只要给他讲好，他不会乱动的。"

护士："那就好，只要孩子配合好，就不会很痛的，我们也尽量减少孩子的痛苦。吴 ××，你是小男子汉哟，你是不是很勇敢呢？妈妈说吴 ×× 是非常勇敢的孩子哟！"（护士鼓励患儿，为患儿加油鼓劲，以取得患儿的配合）

（患儿终于平静地接受了留置针的操作）

护士："今天需要特别注意的事情就这些，手术后的注意事项，将在明天手术结束后给您讲。"

患儿家属："好的，谢谢你！"

护士："不用客气。"

（三）术后当日人文护理沟通

护士："吴××妈妈，您孩子的手术很顺利，现在已经回到病房了，他需要去枕平卧两小时。在这两小时内，可以给他讲故事或是让他听音乐，分散他的注意力，不要让孩子睡着了，如果睡着了，请及时叫醒他。"（护士边讲边给患儿吸氧，上心电监护仪）

（护士左手轻轻抬起患儿头部，用右手取出枕头。然后护士低头查看患儿腕带）

患儿家属："我给他玩平时他很喜欢的玩具，不让他睡。"

护士："那就好，全麻术后孩子可能会出现烦躁不安、哭闹，不要紧张，这是正常的反应。特别要注意不能让他抓挠手术的眼睛，以免伤口裂开和出血。"

患儿家属："好的，我们一定注意。"

护士："现在您可以用棉签蘸水润湿一下孩子的嘴唇和喉咙，那样孩子会感觉舒服一点。由于全麻插管，今天孩子的喉咙会感觉有点疼痛，那是正常的现象，有些孩子还会出现声音有点嘶哑，不用担心，明天就会好很多。"

患儿家属："好的，明白了。"

护士："3小时后孩子可以喝少量水，如果孩子不喜欢喝白开水，可以喝点糖开水。4小时后如果孩子没有恶心、呕吐的症状，就可以喝奶了，喝奶后无不适，则可按平时饮食吃。"

患儿家属："好的。我拿笔记一下，内容太多了。"

护士："好的，4小时后让孩子处于半坐卧位，以减轻伤口的肿胀。一会儿我给您拿两个冰袋冷敷孩子的术眼，可以更好地减少出血和肿胀。注意冰敷时防冻伤。"

患儿家属："那太好了，谢谢！"

护士："不用谢！这个心电监护仪上有氧饱和度的数字，正常是在90%以上，如果低于这个数，就及时按呼叫器。如果发现孩子有面色、口唇发绀，就是发紫的意思，那是呼吸困难的表现，一定及时按呼叫器，我们会马上来处理。"

患儿家属："太吓人了，孩子还会有危险吗？"

护士："这种情况发生的概率很小，也不必过于紧张，随时都有值班人员来巡视，您也不要担心。"

患儿家属："那就好，但愿我儿子没什么危险事发生。"

护士："相信孩子会很幸运的。宝贝加油！"

（四）术后第1天人文护理沟通

护士："吴××妈妈，早上好！孩子昨晚睡得好吗？"（护士低头查看患儿腕带）

患儿家属："昨晚孩子睡得还可以，没有哭闹。"

护士："那就好，说明伤口不是很痛。我看一下他的伤口。伤口没有出血，也不太肿胀，眼睑下垂改善明显，没有遮盖瞳孔了，闭眼时也无角膜暴露，手术效果很好。"（护士边说边轻轻打开包扎的敷料）

患儿家属："我看效果也挺好的，太感谢你们了。"

护士："太好了，今天继续冷敷两次，一次半小时，我们会给他滴眼药和涂眼膏抗感染治疗。继续抬高床头睡觉，减少孩子下床活动，特别要看着孩子，不能用手去揉搓术眼，避免出血；饮食方面不要太烫和太冷，食物要富含维生素，多吃蔬菜、水果。"

患儿家属："好的，记住了。"

（五）出院人文护理沟通

　　护士："吴××妈妈，孩子眼睛恢复得不错，医生已经给他开明天出院了，我现在给您讲一下出院的相关注意事项，可以吗？"（护士低头查看患儿腕带）

　　患儿家属："可以，我正想了解一下我们回去应该注意些什么呢。"

　　护士："回家后要注意以下几点。①密切关注孩子，避免孩子抓挠术眼伤口，以免出血和感染；②伤口两周内不能沾脏水，包括洗头水、洗澡水，避免感染；③进食易消化、清淡、富含蛋白质的食物，多食蔬菜、水果，以促进伤口愈合；④避免孩子与其他孩子一起玩一些危险的玩具，以免碰伤术眼；⑤ 1周左右到门诊复查，7～10天可以到门诊拆线。"

　　患儿家属："好的，谢谢！"

　　护士："不用客气，我还要教会您怎么给孩子滴眼药。"（护士拿着出院证教家属怎么滴眼药）

　　患儿家属："我知道怎么滴了，原来滴眼药还有这么多学问呢。"

　　护士："明天查房后8点半左右您就可以去出院处结账了。"

　　患儿家属："好的。我们这次这么顺利，多亏了你们的照顾，非常感谢！"

　　护士："不用客气，这是我们应该做的。"

　　（护士递给患者家属蓝黑色笔，患者在健康教育单上签字确认）

 四、相关专业知识

　　1．先天性上睑下垂　　是指上睑的提上睑肌（Muller平滑肌）和上睑板肌功能不全或丧失，导致上睑部分或全部下垂，即在向前方注视时，上睑缘遮盖上部角膜超过2 mm。主要由于动眼神经核或提上睑肌发育不良，可有遗传性，为常染色体显性或隐性遗传。以手术治疗为主。

　　2．眼科全麻术后护理常规（2、3、4）　　无特殊情况时患者两小时后可睡觉，3小时后可喝水，4小时后可进食。

第二节　慢性泪囊炎患者人文护理沟通技巧

 一、人文护理质量标准

　　1．护士仪表整洁，举止端庄，微笑真诚自然、亲切和善，主动问候、表达关心，善于沟通、热情服务、善始善终。

　　2．患者得到了安全有效的入院、手术、出院护理。

　　3．患者了解出院后的康复计划。

　　4．患者及家属对宣教内容表示理解和满意。

　　5．患者及家属能熟悉宣教内容，并让患者签字确认。

　　6．宣教完毕及时、准确记录。

　　7．安排好适当的复诊时间。

二、人文护理执行要点

1. 通过沟通交流，对患者进行心理疏导；耐心细致地为患者及其家属进行入院、手术、出院宣教。
2. 关注患者主诉，让患者表达意愿，及时解决问题。
3. 及时连续地进行疼痛评估，解决患者疼痛问题。
4. 运用人文护理关怀患者，为患者建立信任感、安全感及归属感。

 三、人文护理沟通技巧

（一）入院人文护理沟通

护士："您好！我是您的责任护士许××，您可以叫我小许，能告诉我您的姓名和年龄吗？"

患者："我叫张××，今年58岁。"

护士："请允许我核对一下你的腕带信息。"（护士低头查看患者腕带）

患者："好的。"

护士："张阿姨，您有什么药物和食物过敏吗？"

患者："没有。"

护士："请问您有高血压、糖尿病、心脏病、脑血管病吗？"（护士面带微笑地询问患者）

患者："没有，我身体都很健康，除了右眼经常流眼泪，这次还有脓性分泌物，是怎么回事呢？"

护士："医生给您诊断的是右眼慢性泪囊炎，这个病是您鼻泪管狭窄或阻塞后，因泪液滞留于泪囊内伴发细菌感染引起。常见致病菌为肺炎链球菌和白色念珠菌。主要症状是溢泪。张阿姨，我检查一下您的泪囊区。如有不适请及时告诉我。"

患者："好的。"（护士戴手套按压患者泪囊区，有脓性分泌物流出）

护士："张阿姨，您看您的泪囊区有好多脓性分泌物，您这样的状况有多久了？"

患者："可能有两三个月了。"

护士："您幸好早点来医院治疗了，否则时间久了，您的眼睛容易被感染引起细菌性角膜炎或是化脓性眼内炎，那样就会影响您的视力了，是很危险的。"

患者："这么严重呀，我还不知道，幸好我这次来医院治疗了。"（患者显得有些意外）

护士："张阿姨，这个病要根治，最好是做手术，药物治疗只能减轻症状，不能根治。"

患者："哦，明白了。谢谢！"

护士："不用谢！这是医生给您开的术前检查单，请尽快完善检查，医生好给您安排手术。"

患者："好的。谢谢！"

护士："不用客气！"

（二）术前人文护理沟通

护士："张阿姨，您的检查报告已经出来了，没有手术禁忌，医生已经给您安排明天手术了，我来给您做一下术前准备。请您配合一下。"（护士低头查看患者腕带）

患者："好的。"

护士："张阿姨，一会儿我将为您剃鼻毛，有什么不适，请告知我。"

患者："好的，我一定配合。"

护士："我已经给您剃好鼻毛，打好了留置针，现在要给您讲解一下术前的有关知识和注意事项。"

患者:"好的。"

护士:"张阿姨,您明天是在全麻下进行手术,术前要禁食 8 ～ 10 小时,禁饮 6 小时,今晚 10 点后不能吃东西,12 点后就不能喝水了,避免手术中发生误吸。还有最重要的是不能感冒,如果有感冒症状,请及时告知,医生好调整您手术的时间。"

患者:"好的。"

护士:"医生明天要给您做的手术是全麻下鼻内镜下经鼻腔行右侧鼻腔泪囊吻合术,就是在泪囊和鼻腔间建立永久性的泪液引流通道,这样您的鼻泪管就不会有眼泪和脓液流出来了。"

患者:"是这样的话就太好了,我已经很厌烦这种流眼泪的状况了。"

护士:"祝您手术成功!"(护士面对患者微笑祝福)

(三)术后当日人文护理沟通

护士:"张阿姨,您好!我是您的责任护士小许,您现在已经安全返回病房了,手术很顺利,我们医务人员和家属都在您身边,请不要紧张,我现在再核对一下您的腕带。"(低头查对腕带)

护士:"张阿姨,现在我检查一下您的皮肤是否完好……皮肤没有问题。我把枕头给您拿掉,现在需要去枕平卧。由于您做的是全麻手术,所以需要监测您的心率、呼吸、血压和血氧饱和度,请配合一下,我给您上心电监护仪和吸氧,请不要紧张,好吗?"

(护士左手轻轻抬起患者头部,用右手取出枕头)

护士:"现在我给您和家属讲一下术后注意事项。①两个小时后才可以睡觉,避免呼吸抑制;②3 个小时后如果没有恶心、呕吐,可以喝少量水,来减少口腔和咽喉部的干涩;③4 个小时后如果没有什么不适,可以恢复吃东西,但是一次不能吃太多;④麻醉苏醒期如果您出现呼吸困难、恶心、呕吐,请及时按呼叫器,我们会马上来处理。以上是全麻术后的注意事项。"

患者家属:"我知道了,谢谢!"

护士:"还有一些手术后需要注意的事项。①4 小时后改为半坐卧位,以利于手术伤口的引流,减轻疼痛和水肿;②吃东西不要太烫,起床保持头部不用力,伤口不能揉搓,避免出血;③饮食方面注意加强营养,增加抵抗力。"

患者家属:"哦,好的。"

护士:"可能今天会有一些血丝从口腔和鼻腔里渗出,这是正常的现象,不要紧张。血液如果流出较多,不断地滴出,那就要及时通知我们,我们会及时给您处理。"

患者家属:"好的,知道了,谢谢!"

护士:"不客气,现在我去给张阿姨准备抗生素液体,一会儿来输液。"

患者家属:"好的。"

(四)术后第 1 天人文护理沟通

护士:"张阿姨,您好!昨晚睡得好吗?"(护士低头查看患者腕带)

患者:"睡得不是很好,伤口还是有一点点痛。"

护士:"张阿姨,您看一下,您的疼痛在哪个范围呢?"(护士拿出随身的疼痛评分卡)

患者:"感觉在这里。"

护士:"可能只有两分,您放松心情,听一下音乐,或是跟家人聊其他事情,分散一下注意力,可能就会好点。如果疼痛加重请及时按呼叫器,我一直在病房,会马上给您处理的。"(护士用关切的眼神望着患者,并把呼叫器置于患者易触及的地方)

患者："好的，谢谢你！"

护士："我检查一下您的鼻腔和口腔，看还有血液渗出没……没有什么渗血了。"（护士拿电筒检查患者鼻腔和口腔）

患者："哦，谢谢您。"

护士："一会儿到检查室给您冲洗一下鼻泪管，看是否通畅。"

患者："好的。"

护士："今天继续昨天的护理，有什么不适，请及时告知。"

患者："好的，谢谢！"

护士："不用客气！"

护士："张阿姨，请您配合一下，我给您冲洗鼻泪管了，不要紧张，只要按我说的做，就不会有疼痛的。"

患者："好的，我一定配合好。"

护士："张阿姨，您的口腔和鼻腔有没有水流入？"

患者："有水了，这就代表通了吗？"

护士："是的，您的手术很成功，已经通畅了，恭喜您！"

患者："太感谢了，终于不用忍受长期流泪的痛苦了。"（患者很高兴、很激动）

护士："没事，这是我们应该做的。"

（五）出院人文护理沟通

护士："张阿姨，您好！您现在恢复得挺好的，明天医生给您开了出院的医嘱，明天您就可以出院。我想给您讲一下出院指导，您现在方便吗？"（护士低头查看患者腕带）

患者："我没什么事，你讲吧。"

护士："张阿姨，明天医生查房后您就可以到出院处去办理出院的结算手续了。您回家后要注意以下几点。①不能吃太烫的食物，不吃辛辣、刺激性食物，注意加强营养，多吃蔬菜、水果，促进伤口愈合；②不要搬重物，不揉搓鼻子，不要挖鼻，预防感冒和咳嗽，以免引起出血和感染；③第一次1周后到门诊复查，以后遵医嘱执行；④如果有什么不适，如出血，以及鼻腔、内眦部分泌物增多，请及时就诊，以免耽误病情。"

患者："我记住了，谢谢！"

护士："不用客气！祝您早日康复！"

（护士递给患者蓝黑色笔，患者在健康教育单上签字确认）

四、相关专业知识

1. 慢性泪囊炎的病因　鼻泪管狭窄或阻塞后，泪液滞留于泪囊内伴发细菌感染引起。常见致病菌为肺炎链球菌和白色念珠菌。

2. 慢性泪囊炎的风险是引起细菌性角膜溃疡或化脓性眼内炎。

3. 眼科全麻术后护理常规（2、3、4）　无特殊情况下患者两小时后可睡觉，3小时后可喝水，4小时后可进食。

第三节　流行性角结膜炎患者人文护理沟通技巧

 一、人文护理质量标准

1. 护士仪表整洁，举止端庄，微笑真诚自然、亲切和善，主动问候、表达关心，善于沟通、热情服务、善始善终。

2. 患者得到了安全有效的入院、出院护理。

3. 患者了解出院后的康复计划。

4. 患者及家属对宣教内容表示理解和满意。

5. 患者及家属能熟悉宣教内容，并让患者签字确认。

6. 宣教完毕及时、准确记录。

7. 安排好适当的复诊时间。

 二、人文护理执行要点

1. 通过沟通交流，对患者进行心理疏导；耐心细致地为患者及其家属进行入院、出院宣教。

2. 关注患者主诉，让患者表达意愿，及时解决问题。

3. 及时连续地进行疼痛评估，解决患者疼痛问题。

4. 运用人文护理关怀患者，为患者建立信任感、安全感及归属感。

 三、人文护理沟通技巧

（一）入院人文护理沟通

护士："您好！我是您的责任护士杨××，您可以叫我小杨，能告诉我您的姓名和年龄吗？"

患者："你好，我叫李××，今年53岁。"（护士低头查看患者腕带）

护士："李阿姨，请问您有糖尿病、心脏病、高血压吗？"（护士面带微笑，亲切地询问患者）

患者："我没有这些病，平时身体都很健康。"（患者因疾病和对医院环境感到陌生而皱眉）

护士："您有什么食物、药物过敏吗？"

患者："没有发现。"

护士："我现在带您熟悉病房环境，给您讲一下医院的规章制度及入院的注意事项。"

患者："好的。"

护士："李阿姨，我给您讲的入院介绍您清楚了吗？如果有什么不懂的地方随时可以问我。"

患者："我清楚了，谢谢！我想问一下，我怎么会得这个病呢？"

护士："流行性角结膜炎是一种强传染性的接触性传染病，由8、19、29、37型腺病毒引起。潜伏期为5～7天。李阿姨，您身边这段时间有人患这种病吗？还有，您是不是太劳累了？"

患者："我这段时间确实很忙，经常熬夜。另外，我有个同事好像上周得了这种病，我怎么现在才发病呢？"

护士："因为它有潜伏期，感染后过了潜伏期才会表现出来。"

患者："怪不得，我就说我怎么什么也没干就得上这个病了，原来是被传染的。"

护士："李阿姨，现在您还有些什么症状呢？"

患者："我眼睛很红、疼痛、怕光，还有很多水样分泌物。"

护士："根据您的接触史和眼部临床表现，医生给您诊断的是双眼急性流行性角结膜炎。首先，医生要给您做结膜囊分泌物培养加药物敏感试验，然后我要给您做双眼结膜囊的冲洗，请您配合一下。"

（为了减少疼痛，护士给患者点表面麻醉剂，等医生来操作）

患者："好的，我一定配合。"

护士："医生已经给您取了分泌物做培养和药物敏感试验了，现在我给您冲洗结膜囊。"

……

护士："结膜囊冲洗完了，您感觉舒服点了吗？"

患者："舒服多了，没有那么多分泌物把眼睛敷着了。那我这种病在饮食上需要注意什么呢？"（患者表情明显轻松许多）

护士："饮食方面宜食清淡、易消化的食物，多食蔬菜、水果，保持排便通畅。避免辛辣、刺激性食物。"

患者："好的。"

护士："李阿姨，我再给您讲一下眼部护理。①禁止包扎患眼，因包盖患眼会使眼部分泌物排出不畅，不利于结膜囊清洁，反而有利于细菌繁殖，加剧炎症；②当眼部分泌物增多时，可用生理盐水或是3%的硼酸溶液冲洗结膜囊；③炎症严重时可以冷敷患眼，以减轻充血、水肿、灼热等不适；④减少眼部的光线刺激，建议外出时佩戴墨镜；⑤有分泌物时随时用生理盐水清洗，保持眼部清洁。"

患者："哦，知道了。"

护士："特别重要的一点就是要避免交叉感染，还需要注意以下几点。①我们会对您采取隔离的措施，就是您不能到其他病房走动和接触其他病房的物品，以免引起传染；②勤洗手、洗脸，避免与家属用同一个洗脸盆，用流水清洗洗脸毛巾；③医务人员接触了您的眼睛也会立即洗手，您用过的工具也要消毒处理，避免交叉感染；④观察患眼用药后症状有无缓解。"（护士耐心仔细地、深入浅出地向患者讲解）

患者："谢谢，你讲得太好了。"

护士："不用谢，还有一点，由于您的眼睛需要频繁滴眼药，所以最好留一个家属陪伴。您需要10分钟就滴一次眼药，只有专人负责才能保证您的滴药效果，我们也会教您家人怎么滴眼药。"（用患者的眼药向患者及家属演示滴眼药的方法）

（二）入院后第2天人文护理沟通

护士："李阿姨，您好！请问您今天感觉如何？昨晚睡得好吗？"（护士低头查看患者腕带）

患者："昨晚睡得还可以。"

护士："我来查看一下您的眼睛。"

（护士洗手后用手电筒检查患者眼部，轻轻掰开眼睑）

护士："李阿姨，您下眼睑有滤泡和结膜下出血，颜色是鲜红的，还有伪膜。"

患者："我就是觉得很吓人，怎么眼睛这么红呢？"

护士："李阿姨，不要担心，这种表现是这个病的发展过程，医生会处理好的。"

患者："那我就放心了。"

护士："李阿姨，我来评估一下您家属是不是学会了滴药，请他来滴一次给我看一下。"

家属："好的，我滴一下，如果有什么不妥的地方，你再给我纠正一下，谢谢！"

护士："您学得挺快的，做得很好。等李阿姨病情好转了，就不会这样频繁滴眼药了，到时就由我们护士来滴了，您再辛苦几天。"

家属："好的，不辛苦。只要他能很快好起来就行了。"

护士："李阿姨，您的眼部分泌物多的时候要告诉我们，我们会来给您清洗的，有什么不适也请及时告知，我们会及时给您处理的。"

患者："好的，谢谢！"

护士："不用谢，您一定要注意隔离，防止交叉感染。"

患者："好，我记住了。"

（三）出院人文护理沟通

护士："李阿姨，您好！现在您的眼睛已经不红了，炎症消散得差不多，视力也恢复得差不多了。医生给您开了明天出院的医嘱，明天就要出院了，我给您讲一下出院相关的知识，您方便吗？"

患者："我方便，我正想问你呢。"（护士低头查看患者腕带）

护士："李阿姨，您回去后要注意这几个方面。①注意劳逸结合，避免熬夜，以免影响您的抵抗力；②继续清淡饮食，忌食辛辣、刺激食物，多吃水果、蔬菜、蛋类、瘦肉类食物，必要时可吃蛋白粉增加抵抗力，忌饮酒；③3个月内不能游泳；④勤洗手，特别是玩手机和电脑后要洗净双手，⑤继续避免交叉感染；⑥定期复查，第一次复查在出院后1周左右，以后是遵医嘱执行。"

患者："谢谢你们对我的照顾和关心，使我这么快就恢复了。"

护士："不用客气，为您服务是我们的工作。还有您出院后滴药也是非常重要的，一定按住院证上的医嘱执行，不能漏滴，以免复发。"

患者："记住了，我一定严格执行医嘱，谢谢！"（患者与护士握手，非常感谢护士的付出）

护士："不客气！"

（护士递给患者蓝黑色笔，患者在健康教育单上签字确认）

 四、相关专业知识

流行性角结膜炎是一种强传染性的接触性传染病，由腺病毒8、19、29、37型引起。潜伏期为5~7天。应根据结膜囊分泌物培养加药物敏感试验用药，治疗和护理重点是频繁滴眼药，提高自身免疫力，避免交叉感染。

第四节　角膜溃疡患者人文护理沟通技巧

 一、人文护理质量标准

1．护士仪表整洁，举止端庄，微笑真诚自然、亲切和善，主动问候、表达关心，善于沟通、热情服务、善始善终。

2．患者得到了安全有效的入院、手术、出院护理。

3．患者了解出院后的康复计划。

4．患者及家属对宣教内容表示理解和满意。

5. 患者及家属能熟悉宣教内容，并让患者签字确认。

6. 宣教完毕及时、准确记录。

7. 安排好适当的复诊时间。

二、人文护理执行要点

1. 通过沟通交流，对患者进行心理疏导；耐心细致地为患者及其家属进行入院、手术、出院宣教。

2. 关注患者主诉，让患者表达意愿，及时解决问题。

3. 及时连续地进行疼痛评估，解决患者疼痛问题。

4. 运用人文护理关怀患者，为患者建立信任感、安全感及归属感。

三、人文护理沟通技巧

（一）入院人文护理沟通

护士："您好！我是您的责任护士任 ××，也可以叫我小任。能告诉我您的姓名和年龄吗？"

患者："我叫张 ××，今年 35 岁。"

护士："张阿姨，感谢您的信任选择来我院就诊，请允许我再核对一下您的腕带。"

患者："你们医院很出名，我当然信任你们了。"

护士："现在我要为您做入院评估，要填写一些表格，请您配合一下，好吗？"

患者："好的。"

护士："现在表格已经完成了，我给您讲解一下住院的规章制度及注意事项，还要带您熟悉病区环境。"（护士帮患者拿住院用品，一起到病房）

护士："张阿姨，我是您的责任护士，我叫任 ××。您的责任医生是胡 ××，您有什么不明白的地方请随时咨询，我们会耐心给您解答的。"（护士面带微笑地介绍）

患者："好的。谢谢！"

护士："您现在躺在床上休息一下，我给您讲一下疾病方面的知识，您看可以吗？"

患者："我正想了解一下，怎么我的眼睛被玉米叶子刮一下就这么严重呢？现在我都看不到了。"（患者面带痛苦的表情）

护士："根据您的病史和眼部的病灶表现，医生给您的诊断是真菌性角膜溃疡。真菌性角膜溃疡是一种由致病真菌引起的致盲率极高的感染性角膜病变。有超过 105 种真菌可引起眼部感染，但是主要由镰孢菌属、弯孢属、曲霉素和念珠菌属四大类引起。外伤是最主要的诱因，其他诱因包括长期使用糖皮质激素或抗生素造成眼表免疫环境的改变，以及菌群失调、过敏性结膜炎、佩戴接触镜。简单地讲就是刮您眼睛的玉米叶子上有一种微生物，就是真菌，这个真菌在您眼睛被刮伤后就寄居在您的角膜上了，它在您角膜上生长，生长的同时破坏了您角膜的正常结构，使角膜坏死，形成溃疡。我这样讲您能明白吗？"（护士表示理解患者的痛苦，并仔细地给患者分析病因）

患者："哦，原来是这样啊，明白了。"

护士："张阿姨，您眼睛里的微生物到底是什么，一会儿医生要给您做一个操作，就是取一些分泌物去微生物室培养，顺便做一下药物敏感试验。请您到检查室等一下，我去通知医生。"

患者："好的，我想你们尽快把药物给我用上，我的眼睛已经很严重了。"

护士："张阿姨，您的心情我理解，但是培养必须要在没用药之前做，用药之后也许就找不到这个微生物了，请您配合一下。"

患者："好的，我听你们的安排。"

（护士带患者到检查室坐着，并给患者点上眼部的表面麻醉药）

护士："张阿姨，我们在等医生的时候，我再给您讲一下这个病在生活方面的注意事项。①饮食方面，忌辛辣食物，多吃蔬菜、水果、高蛋白食物，注意加强营养，增加抵抗力；②勤洗手，患眼与健眼的洗脸毛巾最好分开，避免交叉感染，与家属之间也要注意防止交叉感染，避免同用一个洗脸盆，最好用流水冲洗洗脸毛巾，不用盆；③保持良好的睡眠，不要熬夜；④少看手机和电视，避免蓝光刺激眼睛；⑤保持排便通畅。"

患者："哦，太感谢了，你讲得很全面，我都记住了。"

护士："不用客气，谢谢您的配合。"

（二）术前人文护理沟通

护士："您好，我是您的责任护士，您还记得我吗？"（护士低头查看患者腕带）

患者："记得，你是我的责任护士小任嘛。"

护士："张阿姨，您的记忆力真好，今天是您入院第5天了，医生给您用了一些抗真菌的药物，但是效果不是很好，病情有加重的迹象，所以必须进行手术治疗。医生已经安排明天给您做右眼板层角膜移植＋前房冲洗＋注药术。您现在有时间吗？我想给您讲一下术前相关的注意事项。"

患者："好的，我有时间。"

护士："明天手术后需要留一名陪护来陪您。需要陪护来共同了解一下术前注意事项吗？"

患者："这是我的家属，麻烦你给我们一起讲吧，谢谢！"

护士："好的，一会儿我们要给您做一下术前的准备工作，包括冲洗泪道、打留置针等操作，请您配合一下，我们操作的时候也会给您讲怎么配合的。请您不要紧张，有什么不适，请及时告知。"

患者："好的。"

护士："今天做好个人卫生，洗澡、洗头，更换新的病员服，避免感染，晚上保持良好睡眠。明天手术前不用禁食，但是要排空二便，以免影响手术。"

护士："明天您的手术时间可能要排在后面。因为您的眼睛有传染性，所以会排在其他非传染性的手术后面，请您理解。"

患者："我知道了，肯定理解。这个手术是怎么做的？我有点害怕。"

护士："不用怕，医生会给您打麻药，如果手术当中有什么不舒服，一定要告知医生。并且这个医生是角膜病专家，已经做了很多例您这样的手术了。您的手术就是把您坏死的角膜组织切除，然后用其他人捐献的角膜缝合在您的角膜上，然后冲洗您的前房，注射适量的抗真菌药物到前房或是玻璃体内。"

（护士拿眼球模型，耐心地向患者讲解手术步骤）

患者："哦，我明白了。"

（三）术后当日人文护理沟通

护士："张阿姨，您好！我是您的责任护士小任，请让我核对一下您的腕带。张阿姨，您已经安全返回病房了，手术很顺利，请不用紧张，有什么不舒服请及时告知我们，我们会及时给您处理的。"（护士低头查看患者腕带）

患者："好的。"

护士："张阿姨，您现在需要抬高床头卧床休息，减少头部活动。"（护士边说边给患者摆好体位）

患者："好的，谢谢！"

护士："张阿姨，我现在检查一下您的术眼敷料，您的术眼敷料无渗血、渗液，固定良好。如果您之后感觉眼部有渗血、渗液的话，请及时告知，我们会给您及时更换敷料，避免感染。"

患者："哦，知道了。"

护士："现在我再跟您讲一下饮食指导。宜进食易消化、含纤维素、高维生素、高蛋白食物，多吃蔬菜、水果、肉类、蛋类食物，必要时可以喝蛋白粉，增加抵抗力，促进角膜伤口愈合。还是不能吃辛辣食物，因辛辣食物可致血管扩张、眼部充血，从而提高机体的应激性，加重术后炎症反应的程度，诱发排斥反应。"

患者："好的。"

护士："眼部方面，首先要预防感染。明天我们给您打开敷料，用生理盐水清洗分泌物，所以您自己洗脸的时候不能让生水进入，特别不能让洗头水进入，避免感染。如再次有分泌物，请通知我们，我们会为您清洗的。另外，要预防眼睛出血和角膜缝线裂开。眼睛有痒感时不能揉搓；避免咳嗽、打喷嚏；保持头部不用力；保持排便通畅，防止排便用力。"

患者："好的，谢谢你给我讲得这么详细。"（患者家属边听边用笔记录护士讲解的重点）

护士："张阿姨您不用客气，这是我们应该做的。如果有眼部胀痛请及时告诉我们。您好好休息吧，我去给您准备输液的药物。"

（四）术后第1天人文护理沟通

护士："张阿姨，您好！请问今天感觉怎么样，昨晚睡得好吗？"（护士低头查看患者腕带）

患者："不是很好，眼睛有点痛。"（患者面带愁容）

护士："我们会根据医嘱给您口服镇痛的药物，一般症状都会缓解的。吃了药物后，我们1个小时后再次为您做疼痛评估。"

患者："好的，谢谢！"

护士："我看一下您的眼睛。您的眼睛前房没有出血，角膜植片是透明的，感觉效果还挺好的。"

患者："就是，非常感谢你们。"

护士："根据医嘱，我现在要给您吃一颗镇痛的药物。"（护士递给患者镇痛药和水，让患者服下药物）

患者："谢谢你周到的服务。"

护士："不用谢，这是我们应该做的。"

护士："张阿姨，您感觉疼痛好些了吗？"（护士关切地询问患者）

患者："好多了，现在一点都不痛了。"（患者以感激的眼神，高兴地回答护士的问题）

护士："那就好，您好好休息吧，尽量闭眼休息，减少对伤口的刺激，我会给您遮盖术眼，以免污染术眼。今天继续注意按昨天我给您讲的那些来做，争取早日康复。要继续注意避免交叉感染。如果您有什么没记清楚的，可以随时来咨询我。"

患者："好的，谢谢！"

护士："不用客气！"

（五）出院人文护理沟通

护士："张阿姨，您恢复得不错，明天就要出院了，我为您讲一下出院后的相关注意事项，好吗？"

患者："行，你请说。"（护士低头查看患者腕带）

护士："出院后要注意以下几点。生活方面：①忌辛辣食物，多吃蔬菜、水果、高蛋白食物，注意加强营养，增加抵抗力；②勤洗手，患眼与健眼的洗脸毛巾最好分开，避免交叉感染，与家属之间也要注意防止交叉感染，避免同用一个洗脸盆，最好用流水冲洗脸毛巾，不用盆；③保持良好的睡眠，不要熬夜；④少看手机和电视，避免蓝光刺激眼睛；⑤保持排便通畅。眼睛方面：①注意勿揉搓术眼；②避免生水、脏水进入术眼；③随时清洗术眼分泌物，保持术眼清洁、干燥；④警惕术眼并发症的发生，包括角膜排斥反应、角膜植片溃疡、继发性青光眼及真菌再次感染角膜植片，就是说术眼有任何不适，例如出现术眼胀痛、分泌物增多、视力下降等症状，请及时就诊。"

患者："好的。"

护士："复查的时间为每周一次，3个月后每月一次，后面遵医嘱执行，如出现视力下降、畏光、流泪、充血、疼痛，请及时到医院就诊。"

患者："谢谢你们！在住院期间有了医务人员对我的关心和照顾，才使我这么快就恢复了。"

护士："不用谢，我还要教会您怎么滴眼药，回去后按住院证上的医嘱执行，滴好眼药，才能很好地防止并发症的发生，这非常重要。"

……

患者："我学会了。谢谢！"（患者高兴地与护士握手道别）

（护士递给患者蓝黑色笔，患者在健康教育单上签字确认）

四、相关专业知识

1. 真菌性角膜溃疡 是一种由致病真菌引起的致盲率极高的感染性角膜病变。
2. 眼部分泌物提取方法 分别为试管法和器皿法（或角膜刮片）法。
3. 角膜移植术后并发症 角膜排斥反应；角膜植片溃疡；继发性青光眼；真菌再次感染角膜植片。

第五节 老年性白内障患者人文护理沟通技巧

一、人文护理质量标准

1. 护士仪表整洁，举止端庄，微笑真诚自然、亲切和善，主动问候、表达关心，善于沟通、热情服务、善始善终。
2. 患者得到了安全有效的入院、手术、出院护理。
3. 患者了解出院后的康复计划。
4. 患者及家属对宣教内容表示理解和满意。
5. 患者及家属能熟悉宣教内容，并让患者签字确认。
6. 宣教完毕及时、准确记录。
7. 安排好适当的复诊时间。

二、人文护理执行要点

1. 通过沟通交流，对患者进行心理疏导；耐心细致地为患者及其家属进行入院、手术、出院宣教。
2. 关注患者主诉，让患者表达意愿，及时解决问题。
3. 及时连续地进行疼痛评估，解决患者疼痛问题。

4．运用人文护理关怀患者，为患者建立信任感、安全感及归属感。

三、人文护理沟通技巧

（一）入院人文护理沟通

护士： "您好！我是您的责任护士，我叫杨×，您可以叫我小杨，能告诉我您的姓名和年龄吗？我核查一下您的腕带。"

患者： "我叫赵××，今年66岁。"

护士： "赵叔叔，我刚才给您讲解了入院注意事项及规章制度，带您熟悉了病区环境，您还有什么不清楚的地方吗？如果有请随时咨询我，我会认真地给您解答的。"（护士搀扶着患者，仔细地为患者讲解）

患者： "谢谢，我已经很清楚了。"

护士： "现在我给您讲解一下白内障的相关知识，您看可以吗？"

患者： "好的，谢谢！"

护士： "白内障又称晶状体混浊。它有许多发病因素，包括老化、遗传、外伤、辐射、中毒、局部营养不良等。用通俗的话讲就像照相机的镜头变花了，变得不透明了，光线不能进入眼内形成物象，所以眼睛就看不见东西，或是眼睛视力明显下降。老年性白内障较为多见。"（用眼球模型给患者讲解）

患者： "哦，原来是这样，怪不得白内障人群这么多呢。"

护士： "请问您的视力下降有多久了？您的眼睛有其他不适吗？"

患者： "视力是慢慢下降，现在我的右眼视力都很差了，看不清楚东西，颜色也分不出来，但是没什么疼痛或是其他不适。"

护士： "这就是老年性白内障的特点，渐进性、无痛性视力下降，直至眼前仅有手动或光感。老年性白内障分为皮质性、核性、后囊膜下白内障。手术治疗是解决白内障问题的唯一方法，目前暂无疗效肯定的药物。"

患者： "哦，明白了。"

护士： "请到检查室，我给您测一下视力和眼压。右眼视力0.06，左眼视力0.8，眼压在正常范围。"（护士搀扶着患者）

护士： "赵叔叔，请问您有什么药物和食物过敏吗？"

患者： "我没有药物和食物过敏的现象。"

护士： "您有高血压、心脏病、糖尿病、脑血管疾病，或是其他内科疾病吗？"

患者： "我有高血压。"

护士： "您自己在吃降血压药吗？"

患者： "我吃的硝苯地平缓释片，每次30毫克，每早一次。"

护士： "好的，我会叫医生给您开医嘱的，入院后就在我们医院给您领药。您在饮食方面要吃低盐、低脂食物，就是不要吃得太咸和太油腻了，要吃清淡一点，多吃蔬菜、水果。"

患者： "好的，谢谢！"

护士： "不用客气，您先休息，等待医生给您开术前检查单，完善相关检查后安排手术。"

患者： "好的，谢谢你们了。"

护士： "这是我们应该做的。"

（二）术前人文护理沟通

护士："赵叔叔，您好，我是您的责任护士杨×，您能告诉我您的姓名和年龄吗？"

患者："我叫赵××，今年66岁。"（护士低头查看患者腕带）

护士："您的术前检查已经全部做完了，没有什么手术禁忌，医生已为您下了明天手术的医嘱，现在我要为您和您的家人讲解一下术前的相关知识，请问您需要上厕所吗？"

患者："我刚才已经上过了，你请讲吧。"

护士："明天的手术是局部麻醉，饮食跟平时一样，不需要禁食。今天做好个人卫生，洗澡、洗头，避免感染。今晚保持良好睡眠，如果有失眠的情况，请告知护士，医生会给您开帮助睡眠的药物。避免感冒、咳嗽，以免影响手术。"

患者："好的。"

护士："控制好血压，按时服用降血压的药物，保持放松的心情，避免紧张。一会儿，我们还要给您扎一个留置针，但是不一定要输液，这个是您手术时的生命安全通道，以防有什么意外情况发生时，可以及时用药。"

患者："哦，好的。"

护士："明天手术前更换好干净的病员衣服，排空二便，以免影响手术。手术中眼球不能乱动，要听医生的指挥。"

患者："知道了。"

护士："明天要给您做的是右眼晶状体超声乳化＋人工晶体植入术，这是很成熟的手术了，所以不要紧张和担心。手术的方法是超声乳化器在角巩膜缘内透明切口或角巩膜小切口进入前房，将硬的晶状体核粉碎成乳糜状后吸出，然后再植入人工晶体。手术切口小，不需要缝合伤口，伤口愈合快，视力恢复迅速。"

患者："哦，原来是这样的。"（患者恍然大悟的感觉）

护士："但是人工晶体不具有变形的能力，因此理论上不具有调节功能，所以手术后在获得较好的远视力的基础上，看近处时则需要佩戴老花镜。现在也有多焦人工晶体和可调节人工晶体，但是价格也很昂贵。"

患者："没事的，我看近处时就戴一下老花镜没什么的。"

护士："赵叔叔，您那有门诊医生开的抗生素滴眼液吧？您滴了多久了？"

患者："已经滴了1周了。"

护士："那好，就等明天手术了，祝您手术顺利、成功。"

（三）术后当日人文护理沟通

护士："赵叔叔，您已经安全返回病房了，我再核对一下您的腕带，请问您叫什么名字？您的年龄是多大？"

患者："我叫赵××，今年66岁。"

护士："您可以保持抬高床头30°的体位，这样可使术中脱落的色素细胞沉积在下方，使您获得更好的视觉质量。头部不能剧烈地摆动，防止人工晶体移位。"

患者："好的。"

护士："饮食方面不要吃辛辣食物，还是要注意进低盐、低脂、高维生素、高蛋白饮食。就是饮食不能太咸、太油腻，多吃蔬菜、水果，肉类吃瘦肉，适量吃蛋类、豆类食物。"

患者："哦，好的。"

护士："眼睛方面还要注意，①不能按压和撞击术眼，避免人工晶体移位和伤口裂开。前面已经给您讲过了，这个手术由于切口较小，没有缝合，切口是自己闭合的，您如果发现眼睛有多量的水流出，有可能就是切口裂开了，要及时告知我们。②眼部有较轻微的疼痛，是手术刺激引起的，会逐渐缓解，不要紧张。如果眼部有像针扎样痛，伴异物感、流泪，有可能是角膜上皮损伤，我们会给您用抗生素涂眼，包扎24小时后角膜上皮就会修复的。③伤口敷料如有较多渗血、渗液，请及时告知我们，我们会通知医生及时处理。"

患者："还有可能出这么多问题呀？"

护士："这些都是可能发生的事情，并不一定会发生，发生的概率也非常小，不要担心。您现在好好休息吧。"

患者："好的，谢谢！"

护士："不用客气。"

（四）术后第1天人文护理沟通

护士："赵叔叔，您好！今天感觉如何？昨晚睡得好吗？"（护士低头查看患者腕带）

患者："昨晚睡得好，眼睛也不痛。"

护士："那我带您去查一下视力和眼压吧。"

护士："我给您打开敷料，敷料无渗血。现在来看一下视力表吧。"

患者："好的。"

护士："您右眼视力为0.6，左眼视力为0.8，眼压在正常范围。恭喜您，手术效果还是挺好的。"

患者："怎么我还是感觉看不清呢？"（患者焦急地说）

护士："可能术后第1天角膜有轻微的水肿，我们会给您滴消炎的眼液，水肿应该很快会消散的，不要担心。"（护士耐心地安慰患者，解释发生此现象的原因）

患者："但愿没什么大问题。"

护士："不是什么大问题的，给您滴糖皮质激素眼液，医生说您角膜水肿不严重，很快就会消退的。"

患者："好的，那我就放心了。"（患者终于释怀了）

（五）出院人文护理沟通

护士："赵叔叔，您好！今天您角膜轻微的水肿也消失了，右眼视力也提高到了0.8，眼压也在正常范围。恭喜您可以出院了，医生已经给您开具了出院医嘱。"（护士低头查看患者腕带）

患者："我也很高兴，双眼视力都是0.8了，现在看东西清晰很多，谢谢你们的照顾和关心。"（患者情绪激动地说，眼里充满感激之情）

护士："我现在给您讲一下出院指导。①饮食还是按照我之前给您讲的吃。②活动方面，避免剧烈的活动，不要到人流拥挤的地方，以免术眼受伤。③按照出院医嘱滴眼药，这个医嘱写在出院证上，以便出院后查看。④复查时间为术后第1周、半个月、1个月、3个月，复诊时要带复诊卡。⑤如出现以下情况请及时就诊：视力急剧下降、眼睛和同侧头部胀痛、同时出现恶心和呕吐等症状，有可能是发生了继发性青光眼；剧烈眼痛、视力急剧减退、眼睛分泌物增多，眼睛红、畏光、流泪等，有可能是发生了术后眼内炎。第五点讲的是两个非常严重的并发症，一定要警惕。"

患者："好的，但愿我不会发生这些并发症。"

护士："当然，只是一种可能，不发生最好，祝您一切顺利，早日康复。"

（护士递给患者蓝黑色笔，患者在健康教育单上签字确认）

四、相关专业知识

1．白内障　又称晶状体混浊。老年性白内障是最常见的白内障类型。

2．老年性白内障特点　渐进性、无痛性视力下降，直至眼前仅有手动或光感。

3．老年性白内障分为皮质性、核性、后囊膜下白内障。手术治疗是解决白内障问题的唯一方法，目前暂无疗效肯定的药物。

4．术后并发症　继发性青光眼；眼内炎。

第六节　原发性闭角型青光眼患者人文护理沟通技巧

 一、人文护理质量标准

1．护士仪表整洁，举止端庄，微笑真诚自然、亲切和善，主动问候、表达关心，善于沟通、热情服务、善始善终。

2．患者得到了安全有效的入院、手术、出院护理。

3．患者了解出院后的康复计划。

4．患者及家属对宣教内容表示理解和满意、配合手术。

5．患者及家属能熟悉宣教内容，并让患者签字确认。

6．宣教完毕及时、准确记录。

7．安排好适当的复诊时间。

 二、人文护理执行要点

1．通过沟通交流，对患者进行心理疏导；耐心细致地为患者及其家属进行入院、手术、出院宣教。

2．关注患者主诉，让患者表达意愿，及时解决问题。

3．及时连续地进行疼痛评估，解决患者疼痛问题。

4．运用人文护理关怀患者，为患者建立信任感、安全感及归属感。

 三、人文护理沟通技巧

（一）入院人文护理沟通

护士："您好！我是您的责任护士，我叫任××，您可以叫我小任，能告诉我您的姓名和年龄吗？我查一下您的腕带。"

患者："我叫王××，今年65岁。"

护士："王阿姨，我刚才给您讲解了入院注意事项及规章制度，带您熟悉了病区环境，您还有什么不清楚的地方吗？如果有请随时咨询我，我会认真地给您解答。"（护士面带微笑，用亲切的言语为患者讲解）

患者："谢谢，你讲得很仔细，我已经很清楚了。就是我记忆力不好了，可能还会麻烦你。"

护士："没关系，这是我们应该做的，我现在针对您的病情讲解一下疾病方面的知识，您看可以吗？"

　　患者："好啊，我正想了解这方面的知识。"

　　护士："王阿姨，您请坐，那我们现在就开始吧！王阿姨，您有什么其他内科方面的疾病吗？比如心脏病、高血压、糖尿病、脑血管疾病。"

　　患者："我平时都很健康，除了这次眼睛发病，就没有其他疾病了，平常感冒都很少发生。"

　　护士："您有对什么食物和药物过敏吗？"

　　患者："我没发现有对什么食物和药物过敏的现象。"

　　护士："好的，那我现在给您测量一下眼压，请您跟我到检查室。"

　　护士："王阿姨，请把下颌放到这个机器的这个位置，眼睛注视前方，不要紧张。"

　　护士："您的眼压确实有点高，等一会儿，我叫医生给您处理。"

　　患者："请问正常的眼压是多少？"

　　护士："正常眼压为 10 ~ 21 mmHg。"

　　患者："为什么我的眼压会升得这么高？"

　　护士："王阿姨，我给您讲一下原发性闭角型青光眼这一疾病的相关知识。您就知道为什么您的眼压会升高了。"

　　患者："好的，谢谢！"

　　护士："青光眼是一组以视神经萎缩和视野缺损为共同特征的疾病，病理性眼压增高是其主要危险因素。影响眼压高低主要有三个因素：①睫状突生成房水的速率；②房水通过小梁网流出的阻力；③上巩膜静脉压。用通俗的话来讲就是您眼睛里有一个产生水的地方，这个地方在医学上就称睫状突，产生出来的水在正常情况下是通过前房角流到血液循环里面去的，如果您流水的通道受阻的话，水流不出去，就会一直停留在眼睛里面。眼睛里的水越来越多，像气球样膨胀，那里面的水和其他内容物对眼球壁产生了很大的压力，这会使眼压升高。"（护士拿眼球模型耐心地给患者讲解）

　　患者："哦，你这样说我就明白了。那我的视力怎么又下降得这么厉害呢？"

　　护士："就是因为长期的高眼压，压迫眼球后面的视神经，视神经受压后缺血、缺氧，没有营养供应，所以就会萎缩失去它的功能。和电线断了灯泡就不会亮是一个道理。"

　　患者："哦，原来是这样的呀，明白了。你讲得太形象了。"

　　护士："您先休息一下，医生可能要给您做一个前房穿刺，就是暂时地给您眼球放一些水出来，让眼球的压力很快降下来，减轻对视神经的压迫。但是放水只是暂时的应急处理，要解决眼压的问题，后面可能还是要行手术治疗的。"

　　（护士把患者搀扶到检查室，并让其躺在检查床上，为患者点上麻药）

　　患者："好的，我会配合你们的治疗的。"

　　护士："您现在需要注意禁辛辣饮食，多吃蔬菜、水果，保持排便通畅，保持良好的睡眠，如果有失眠的话，可以叫医生给您开帮助睡眠的药物。"

　　患者："好的，谢谢！"

　　护士："您好好休息一下，我们还会给您输降眼压的药物，滴降眼压和消炎的眼液。等待眼压降下来、炎症控制后，医生会给您安排手术的。"

（二）术前人文护理沟通

　　护士："王阿姨，您好，我是您的责任护士小任，今天感觉怎么样？"

　　患者："非常感谢你们，我现在眼压已经降下来了，眼睛和头也不胀痛了，眼睛也没那么红了，视力也比住院前好多了，我太高兴了。"

　　护士："王阿姨，我核对一下您的腕带，能告诉我您的姓名和年龄吗？"

患者："王××，今年65岁。"

护士："今天医生已经为您安排明天做手术，我给您讲一下术前的注意事项吧，您现在方便吗？"

患者："方便，我也正想了解一下。"

护士："明天手术后需要留一名陪护来陪您，需要陪护来共同了解一下术前注意事项吗？"

患者："这是我的家属，麻烦你给我们一起讲吧，谢谢！"

护士："一会儿，我们要给您做一下术前准备工作，包括冲洗泪道、剪睫毛、扎留置针等操作，请您配合一下，我们操作的时候也会跟您讲怎么配合的。请您不要紧张，如有什么不适，请及时告知。"

患者："好的。"

护士："今天白天扎留置针前请做好个人卫生，特别要洗好头发，这样可以避免感染。今晚要保持良好的睡眠，避免感冒、咳嗽，若有感冒、咳嗽症状要及时告知医生。明天手术是局麻，您可以进食、进水，但是不能吃得过饱。"

患者："哦，好的。"

护士："您可能不知道这个手术是什么原理，我现在给您讲一下手术的相关知识。明天医生要给您做的手术是小梁切除术。小梁就是前面给您讲的流出房水的通道，现在您的这个通道已经堵塞了，医生要给您切除一块小梁组织，开一个流出房水的通道，让产生的房水不至于滞留在眼内，使眼压不断的升高、视神经不断的受损。但是这个手术只是降眼压、保护您还没受损的视神经、保持您现有的视力，不能提高视力，受损的视神经在降压后也不会恢复功能，也许手术早期视力还会有一点下降，您一定要理解。"（护士拿眼球模型仔细地给患者讲解手术原理）

患者："好的，我理解。谢谢！"（患者茫然的眼神变得明了）

护士："明天到手术室之前，请穿好病员衣服、裤子，排空二便，避免影响手术。手术中不要乱动，特别是眼睛，一定要配合好医生，如果有疼痛或是有任何不适一定要告知医生。"

（三）术后当日人文护理沟通

护士："王阿姨，您好！我是您的责任护士小任，现在我核对一下您的腕带信息。王阿姨，您已经安全返回病房了，您的体位以自己舒适为宜，没有特殊要求。因为您的手术是行局部麻醉，现在您可以饮水和吃东西了，不需要禁食。"

患者："那我饮食方面要注意些什么呢？"

护士："饮食忌辛辣食物，多吃蔬菜、水果，保持排便通畅，避免用力排便。尽量少吃高蛋白食物，避免引流通道瘢痕化而再次堵塞。"

患者："哦，那我们还误解了，以为手术后要补充一下营养呢。"

护士："这个手术不一样，不需要大补的，饮食宜清淡、多维生素、低蛋白，如肉类、蛋类、海鲜类，要少吃一点。"

患者："那还有其他注意事项吗？"

护士："还有眼睛方面的。①不能揉眼睛，避免眼部出血和浅前房的发生；②避免眼睛进生水和脏水，特别是洗头水，以避免眼部感染，不能用湿巾和卫生纸擦拭眼睛，湿巾里的消毒液会刺激眼睛，卫生纸里有细菌；③注意保持头部不用力，以避免眼部出血；④眼睛尽量少活动，这样可以减少对伤口的刺激。"

护士："术后3天最好保持良好的睡眠，如果睡眠不好可以吃帮助睡眠的药物。睡得不好容易发生浅前房。"

患者："浅前房是什么意思？"

护士："角膜后方与虹膜和晶状体之间的空腔叫前房。当您眼睛里的水流出过多了，前房的水太少，角膜就会出问题，是这个手术很可能发生的并发症。还有一个并发症就是前房积血。"

患者："听起来还挺吓人的，还会出现这么多问题吗？"

护士："王阿姨，您不要紧张，我只是说有这种可能，并不一定都会发生。"

患者："好的。"

护士："请问您现在眼睛胀痛吗？"

患者："不痛，谢谢！"

护士："如果您眼睛有胀痛，请及时告知我们，我们会给您吃镇痛药和输降眼压的药物。"

患者："术后有这么多注意事项，我记忆力不好，我拿笔记一下可以吗？"

护士："可以的，那我再给您说一下要点吧。"

患者："谢谢，你讲得太全面了，我一定记住。"

护士："不用客气。"

（四）术后第 1 天人文护理沟通

护士："王阿姨，您好！今天感觉怎么样？昨晚睡得好吗？"（护士低头查看患者腕带）

患者："不是很好，眼睛有点卡痛。"（患者面带愁容）

护士："王阿姨，这里有一张疼痛评分卡，您看您的疼痛程度是哪一种呢？"

患者："我感觉应该是两分。"

护士："术后眼睛有轻微的卡痛，是属于正常情况，注意闭眼休息，减少对伤口的刺激，放松心情，听一些舒缓的音乐，这样疼痛就会减轻一些了。"

患者："好的，谢谢！今天医生检查我眼睛，说我前房有少许渗血，怎么办呢？"（患者显得有些焦虑）

护士："前房积血，可能与您的凝血功能较差有关。要注意以下几点：①半坐卧位休息；②遮盖双眼，双眼制动；③尽量卧床休息；④保持排便通畅，避免用力排便。您出血不是很多，不要紧张，保持良好的心态，保持良好的睡眠，出血很快就会被吸收的。"（护士用安抚的语气，耐心细致地给患者讲解）

患者："我一定按你说的做，但愿能早点吸收。谢谢！"

护士："不用客气，您好好卧床休息。我马上给您用纱布遮盖双眼。"

（五）出院人文护理沟通

护士："王阿姨，您现在眼部出血也吸收了，眼压也降下来了，眼部的炎症反应也消失了，医生开具您明天出院，我现在给您讲一下出院后的相关注意事项，好吗？"（护士低头查看患者腕带）

患者："好的。"

护士："您眼睛现在还有什么不适吗？"

患者："就是眼睛还有一点卡，有点流泪，还有一点红。"

护士："眼睛卡是有伤口和缝线，还有眼部充血等原因，过几天伤口愈合了就会好些。眼部的充血是结膜的充血，不影响视力，没关系。充血吸收要慢一点，您不用担心。"

患者："哦，我明白了，谢谢！"（患者终于放心了）

护士："我现在给您讲一下回家后的注意事项，跟您在医院的时候一样的，还是要注意这几个方面的问题。①避免眼部出血；②避免眼部感染；③保持良好的睡眠；④保持排便通畅；⑤饮食宜清淡，忌辛辣食物，少吃高蛋白食物；⑥保持手术滤过泡的通畅。前面 5 点我们已经讲解过了，第 6 点就是等您的眼压升到 15 mmHg 以上后要按摩眼球，避免滤过泡瘢痕化，堵塞流出房水的通道。在复查的时候，医生会教会您按摩眼球，现在一定不能按揉眼球。"

患者："哦，知道了。"

护士："复查的时间还要跟您说一下。第一次复查的时间是1周，后面复查的时间根据医嘱执行。一定要按时来院复查。因为这个手术不是根治您的病，只是控制眼压，如果瘢痕长起来，通道还有可能被堵塞，所以必须严格按医嘱来复查，便于医生随时了解病情变化，及时作出处理。青光眼一般都是双眼发作，您的另外一只眼睛只是还没发作，所以您也需要随时检查另外一只眼睛，做到及时发现、及时治疗。"

患者："好的。"

护士："我还要教会您怎么按出院证上的医嘱滴用眼液。①滴药之前一定要洗净双手；②滴眼液的先后顺序是：先滴清亮的，后滴混浊的，最后涂眼膏；③两种药物之间使用间隔在10分钟以上；④眼液瓶口离眼睑或是睫毛1～2厘米。"

患者："好的，感谢你小任，也感谢其他的医务人员对我的关心和照顾。"

（护士递给患者蓝黑色笔，患者在健康教育单上签字确认）

四、相关专业知识

1．青光眼　是一组以视神经萎缩和视野缺损为共同特征的疾病，病理性眼压增高是其主要危险因素。

2．青光眼分类　原发性青光眼（闭角型、开角型）、继发性青光眼、先天性青光眼。

3．正常眼压　为10～21 mmHg。

4．急性闭角型青光眼大发作时症状　恶心、呕吐和剧烈头痛。

第七节　葡萄膜炎患者人文护理沟通技巧

一、人文护理质量标准

1．护士仪表整洁，举止端庄，微笑真诚自然、亲切和善，主动问候、表达关心，善于沟通、热情服务、善始善终。

2．患者得到了安全有效的入院、出院护理。

3．患者了解出院后的康复计划。

4．患者及家属对宣教内容表示理解和满意。

5．患者及家属能熟悉宣教内容，并让患者签字确认。

6．宣教完毕及时、准确记录。

7．安排好适当的复诊时间。

二、人文护理执行要点

1．通过沟通交流，对患者进行心理疏导。

2．根据患者具体病情，耐心细致地为患者及其家属进行宣教。

3．关注患者主诉，让患者表达意愿，及时解决问题。

4．运用人文护理关怀患者，为患者建立信任感、安全感及归属感。

三、人文护理沟通技巧

（一）入院人文护理沟通

护士："您好！我是您的责任护士于××，您可以叫我小于，能告诉我您的姓名和年龄吗？"（护士面带微笑，双眼平视患者，语气温柔地自我介绍）

患者："我叫王××，今年21岁。"（护士轻扶患者，低头查对腕带）

护士："王女士，刚才我给您讲解了入院注意事项及规章制度，带您熟悉了病区环境，请问您还有什么不清楚的吗？如果有请随时咨询我，如果我不在请咨询责任组长龙××，我们都会认真地给您解答的。"

患者："谢谢于护士，你讲得非常清楚了，住院过程中还有不清楚的我还会问你的。"

护士："没关系，这是我应该做的，我现在针对您的病情相关知识做一个简单介绍，您看现在方便吗？"

患者："可以，我正想了解这方面的知识。"

护士："王女士，您请坐，那我们现在就开始吧！王女士，您患眼病之前有感冒、患过肺结核或是其他疾病吗？做过什么手术没有？有什么不良嗜好吗？"

患者："我一周之前患过一次重感冒！除了感冒就没有什么。"

护士："那有可能是感冒引起的，您先别担心。您有什么药物、食物等过敏史吗？"

患者："于护士，我没对什么过敏。"

护士："那好，您今天晚上10点后禁食、禁水，明天早上6点左右，护士会为您抽血做实验室检查。除此之外，根据您的情况，主治医生会给您开具相关眼科检查及头颅核磁共振等。"

患者："好的。"

护士："王女士，我先给您讲讲葡萄膜炎相关知识吧。葡萄膜为眼球壁的中层，位于巩膜和视网膜之间，由虹膜、睫状体及脉络膜三部分构成。葡萄膜炎指的是虹膜、睫状体、脉络膜的炎症。是一种多发于青壮年的眼病，常合并系统性自身免疫性疾病，病情复杂，发病及复发机制尚不完全清楚。按照病因可分为①感染性：细菌、真菌、病毒等引起的感染。②非感染性。内源性：自身免疫反应；对眼内变性组织反应；对坏死的肿瘤组织反应，部分类型伴有全身性疾病。外源性：物理；手术、热损伤、机械损伤；化学；过敏反应。按临床病理可分为①肉芽肿性：常系病菌直接感染，如结核分枝杆菌、病毒、钩端螺旋体及真菌等感染。②非肉芽肿性：常系葡萄膜组织对某种抗原的一种局部过敏反应。按解剖部位分类分为：①前葡萄膜炎；②中间葡萄膜炎；③后葡萄膜炎；④全葡萄膜炎。我现在为您所讲的葡萄膜炎的分类相关知识，您大概明白了吧？"

患者："我大概明白了，谢谢！"

护士："王女士，医生待会要给您检查眼睛，我现在先给您滴散瞳药，滴了散瞳药后瞳孔散大，看东西会模糊，您暂时不要到处活动，以免不适应发生跌倒。"

患者："好的，我一定好好配合。于护士，那我的眼睛该怎么治疗呢？"

护士："葡萄膜炎主要治疗方式有散瞳治疗、皮质类固醇治疗、非甾体类抗炎药治疗、病因治疗、免疫抑制剂治疗、并发症及后遗症的治疗等。等您检查结果出来，主治医生会根据您的病情制订治疗方案。"

患者："好的。"

护士："王女士，我再给您讲讲葡萄膜炎有哪些症状吧。葡萄膜炎的主要症状有眼痛、畏光、流泪、视力下降等。如果眼睛很痛，可以闭眼，局部热敷，以促进血液循环、扩张血管、减轻疼痛。若有畏光症状，外出时可戴遮光眼镜保护患眼，减少紫外线对眼睛的刺激。"

患者："于护士，我还有哪些方面需要注意的吗？"

护士："王女士，饮食方面宜清淡、易消化，禁食刺激性食物，戒烟、戒酒。如果没有什么其他问题，您先休息，我晚点再来看您。"

患者："好的，你讲得太详细了，我没有其他问题了。"

（二）住院期间人文护理沟通

护士："王女士，您好，我是你的责任护士于××。我现在要给您滴眼药，能告诉我您的名字、年龄、住院号吗？"

患者："王××，21岁。住院号记不清楚。"（护士轻扶患者，低头查对腕带）

护士："我现在给您滴的眼药名字为复方托吡卡胺滴眼液。（护士协助患者取舒适体位）请眼睛睁开往上看，点完之后用棉签压迫泪囊区3～5分钟，防止药物吸收中毒。王女士，我现在给您点的是散瞳药，散瞳是最重要的治疗措施。晚上还会涂硫酸阿托品凝胶。涂了阿托品后可出现口干、面色潮红、心搏加速等不良反应。滴了散瞳药后一定记得多喝水，加速药物的排泄。"

患者："好的。"

护士："10分钟后，我再来为您滴醋酸泼尼松龙滴眼液，是糖皮质激素眼液。滴两种以上眼液时，需间隔5～10分钟。"

患者："好的。"

护士："王女士，现在滴的是糖皮质激素眼液，糖皮质激素眼液有副作用，长时间滴时，可引起激素性青光眼和白内障等并发症，应注意观察眼压。每天早上7点半，先到检查室测眼压，然后医生再给您检查眼睛。如果出现眼部及头部胀痛，感觉有恶心、呕吐、视力下降、眼压升高一定要告诉我们，我们会及时给予降眼压处理。"

患者："好的。我一定记住。"

护士："王女士，我再为您讲解一下葡萄膜炎的其他并发症吧。并发性白内障：当出现视力下降、晶状体浑浊时，即出现并发性白内障，可行白内障摘除等手术治疗；视网膜脱离：可行玻璃体切割术等手术治疗；眼球萎缩：临床表现为眼压降低、玻璃体浑浊，可给予激素及改善视网膜微循环等药物治疗，也可行眼球摘除术。王女士，您别担心，这只是可能的并发症，您不一定会有。今天医生开了糖皮质激素为您静脉输液，您先上厕所，我一会来给您输液。"（护士轻扶患者，帮助起床）

患者："好的，谢谢你于护士。"

……

护士："王女士，我是您的责任护士小于。现在由我来给您输液，我能看一下您的腕带吗？"（护士轻扶患者，低头轻柔地查对腕带）

患者："好的。"

护士："您吃饭了吗？您今天输的是甲泼尼龙1克，有消炎、消水肿的作用，要连续输3天，之后再减为0.5克、3天，然后改为口服。全身用激素副作用有：向心性肥胖、胃出血、骨质疏松、肌无力、神经系统兴奋、面色潮红、高血压、高血糖、低钾等。每次输液前一定要吃东西，晚上睡不着的时候跟值班医生和护士说，可酌情用镇静剂帮助睡眠。输液过程中有什么不舒服，您可以按呼叫器，我们会立即到您床旁。"

患者："好的。于护士，激素这么多副作用，可不可以不用？"

护士："王女士，虽然激素有副作用，但在使用过程中，您按照要求使用，医生会根据不同副作用，做出相应的处理措施。晚点会给您发口服药，有保护胃的药物、钙片，以及防止电解质紊乱的氯化钾、碳酸氢钠等口服药，您不用担心！"

患者："哦，你这样说，我就放心多了。"

护士："好的，您先休息，我一会儿再来看您！"（护士面带微笑，轻轻把患者的呼叫器放在床边）

（三）出院人文护理沟通

护士："王女士，听说您今天视力已经到0.6了啊，恭喜您！治疗效果很明显，根据病情您明天可以出院了，我现在给您讲解一下出院的注意事项，好吗？"（护士查对患者腕带，面带微笑，轻握患者的手）

患者："好的。"

护士："您眼睛现在还有什么不适吗？"

患者："虽然我视力现在比入院时提高了，但有时还是看东西模糊。"

护士："王女士，您现在眼睛看东西模糊是因为还在滴散瞳药，停药后会慢慢恢复的。"

患者："我明白了，谢谢！"

护士："我现在给您讲一下出院后的注意事项。①饮食：宜进营养丰富、低脂、低胆固醇食物，多吃新鲜水果、蔬菜等富含维生素的食物，少吃海鲜等高蛋白食物，少吃煎、炸、辛辣、刺激食物，不吸烟、不喝酒，进糖尿病饮食。②注意劳逸结合、生活有规律、不熬夜、积极参加体育锻炼，增强体质、预防葡萄膜炎复发。③保持情绪稳定、心情舒畅。树立战胜疾病的信心，积极配合治疗。④出院后按医嘱坚持用药，应用糖皮质激素治疗，不能自行突然减量，应根据医生出院医嘱逐渐减量以防病情'反跳'。⑤定期复查。"

患者："好，我知道了。"

护士："结账以后会给您一张出院证，出院证上有具体复查时间及院外用药说明。您可以提前把复查时的号预约上，可拨打预约中心电话000-12345678，也可直接去门诊×房间预约中心预约。"

患者："好的。"

护士："您回家继续用糖皮质激素时，要学会自我观察不良反应，我再给您讲讲。①注意胃肠的反应：如出现呃逆、胃痛、黑便等要立即来医院检查。②自我监测血压、体重、精神意识变化，如出现感觉障碍、情绪不稳定应及时向医生反映。③宜进低盐、高钾食物，适当限制水的摄入量。最后，祝您早日康复！"

患者："谢谢你，于护士。"

（护士递给患者蓝黑色笔，患者在健康教育单上签字确认）

四、相关专业知识

1. 葡萄膜　为眼球壁的中层，位于巩膜和视网膜之间，由虹膜、睫状体及脉络膜三部分构成。

2. 葡萄膜炎　指虹膜、睫状体、脉络膜的炎症。是一种多发于青壮年的眼病，常合并系统性自身免疫性疾病，病情复杂，发病及复发机制尚不完全清楚。

3. 葡萄膜炎症状　主要症状有眼痛、畏光、流泪、视力下降等。

4. 葡萄膜炎并发症　并发性白内障；视网膜脱离；眼球萎缩。

5. 全身用激素副作用　向心性肥胖、胃出血、骨质疏松、肌无力、神经系统兴奋、面色潮红、高血压、高血糖、低钾等。

第八节　视网膜脱离患者人文护理沟通技巧

 一、人文护理质量标准

1. 护士仪表整洁，举止端庄，微笑真诚自然、亲切和善，主动问候、表达关心，善于沟通、热情服务、善始善终。
2. 患者得到了安全有效的入院、手术、出院护理。
3. 患者了解出院后的康复计划。
4. 患者及家属对宣教内容表示理解和满意。
5. 患者及家属能熟悉宣教内容，并让患者签字确认。
6. 宣教完毕及时、准确记录。
7. 安排好适当的复诊时间。

 二、人文护理执行要点

1. 通过沟通交流，对患者进行心理疏导；耐心细致地为患者及其家属进行入院、手术、出院宣教。
2. 关注患者主诉，让患者表达意愿，及时解决问题。
3. 及时连续地进行疼痛评估，解决患者疼痛问题。
4. 运用人文护理关怀患者，为患者建立信任感、安全感及归属感。

 三、人文护理沟通技巧

（一）入院人文护理沟通

护士："您好！我是您的责任护士罗 ××，您可以叫我小罗，能告诉我您的姓名和年龄吗？"（护士面带微笑，眼睛平视患者，语气温柔地自我介绍）

患者："我叫肖 ××，今年 46 岁。"（护士轻扶患者，低头查对腕带）

护士："肖老师，刚才我给您讲解了入院注意事项及规章制度，带您熟悉了病区环境，请问您还有什么不清楚的吗？如果有请随时咨询我，如果我不在，请咨询责任组长任 ××，我们都会认真地为您解答的。"

患者："谢谢小罗护士，你讲得非常清楚了。住院过程中还有不清楚的话我还会问你的。"

护士："没关系，这是我应该做的。我现在针对您的病情做一个简单介绍，您看可以吗？"

患者："好啊，我正想了解这方面的知识。"

护士："肖老师，您请坐，那我们现在就开始吧！您有什么其他内科方面的疾病吗？比如心脏病、高血压、糖尿病、脑血管疾病。眼睛受过外伤吗？有过近视吗？"

患者："我很健康，除了去年检查出糖尿病，没有其他什么疾病！"

护士："肖老师，那您平时血糖控制得好吗？您知道正常空腹血糖和餐后血糖是多少吗？"

患者："我平时没怎么监测，我还不知道正常值呢。"

护士："您别担心，我先给您测个随机血糖看看。（护士动作轻柔地拉起患者的手消毒）您现在的血糖值是 15.3 mmol/L，有点高。空腹血糖的正常值是 3.9 ～ 6.1 mmol/L，餐后两小时血糖正常值为 7.8 mmol/L。糖尿病和视网膜脱离息息相关，一定注意要控制血糖，利于术后恢复。我现在为您讲讲视网膜脱离的相关知识，您明白了就不会担心了。"

患者："好的，谢谢！"（护士用笔在纸上简单画一个眼球）

护士："视网膜脱离是视网膜神经上皮层与色素上皮层之间的分离，分为原发性、渗出性和牵拉性三类，其中原发性占大多数。原发性视网膜脱离又称孔源性视网膜脱离，其与视网膜变性和裂孔形成、玻璃体变性有关。渗出性视网膜脱离的病因有全身性疾病，多见于肾性高血压或妊娠期高血压综合征；脉络膜炎症及脉络膜脱离、脉络膜肿瘤、寄生虫病等。牵拉性视网膜脱离的病因有玻璃体积血、早产儿视网膜病变、重症葡萄膜炎睫状体膜形成等。肖老师，您就属于牵拉性视网膜脱离，因为血糖控制得不好，眼底血管出血导致玻璃体积血，玻璃体内有宽阔粗大的机化膜或条索与视网膜有广泛的粘连，由瘢痕收缩而引起了视网膜脱离。请问我为您讲解明白了吗？"

患者："我明白了，谢谢你小罗。请问我什么时候能手术呢？"

护士："肖老师，您别着急，目前您最主要的任务是先控制好血糖。从现在开始，您每天要监测 5 次血糖，早上空腹、三餐后两小时及睡前。您吃第一口饭的时候记得看时间并告诉我们值班护士，两小时后我们为您测餐后血糖。每次餐后您可以扶着走廊的扶手在走廊上稍微活动，以利控制血糖。一定记得不要为了能手术而不吃饭，以免发生低血糖，导致昏迷。接下来主治医生可能会给您安排门诊 B 超、黄斑光学相关断层成像、眼底血管造影等检查，等结果出来后就安排手术。"

患者："好的，小罗。"

护士："对了肖老师，您视力不好，住院期间务必留一位家属陪伴，检查结果出来后便于医生第一时间与您和家属沟通，制订手术方案。我们的手术方法有激光光凝、冷凝、玻璃体切除、玻璃体联合视网膜手术等。"

患者："谢谢你小罗，我们一定配合。谢谢你耐心为我讲解，我现在明白了，心理没有那么害怕了。"

护士："肖老师，这是我应该做的。（护士面带微笑，温柔地跟患者说）术前每天医生查房要检查眼底情况，我们会遵医嘱为您滴散瞳药，滴药后您看东西是模糊的，容易摔倒，请务必留陪护。手术前尽量减少活动，以免视网膜裂孔变大，增加手术难度。托吡卡胺眼药水散瞳后需 4 ～ 6 小时后瞳孔恢复，硫酸阿托品凝胶散瞳后 21 天左右瞳孔恢复正常，散瞳后您的视力要比现在差，这是正常的，请别担心。术前一定不要感冒，我们会按照医生的医嘱为您滴抗生素眼药水，预防术后感染。术前您还需要根据医生的要求，采取相应体位休息，不能随意更改体位。如果您的玻璃体积血严重，需要半坐卧位休息，以利于积血的吸收；有视网膜裂孔，应使裂孔处于最低位，引出视网膜下积液，便于视网膜贴复，避免视网膜脱离加重。请问还有什么不清楚的吗？"

患者："小罗，你讲得太详细了，出院我一定给你点个赞！"

护士："其实这些没有什么，是我的职责，那您好好休息，我稍后再来为您做体位休息的指导。"

（二）术前人文护理沟通

护士："肖老师，您好，我是您的责任护士小罗。今天感觉怎么样？"

患者："我觉得眼睛好像比来之前清楚多了。"

护士："肖老师，这就是您玻璃体积血吸收后的表现，恭喜啊。现在有没有哪里不舒服？有没有感冒、发烧、咳嗽？"

患者："没有。"

护士："那就好，您的检查结果出来了，没有异常，医生已经安排了您明天手术，今天我要给您做术前准备，能告诉我您叫什么名字吗？我好查对腕带信息。"

患者："肖 ××，46 岁。"（护士轻扶患者，低头查对腕带）

护士："肖老师，您对什么药物过敏吗？"

患者："我没有过敏史。"

护士："好的，我现在要给您做头孢唑林钠药物皮试，待会儿在您前臂掌侧下段注射 0.1 毫升皮试液，有一个小皮丘鼓起来是正常的。不要用手去揉注射部位，20 分钟后观察结果。"

患者："好的，除了做皮试还有其他准备吗？"

护士："我接下来会给您进行冲洗术眼泪道、剪术眼睫毛、扎留置针等操作，请您一定配合。操作时我会给您讲怎么配合的，请您不要紧张，有什么不适请及时告诉我。"

患者："好的。"

护士："今天会扎留置针，请您做好个人卫生，特别要洗头、洗澡，避免术后感染，术后 1 周内洗头发的脏水勿进入眼睛。今晚要保持良好的睡眠，避免感冒、咳嗽。如有感冒、咳嗽要及时告诉医生，医生会推迟手术，因为术中突然咳嗽或打喷嚏，有可能影响医生操作，损伤眼睛其他组织，术后容易引起全身感染等。您明天手术麻醉的方式是局麻，术前我们会告诉您禁食、禁水的时间，术前进食不宜过饱，避免术中牵拉眼肌导致呕吐。"

患者："好的。"

护士："肖老师，请问您是哪只眼睛做手术？我要为您冲洗泪道。术前冲洗泪道主要是检查您泪道有没有分泌物，如果有脓，是不能做手术的。请您按我的要求配合好吗？"

患者："左眼，我一定配合。"

护士："肖老师，您现在坐好。（轻扶患者躺在治疗床上）眼睛往上看，我现在为您滴表面麻醉剂。"

患者："好的。"

护士："肖老师，现在眼睛往上看，我要从您下泪小点注入生理盐水。您口腔和鼻腔里有水的时候可以咽下去，因为生理盐水是可以服用的，在冲洗过程中可能有一点点不舒服。"

患者："好的！"

护士："肖老师，您的泪道是通畅的，没有分泌物。"

患者："那就好！"

护士："您可能不了解手术的整个过程，我现在给您讲一下与手术相关的知识。明天医生要给您做的手术是玻璃体切除＋激光光凝＋气体或硅油填充术。玻璃体切除就是从根本上解除玻璃体积血；激光光凝就是将视网膜周边有脱离风险的地方围上，预防周边视网膜脱离；气体或硅油填充可使视网膜复位。这不是一个提高视力的手术，而仅能使脱离的视网膜重新贴复，保住眼球。"

患者："好的，我理解了。谢谢！"

（三）术后当日人文护理沟通

护士："肖老师，您好！我是您的责任护士小罗。您现在已经安全返回病房了。（护士轻柔地握住患者的手，低头查看患者腕带）您做的是左眼玻璃体切除＋激光光凝＋硅油填充术，您现在的体位要求是俯卧位。保持俯卧位的目的是利用硅油的浮力使脱离的视网膜复位。每日俯卧位时间要保持 10 小时以上。为了缓解俯卧位带来的不适，在保持头面部低位的前提下，可以适当变更体位，可坐、卧、站交替。也可使用减轻不适的俯卧位头枕气垫，以增加舒适感。饱食后不宜立即俯卧，可坐位头低位半小时后再开始俯卧位。第 1 个月是关键期，必须保持好体位。硅油填充术后 3～6 个月复查，根据视网膜恢复情况再行硅油取出术。"

患者："小罗，我现在可以吃东西了吗？"

护士："您的手术方式是局部麻醉，不需要禁食，现在可以进清淡、易消化饮食。避免辛辣、刺激性食物，多吃蔬菜、水果，保持排便通畅，避免用力排便，因腹腔压力升高导致眼压升高。避免坚硬食物，用力咀嚼食物会牵拉伤口引起疼痛。肖老师您有糖尿病，一定要严格按照糖尿病饮食，含糖分高的水果、油炸食品等都不可以吃。"

患者："好的。小罗，我现在感觉眼睛有点痛是正常的吗？"

护士："术后眼睛有轻微疼痛是正常反应，如果疼痛加重，一定要及时告诉我们，我们会根据您的疼痛性质来处理。术后眼痛可分几种。钝痛：可随时间的延长而缓解，多为手术创伤引起的疼痛，可观察，必要时根据医嘱应用镇痛剂。眼胀痛伴同侧头痛：患者感恶心、呕吐，有可能是硅油填充导致的眼压升高，医生会给予降眼压处理。眼痛如针扎样伴异物感、流泪，应检查角膜上皮有无损伤，可使用抗生素眼膏涂抹后包扎术眼，72小时内角膜上皮即可修复。眼痛剧烈伴分泌物、眼睑肿胀、结膜充血明显、角膜后沉着物、前房闪辉，应高度考虑眼部感染，遵医嘱积极进行抗感染治疗。出现感染情况，您就需要安静、舒适的休息环境，必须减少陪伴和探视。术后由于您取俯卧位，眼睑有可能肿胀明显，这时候别紧张，每日湿热敷2～3次，每次15～20分钟就可缓解。"

患者："还有其他注意事项吗？"

护士："还有眼睛方面的。①不能揉眼睛，避免发生眼部出血。②避免眼睛进生水和脏水，特别是洗头水。不能用湿巾和卫生纸擦拭眼睛，以避免眼部感染。③避免头部剧烈活动导致眼部出血。④观察伤口有无渗血、渗液，敷料是否松紧合适，敷料浸湿、脱落应及时告诉我们更换。"

护士："另外，术后要保持良好的睡眠，俯卧位肯定有点不适应，如果睡眠不好可以吃帮助睡眠的药物，休息好了，才恢复得快。"

患者："好的，谢谢你小罗。"

（四）术后第1天人文护理沟通

护士："肖老师，您今天拆了纱布感觉怎么样？昨晚睡得好吗？"（护士低头查看患者腕带）

患者："昨晚睡得不是很好。小罗，我眼睛现在觉得有点卡痛。"

护士："肖老师，这里有一张疼痛评分卡，您看您的疼痛程度是哪一种？"（护士给患者出示疼痛评分卡，护士指导患者进行疼痛程度的测量）

患者："我感觉应该是两分。"

护士："术后眼睛有点轻微卡痛是正常的，因为有缝线，缝线自行吸收后，卡痛就会减轻。此外，您剪了睫毛有点不习惯，闭眼时也会觉得卡。注意轻轻闭眼休息，减少对伤口的刺激，放松心情，听一些舒缓的音乐，这样疼痛会减轻一些。"

患者："好的，谢谢！今天医生检查我的眼睛说恢复得可以，就是眼压还稍微有点高，需要再多观察几天，要不然都可以出院了。"

护士："您别担心！硅油填充术后是有可能引起眼压增高，我们会按照医生的医嘱给您用降眼压的药。我现在给您把纱布遮上，以免俯卧位时压迫眼球。除了这些，因为您有糖尿病，皮肤破损不容易恢复，请一定要不定时更换体位，以免长时间保持一个体位引起压疮。"

患者："好的，我一定按你说的做，谢谢！"

护士："不用客气，您好好休息吧，我先把床挡支上，以免跌倒。如果有什么需要帮忙的请按呼叫器叫我，我会第一时间到您床旁。"（护士轻轻为患者拉起床挡）

（五）出院人文护理沟通

护士："肖老师，您现在眼压正常了，眼睑水肿也消失了，恭喜您，眼睛恢复得不错！医生开具了您

明天出院，我现在给您和家属讲解一下出院的注意事项，好吗？"（护士低头查看患者腕带）

患者："我现在看东西比手术之前还模糊，多观察几天可以吗？"

护士："肖老师，您现在视物模糊是因为还在滴散瞳药。滴散瞳药是为了防止术后眼部炎症重而引起瞳孔粘连，停药后会慢慢恢复的。"

患者："我明白了，谢谢！"

护士："我现在给您讲一下回家后的注意事项。饮食方面：宜清淡饮食，食物勿辛辣、刺激，保持排便通畅，进糖尿病饮食。活动方面：勿揉搓术眼，勿用力摇晃头部，活动轻缓，避免剧烈运动和重体力劳动。用药方面：遵医嘱滴激素眼液和抗生素眼液、散瞳剂，滴药时间为 2～4 周，特殊情况须遵医嘱全身用药。复查方面：术后第 1 周、半个月、1 个月、3 个月定期门诊随访，检查视力、伤口愈合情况、视网膜复位情况。如出现眼前闪光感、视物变形、视力突然下降、眼部胀痛等不适应立即就医。"

患者："哦，我知道了，请问我每次需要到病房来复查吗？"

护士："不用，您只需要在网上或预约中心预约手术医生的号，到时候在门诊复查就可以了。如果没有其他问题，我现在教您和家属如何用药。我们首先洗干净双手，用消毒棉签轻轻扒开下眼睑，把眼液滴进下穹隆部。先滴澄清的眼液，再滴混悬液，然后涂凝胶，最后涂眼膏，使用两种以上的眼液需间隔 5～10 分钟。眼药瓶口勿接触眼睛及睫毛。请看我的示范吧。"

患者："真的太谢谢你了！讲解得真详细！"

（护士递给患者蓝黑色笔，患者在健康教育单上签字确认）

 四、相关专业知识

1. 视网膜脱离　是视网膜神经上皮层与色素上皮层之间的分离，分为孔源性、渗出性和牵拉性三类，其中孔源性占大多数。

2. 视网膜脱离症状　眼前黑影飘动、闪光感、视物遮挡等。随着视网膜脱离范围扩大波及黄斑部，视力有不同程度下降，直至仅存光感。

3. 术后并发症　眼压升高、感染、反应性葡萄膜炎、角膜上皮缺损。

第九节　视网膜母细胞瘤患者人文护理沟通技巧

 一、人文护理质量标准

1. 护士仪表整洁、举止端庄，真诚微笑、亲切和善、主动问候，表达关心、言语诚恳、善于沟通。

2. 患者及家属对宣教内容表示理解和满意，并配合治疗及手术。

3. 患者能缓解紧张与不安，稳定情绪。

4. 患者及家属能熟悉视网膜母细胞瘤的宣教内容，并让患者在健康教育单上签字确认。

5. 宣教完毕及时、准确记录。

二、人文护理执行要点

1. 根据患者的具体病情，耐心细致地为患者及其家属进行入院、手术、出院宣教。

2．关注患者主诉，让患者表达意愿，及时解决问题。

3．运用人文护理关怀患者，为患者建立信任感、安全感及归属感。

三、人文护理沟通技巧

（一）入院人文护理沟通

护士："刘×× 妈妈，您好！我是您孩子的责任护士杨××，您可以叫我小杨。（护士微笑，眼睛平视患儿及家属，语气温柔地自我介绍）能告诉我孩子的姓名和年龄吗？我可以看一下孩子的腕带吗？"

患儿家属："刘××，1 岁 1 个月。"（护士轻抚患儿，面带微笑看着患儿，低头查对腕带）

护士："刘×× 妈妈，请问您贵姓？刚才我讲解了入院注意事项及规章制度，带您和孩子熟悉了病区环境，请问还有什么不清楚的吗？如果有请随时咨询我，如果我不在，请咨询责任组长任××，我们都会认真地给您解答。"

患儿家属："谢谢小杨护士，你讲得非常清楚了。我姓王，我和孩子爸爸文化程度不高，我们得知孩子眼睛得病，觉得天都要塌下来了，都不知道该怎么办。"

护士："王女士，您别着急，放松，我非常理解您的心情。（护士轻握患儿妈妈的手，语气温和地对她说）我现在就孩子疾病的相关知识给您做一个简单介绍，可以吗？"

患儿家属："好啊，真是太感谢你了！"

护士："王女士，不客气，请坐，那我们现在就开始吧！（护士轻扶患儿妈妈及患儿坐下）请问您的孩子以前还患过什么病吗？有过什么先天性疾病吗？"

患儿家属："孩子足月产，很健康，没有其他疾病！"

护士："那您本次为什么带孩子来医院检查呢？"

患儿家属："我们小时候就觉得孩子眼睛特别大，很高兴。无意中在黑暗房间里才发现孩子两只眼睛不一样，一只有白色反光，我们就带他来医院检查。一检查就说是视网膜母细胞瘤，这个结果对于我们来说简直是晴天霹雳，我都不知道怎么办了，孩子还这么小，不知道以后会不会留下什么后遗症。"

护士："王女士，您别担心，早发现，早治疗。我现在为您讲一下视网膜母细胞瘤的相关知识，您明白了就不会担心了。"

患儿家属："好的，谢谢！"

护士："视网膜母细胞瘤是婴幼儿最常见的原发性眼内恶性肿瘤，发病率为 1 ∶ 20000 ～ 1 ∶ 15000，部分患儿出生时即已患病。双眼患者的平均诊断年龄为 13 个月，单眼患者为 24 个月。90% 的病例发生于 3 岁以前，约 40% 的病例属于遗传病。早期不易发现。按视网膜母细胞瘤的临床过程可以分为眼内期、青光眼期、眼外蔓延期、全身转移期四期。我现在用手电筒给孩子检查一下眼睛可以吗？"

患儿家属："可以，谢谢你小杨。"

护士："现在孩子有白瞳征，俗称'猫眼'，是患儿无自诉能力，不能自诉有无视力障碍，导致肿瘤早期不易被家长发现。当肿瘤增殖突入玻璃体腔或接近晶状体时，患儿视力丧失，瞳孔开大，瞳孔区呈白色、黄色或粉白色反光，是临床上最易发现的早期症状。视网膜母细胞瘤青光眼期可出现'牛眼'外观，主要是儿童眼球壁弹性较大，肿瘤生长引起眼压增高后，儿童眼球膨大所致。接下来医生可能会给孩子安排 CT、MRI 等检查，排除全身情况，便于安排手术。"

患儿家属："好的，谢谢小杨。"

护士："治疗视网膜母细胞瘤的首要目标是挽救患儿生命，其次是保留眼球和部分视力。治疗方法有化疗、局部治疗、外照射放疗、手术治疗、基因治疗、免疫治疗。我们最常用的就是化疗＋手术治疗，具体手术方式要根据孩子的检查情况来确定，请您放心。"

患儿家属："小杨，谢谢你耐心为我们讲解，我们现在心情好多了。"

护士："王女士，这是我应该做的。小朋友术前需要做一些常规检查，今天晚上22：00以后需要禁食、禁水，明天早上要抽空腹血做术前检查，抽完血即可进食。术前一定不要感冒，我们会按照医生的医嘱给小朋友滴抗生素眼药，那您和孩子先休息一下。"

（二）术前人文护理沟通

护士："王女士，我是刘××小朋友的责任护士小杨。今天孩子有没有哪里不舒服？有没有感冒、发烧、咳嗽等症状？"

患儿家属："没有。"

护士："王女士，刘××明天要做手术了，孩子经过前期的检查发现肿瘤有点大，医生建议必须摘除眼球然后做化疗。今天我要给孩子做术前准备，您能告诉我孩子的名字、年龄吗？"

患儿家属："刘××，1岁1个月。"（护士轻扶患者，低头查对腕带）

护士："王女士，孩子以前对什么药物或食物过敏吗？"

患儿家属："我们暂时还没有发现孩子对什么过敏。"

护士："好的，我现在要给刘××做头孢唑林钠皮试。这是皮内注射，待会儿在小朋友前臂掌侧下段注射0.1毫升皮试液，有一个小皮丘鼓起来是正常的。您和孩子不要用手揉注射部位，20分钟后我们观察结果。"（护士操作轻柔，面带微笑，尽量减轻患儿紧张情绪）

患儿家属："好的。"

护士："为了避免术后感染，今天下午3点前请做好个人卫生，包括洗澡、洗头发等。为了保证术中安全，下午3点我会给小朋友扎留置针。母乳喂养的孩子全麻术前需禁食、禁饮4小时。您的孩子明天早上第一台手术，明早4点以后禁止吃任何东西及喝水、喝奶。为了保证麻醉安全，如果孩子感冒、咳嗽、有痰一定要告诉我和您孩子的主治医生。"

患儿家属："谢谢你小杨，你讲得太仔细了，我们一定按照你的要求做。"

护士："患儿做了皮试，有没有烦躁、呼吸困难等症状？"

患儿家属："没有。"

护士："刘××小朋友，皮试注射部位皮丘消失，周围皮肤无红肿、无伪足，头孢唑林钠皮试呈阴性。"

患儿家属："谢谢杨护士，你太仔细了！"

护士："留置针已扎好，为了防止留置针脱落，现在我给孩子固定好后，家长一定不要让孩子拔扯敷贴及针管，我会用纱布块将它保护起来，以免孩子夜间撕脱。"（护士动作轻柔地给患儿固定敷贴）

患儿家属："好的，太感谢了！"

（三）术后当日人文护理沟通

护士："刘××小朋友家长，孩子现在已经安全返回病房了，从现在开始两个小时之内，要随时叫醒小朋友，陪他说话、讲故事，不能让小朋友睡觉。麻醉清醒前去枕平卧，头偏向一侧，防呕吐引起窒息。两小时后方可让孩子睡觉。"

（护士左手轻轻抬起患儿头部，用右手取出枕头，然后核对患儿腕带信息）

患儿家属："好的，小杨护士，还有什么需要注意的吗？"

护士："现在孩子的患眼在用绷带加压包扎，孩子苏醒后会哭闹、用手抓患眼，家长须注意安抚孩子，必要时约束其双手，防止绷带和敷料脱落。如果发现渗出液浸湿绷带，及时叫我给孩子更换。"

患儿家属："好的。"

护士："接下来，我再给您讲讲术后注意事项，如果有不清楚随时问我。①全麻 3 个小时后适当给小朋友喝水，若无呕吐，4 个小时后可进食温牛奶、稀饭等流质、半流质食物，然后逐步过渡到普食；如果有呕吐则禁食时间延长。第 2 天进食清淡、易消化饮食，保持排便通畅。②请把两边床挡拉上，爸爸、妈妈一边坐一个，轻轻握住小朋友的手，给他安全感，防止其烦躁导致跌倒坠床。③术后可能会有不同程度的疼痛，应转移患儿注意力，可减轻疼痛，如果孩子感觉疼痛不能忍受，可以遵医嘱使用镇痛药。"

患儿家属："好的，谢谢小杨。"

（四）术后第 3 天人文护理沟通

护士："王女士，今天刘 ×× 小朋友可以拆纱布和绷带了，我可以为他检查一下眼睛吗？"（护士轻拉患儿小手，低头查看患儿腕带）

患儿家属："可以。"

护士："刘 ×× 小朋友，阿姨先轻轻给你擦一下眼睛分泌物。痛不痛？（护士仔细观察患儿面部表情，询问有无不适）王女士，我现在给您讲一下孩子的日常眼部护理，好吗？"

患儿家属："可以。"

护士："现在刘 ×× 小朋友眼球摘除后要保持日常眼部清洁，不能用手和纸巾擦拭，用清洁棉签由内眦部向外擦拭眼部，以免感染。现在我要给小朋友滴眼药治疗。请帮我固定好小朋友可以吗？"（轻扶患儿头部，协助患儿头部后仰）

患儿家属："好的，谢谢你小杨。"

护士："不用谢，这是我应该做的，祝刘 ×× 小朋友早日康复！"

（护士递给患者家属蓝黑色笔，患者在健康教育单上签字确认）

四、相关专业知识

视网膜母细胞瘤（retinoblastoma，Rb）是一种来源于光感受器前体细胞的恶性肿瘤。常见于 3 岁以下儿童，具有家族遗传倾向，可单眼、双眼先后或同时罹患，是婴幼儿最常见的眼内恶性肿瘤，成年人中罕见。

视网膜母细胞瘤的发生是由染色体缺失或基因突变引起的，具有先天性和遗传倾向，早期诊断、早期治疗是保存有用视力及挽救患儿生命的关键。

第十节　斜视患者人文护理沟通技巧

一、人文护理质量标准

1．护士仪表整洁、举止端庄，真诚微笑、亲切和善、主动问候，表达关心、言语诚恳、善于沟通。

2．患者及家属对宣教内容表示理解和满意，并配合治疗及手术。

3．患者能缓解紧张与不安，稳定情绪。

4．患者及家属能熟悉斜视相关宣教内容，并让患者在健康教育单上签字确认。

5．宣教完毕及时、准确记录。

二、人文护理执行要点

1．根据患者的具体病情，耐心细致地为患者及其家属进行入院、手术、出院宣教。
2．关注患者主诉，让患者表达意愿，及时解决问题。
3．运用人文护理关怀患者，为患者建立信任感、安全感及归属感。

三、人文护理沟通技巧

（一）入院人文护理沟通

护士： "王女士，您好！请问还记得我吗？"（护士低头查看患儿腕带）

患儿家属： "记得，你是责任护士小于。"

护士： "您记性可真好。刚才我讲解了入院注意事项及规章制度，带您和孩子熟悉了病区环境，请问还有什么不清楚的吗？如果有请随时咨询我，如果我不在请咨询责任组长任××，我们都会认真解答。"

患儿家属： "谢谢小于护士，你讲得非常清楚了，我和孩子爸爸文化程度不高，我们就想知道孩子这病是怎么回事。"

护士： "我现在就孩子疾病的相关知识给你们做一个简单介绍，可以吗？"

患儿家属： "好的，真是太感谢你了！"

护士： "王女士不客气，请坐，那我们现在就开始吧！请问您小孩以前还患过什么疾病？有过什么先天性疾病吗？"

患儿家属： "孩子足月产，很健康，没有其他疾病！"

护士： "那孩子有什么药物或食物过敏吗？"

患儿家属： "我们暂时还没有发现孩子对什么有过敏现象！"

护士： "王女士，那你们发现孩子歪头看东西，两眼不能同时注视同一目标，双眼运动不协调这种症状有多久了呢？"

患儿家属： "我们长期在外打工，最近孩子奶奶打电话说孩子幼儿园体检，小孩眼睛有问题，要佩戴眼镜，我们等孩子放假才带他来检查。戴了一段时间眼镜还是不行，医生就说要住院，需要手术。我们都不知道怎么办了，孩子还这么小，不知道以后会不会留下什么后遗症啊？"

护士： "王女士您别担心。（护士轻握患儿家属的手，安慰她）我现在为你们讲解斜视相关知识，你们明白就不会担心了。"

患儿家属： "好的，谢谢！"

护士： "共同性斜视以眼位偏斜为主要表现，眼球无运动障碍，斜视角不因注视方向改变而变化，两眼分别注视时的斜视角相等。常分为共同性内斜视、共同性外斜视。共同性内斜视又分为先天性内斜视和后天性内斜视，其中先天性内斜视一般出生后6个月内发病，斜视度较大，单眼斜视可合并弱视。共同性外斜视又分先天性外斜视和后天性外斜视，而后天性外斜视又分间歇性外斜视、恒定性外斜视和继发性外斜视。我看您孩子的诊断是共同性内斜视。请随我到检查室，我给孩子测一下视力，看看视力的情况。"

患儿家属： "宝宝，跟着阿姨走。"

护士： "王××小朋友，先拿遮眼板，轻轻遮住左眼，我们先看右眼。看镜子里面'山'的缺口在哪边就往哪边指，看不清楚不能猜哦，要跟阿姨说。"（护士面带微笑，目光平视患儿，温柔地说）

患儿："阿姨我看不见了，可以换一只眼睛了吗？"

护士："王×× 小朋友，我们测好了，你现在的视力是右眼 0.3、左眼 0.3。"

患儿家属："孩子的视力正常吗？"

护士："王×× 小朋友的视力有点低，可能有弱视。之前戴了一段时间眼镜，现在双眼视力平衡了，应及时行手术矫正眼位。"（护士对患儿家属说）

护士："做了手术，以后你看东西不用歪着脑袋，眼睛也不斜了，可漂亮了。"（护士微笑鼓励患儿）

患儿："真的吗？太好了阿姨。我好开心！"

护士："王女士，孩子术前需要做一些常规检查，今天晚上 10 点以后需要禁食、禁水，明天早上要抽空腹血做术前检查，抽完血即可进食。术前一定不要感冒，我们会按照医生的医嘱给小朋友滴抗生素眼药。那您和孩子现在先休息一下吧。"

（二）术前人文护理沟通

护士："王女士，我是王×× 的责任护士小于。今天孩子有没有哪里不舒服？"（护士面带微笑，眼睛平视患儿，语气温柔地自我介绍）

患儿家属："没有，这几天孩子可配合了！"

护士："哇！王×× 小朋友你太棒了，阿姨要告诉你个好消息，你的主治医生已经安排明天给你做手术了，阿姨今天要给你做术前准备。你现在可以伸出手来，让阿姨看看你的腕带吗？你能告诉阿姨你几岁了，叫什么名字吗？"

患儿："王××，5 岁。"（护士轻握患儿的手，低头查对腕带）

护士："真棒宝宝，那阿姨现在给你剪睫毛，你躺在床上配合一下阿姨可以吗？我们术前剪睫毛是为了术野干净，减少术后感染。待会儿阿姨给你剪上眼睑睫毛时，你眼睛向下看，看自己的小脚。"（护士轻柔地抱患儿躺在治疗床上）

患儿：（王×× 哭起来了）"阿姨，睫毛减掉会不会长起来啊？"

护士："原来宝宝不是害怕剪睫毛，是怕剪了不长呀！宝宝别担心，睫毛剪了过一段时间就会长出来，还会长得更长，以后更漂亮，但是睫毛生长过程中可能有一点不舒服，我们每次轻轻闭眼，不要用力眨眼……好了，睫毛剪好了，我再给你们交代一下注意事项。"

患儿家属："好的"

护士："为避免手术后感染，今天下午 3 点之前请为小朋友做好个人卫生，洗澡、洗头发。为了小朋友术中安全，下午 3 点我会给他扎留置针。24：00 以后禁食、禁水。你们明天早上第一台手术，睡前可适当加餐。全麻手术有可能在术中插管，是为了避免窒息。如果小朋友有感冒、咳嗽、咳痰一定要告诉我和孩子的主治医生。"

患儿家属："谢谢你小于，你讲得太仔细了，我们一定按照你的要求做。"

（三）术后当日人文护理沟通

护士："王×× 小朋友，你现在已经安全返回病房。妈妈注意了，从现在开始两个小时之内，要随时叫醒小朋友，陪她说话、讲故事，不能让小朋友睡觉。麻醉清醒前平卧，不睡枕头，头朝向一边倾斜，以防呕吐引起窒息。两个小时后可侧卧或适当摇高床头。"

（护士左手轻轻抬起患儿头部，用右手取出枕头，轻拉患儿左手，低头查看腕带）

患儿家属："好的，小于护士，还有什么需要注意的吗？"

护士："接下来，我再给您讲讲术后注意事项，如果不清楚可以随时问我。①全麻 3 个小时后适当给小朋友喝水。若无呕吐，4个小时后可进温牛奶、稀饭等流质、半流质食物，逐步过渡到普食，如有呕吐禁食时间延长。第二天进清淡、易消化饮食，保持排便通畅。②目前小朋友伤口敷料无渗血、渗液，如果有请立即告诉我及医生检查并更换。③现在小朋友麻药未全部代谢，有点烦躁是正常的，注意别让孩子用手撕纱布，告诉孩子明天早上就可以拆掉纱布，眼睛就能看见了，别害怕。④请把两边床挡拉上，爸爸、妈妈可以轻轻握住小朋友的手，给予安全感，防止其烦躁导致跌倒坠床。"

护士："王××小朋友，你眼睛痛不痛？"

患儿："阿姨，我现在感觉眼睛有一点点痛。"

护士："很痛吗？可以忍受吗？0～10分，你自己觉得有几分？"（护士给患儿出示疼痛评分卡，护士指导患儿进行疼痛程度的测量）

患儿："一点点痛，2分。"

护士："术后小朋友眼睛有轻微钝痛或牵扯痛是正常的，多是手术切口及切断眼肌而引起，眼痛如针扎伴异物感、流泪请及时告诉我和医生，我们好检查并处理。"

（四）出院人文护理沟通

护士："王××小朋友，恭喜你今天拆了纱布！医生开具了你明天出院，我现在给你们讲解一下出院的注意事项。"（轻拉患儿的手，低头查看腕带）

患儿家属："小于护士，孩子眼睛这么红，你跟医生说，我们不出院，要多观察几天可以吗？"

护士："王女士，孩子眼睛红是正常的，手术创伤会引起局部充血，遵医嘱用抗生素+激素眼药滴眼，避免用手揉患眼及污染伤口，症状2～4周会消失。"

患儿家属："你这样解释，我们就明白了。请问我们出院还需要注意什么呢？"

护士："饮食方面，选富含维生素、蛋白质的饮食，如瘦肉、鸡蛋、鱼类及新鲜蔬菜、水果，注意粗细搭配，增强体质，促进康复；活动方面，保持良好心态，不紧张，适当参加活动，但避免跑、跳等剧烈活动；用药方面，遵医嘱用抗生素眼药滴眼，滴药时间为2～3周，特殊情况遵医嘱执行；还要注意勿揉搓患眼，以免伤口裂开及感染，术后1周内洗脸时，注意脏水勿入眼，1个月内避免游泳，注意安全，勿碰撞术眼。术后1周、半个月、1个月、3个月门诊复查。您孩子有弱视，需要继续弱视治疗。"

患儿家属："好的，知道了。"

护士："您可以提前预约下次复查的时间。"

患儿家属："谢谢你小于护士，真的感谢你对我们的照顾！"

（护士递给患者家属蓝黑色笔，患者在健康教育单上签字确认）

 ## 四、相关专业知识

斜视是与双眼视觉和眼球运动相关的疾病，是指两眼不能同时注视目标，属眼外肌疾病。目前临床尚无完善的斜视分类方法，通常有以下几类：根据融合功能分为隐斜视、间歇性斜视和恒定性斜视；根据眼球运动及斜视角有无变化分为共同性斜视和非共同性斜视；根据注视情况分为交替性斜视和单眼性斜视；根据发病年龄分为先天性斜视和获得性斜视；根据偏斜方向分为水平斜视（包括内斜视）、外斜视和垂直斜视、旋转斜视，以及混合型斜视。

第十一节　眼眶肿瘤患者人文护理沟通技巧

 一、人文护理质量标准

1. 护士仪表整洁、举止端庄，真诚微笑、亲切和善、主动问候，表达关心、言语诚恳、善于沟通。
2. 患者及家属对宣教内容表示理解和满意，并配合治疗及手术。
3. 患者能缓解紧张与不安，稳定情绪。
4. 患者及家属能熟悉眼眶肿瘤的宣教内容，并让患者在健康教育单上签字确认。
5. 宣教完毕及时、准确记录。

 二、人文护理执行要点

1. 根据患者的具体病情，耐心细致地为患者及其家属进行入院、手术、出院宣教。
2. 关注患者主诉，让患者表达意愿，及时解决问题。
3. 运用人文护理关怀患者，为患者建立信任感、安全感及归属感。

 三、人文护理沟通技巧

（一）入院人文护理沟通

护士："您好！我是您的责任护士寇××，您可以叫我小寇，能告诉我您的姓名和年龄吗？我查一下您的腕带。"（护士面带微笑，眼睛平视患者，语气温柔地自我介绍）

患者："我叫王××，今年45岁。"（护士轻扶患者，低头查对腕带）

护士："王女士，刚才我给您讲解了入院注意事项及规章制度，带您熟悉了病区环境，请问还有什么不清楚的吗？如果有请随时咨询我，如果我不在请咨询责任组长任××，我们都会认真为您解答。"

患者："谢谢小寇护士，你讲得非常清楚了，住院过程中有不清楚的我还会问你，不要嫌弃我们农村人，没有文化，记不住呀。"

护士："好的，这是我应该做的，我们对待每一位患者都是一视同仁。我现在针对您的病情相关知识给您做一个简单介绍，可以吗？"

患者："好啊，我正想了解这方面的知识。"

护士："王女士您请坐，那我们现在就开始吧！您之前患过其他疾病吗？有什么药物过敏史吗？"

患者："我很健康，没有其他什么疾病，也没有过敏反应。"

护士："眼眶肿瘤是全身肿瘤的一部分，由于眼眶组织成分多样，眼眶肿瘤的种类也复杂多样，仅原发性肿瘤就达100余种。眼眶肿瘤在早期可以没有任何症状，当肿瘤生长到一定体积时，可引起眼球突出或因压迫视神经出现视力下降等症状。但是由于肿瘤性质、进展快慢和部位等不同，其临床表现千差万别。住院期间不要多想，保持良好的心态，等眼睛做完手术就美观了。"

患者："好的，我相信你！"

护士："下面我来为您讲解一下眼眶肿瘤的病因。根据发病原因和发病机制，眼眶肿瘤可分为原发性肿瘤、继发性肿瘤和转移性肿瘤三种。原发性肿瘤以血管瘤最为常见，继发性肿瘤以黏液囊肿发生率最高，转移性肿瘤以乳腺癌、前列腺癌和肺癌等多见。术前医生会给您开眼眶及做头颅 CT 或核磁共振等，术后要送病理切片。肿瘤不一定是恶性的，您一定要有信心，不要焦虑好吗？"

患者："我知道了，谢谢你小寇。"

护士："由于眼眶肿瘤的种类繁多，病理特征各异，一般而言，良性肿瘤多呈膨胀性生长，常有完整的包膜，瘤细胞分化成熟，与其来源组织很相似。恶性肿瘤呈浸润性生长，缺乏包膜，瘤细胞根据分化程度不同，与其来源组织不相似或完全不同。"

患者："以前听都没有听过眼睛还会得肿瘤，现在才知道眼眶肿瘤也这么复杂。我现在有一点担心的就是会不会把眼球摘除。"

护士："眼眶肿瘤的治疗方法有三种。①手术治疗：无论良性或恶性眼眶肿瘤，手术摘除都是肿瘤最常用且行之有效的方法，适用于 95% 以上的眼眶肿瘤。②放疗：适用于原发性眼眶恶性肿瘤、转移癌及肿瘤摘除后的辅助治疗等。③药物治疗：大多数眼眶肿瘤经药物治疗无效，不能够耐受手术或放疗效果不佳者，可选择药物治疗。手术的方式是根据肿瘤的良性与恶性、生长及侵犯部位而决定的，如眼眶内容物摘除术、眼球摘除术、眶尖肿瘤切除，术后可能出现视力永久性丧失及外观上的改变。总之，医生会根据您的情况及检查结果确定手术方式。"

患者："谢谢你小寇，谢谢你耐心为我讲解。我现在明白了，心理没有这么害怕了。"

护士："这是我应该做的。术前您需要抽血验肝肾功、生化全项、凝血项、输血前相关检查、血常规，完善心电图、胸片等相关检查。今天晚上 10 点后不要喝水、不要吃任何东西，明天早上 6 点左右护士会来为您抽血。请问我的讲解还有什么不清楚的吗？"

患者："小寇，你讲得太详细了。那我今天还有哪些治疗呢？"

护士："如果医生开了检查，有些能预约做的检查，您今天就可以去做。由于您眼球突出得有点严重，现在闭眼有点困难，医生可能会给您使用人工泪液、眼膏涂眼等，防止暴露性角膜炎发生。医嘱出来后，我们会及时为您用药。现在我给您把床头稍微摇高，晚上睡觉如果不习惯，可以摇平仰卧。这样睡可以改善静脉回流，减轻您的眶周和眼睑水肿。如果眼痛，一定要告诉医生，必要时给予甘露醇脱水治疗。"

患者："好的，谢谢小寇。我明白了。"

护士："王女士，您先休息一会儿，我们待会儿来为您做治疗。"

（二）术前人文护理沟通

护士："王女士，您好，我是您的责任护士小寇。您今天感觉怎么样？"

患者："非常感谢你们，我现在眼痛、眼睛干涩症状好多了。"

护士："那就好。王女士，您明天就可以做手术了，今天我要给您做术前准备。能告诉我您的名字、年龄吗？"

患者："王 ××，45 岁。"（护士轻扶患者，低头查对腕带）

护士："王女士，今天医生已经给您安排明天做手术，我给您讲一下术前的注意事项吧。您现在方便吗？"

患者："方便，我也正想了解一下。"

护士："明天您是全麻手术，术前一定不能感冒，有咳嗽、咳痰等症状一定要及时告诉我们，以免术中麻醉插管时呕吐，引起窒息。术后需留一位陪护人员，需要陪护来共同了解一下术前注意事项。"

患者："小寇，这是我的家属，麻烦你给我们一起讲吧，谢谢！"

护士："好的，今天下午 3 点前做好个人卫生，术前洗澡、洗头、剪指甲等，下午 3 点我们会给王女士扎留置针，建立好静脉通路。另外，晚上 10 点后禁食、禁饮。明早去除饰品、义齿、眼镜和手表等，手机等电子产品及贵重物品交给家属保管，不能带入手术室。早晨起床，更换清洁病员服，排空二便。"

患者："好的。"

护士："王女士，您术前抽血检查凝血项的结果出来了，凝血酶原时间延长较多，为了以防术中出血过多，现在我要给您抽血行交叉配血。"

患者："好的。谢谢！"

护士："已为您抽好血了。接下来我要为您备皮，备皮范围是术眼颞侧至额头发际的皮肤，有可能要剃一点头发。"

患者："哦，没有关系。"

护士："王女士，请问您是哪只眼睛做手术？我现在为您做术眼标识及备皮好吗？"

患者："好的，我是右眼，我一定配合。"

护士："王女士，现在为您剃头发，如果痛，请告诉我，我会轻点。"

患者："好的。"

护士："王女士，术前您可以适当补充营养，进高蛋白、高热量、高维生素、易消化食物。其他就没有什么需要注意的了，如果还有不清楚，可以随时问我。"

患者："好的，都明白了，如果记不清楚，到时不要嫌我们啰唆呀。"

护士："不会的。"

（三）术后当日人文护理沟通

护士："王女士，您好！您听得见我说话吗？现在您已经安全回到病房了。"（护士低头查看患者腕带）

患者："你是小寇吗？"

护士："是的，我是您的责任护士寇××。您刚回病房，我现在给您和您的家属交代一下注意事项。①您现在需要去枕平卧位休息，以防呕吐，头偏向健侧。待完全清醒后可采取半坐卧位休息，有利于眼部静脉回流，减轻眶内组织水肿，降低眼压。（护士左手轻轻抬起患者头部，用右手取出枕头）②您现在需禁食，3～4小时后可进水，如无呕吐、不适，5～6小时后可进流质、半流质软食，逐渐过渡至普食。术后前2日吃一些无刺激性、易消化吸收的流质或半流质软食，减少咀嚼运动，以免牵拉伤口，加重伤口的疼痛。术后第3日开始可进食膳食纤维含量高的蔬菜，以刺激胃肠蠕动，保持排便通畅，防止便秘。③术后次日可下床活动，但是您的身体还很虚弱，一定要注意安全。"

患者："好的，我们都记住了。"

护士："您如果有呕吐请及时告诉我们，全麻术后因麻醉药反应，术中牵拉眼肌可引起呕吐，若呕吐不严重，不要担心，可继续观察。如果呕吐频繁，请暂停进食，遵医嘱用止吐药，必要时静脉补充营养及水分。"

患者："好的。"

护士："王女士，您现在眼眶肿瘤摘除后，须绷带加压包扎，自己不要拿手揉眼、扯绷带，以防绷带松脱、移位。如果绷带过紧、敷料浸湿渗血严重、眼睛疼痛请告诉我们，我们会立即报告医生处理。"

患者："好的，谢谢你小寇，给你添麻烦了。"

护士："不客气，您先好好休息。"

（四）术后第1天人文护理沟通

护士："王女士，您好！还记得我吗？"（护士面带微笑，眼睛平视患者，语气温柔地打招呼，低头查看患者腕带）

患者："你是责任护士小寇。"

护士："您记性可真好，您昨天的手术很成功，今天术后第1天，我来看看您。您现在感觉如何？"

患者："还不错，胀痛没有那么明显了。"

护士："王女士，我现在为您拆纱布，检查一下眼部伤口情况，看有没有什么大碍。"

（护士认真地拆除绷带，仔细地查看伤口，轻柔地清理分泌物）

患者："谢谢你了！"

护士："不客气！如果您方便的话，我现在为您讲解一下关于眼眶肿瘤的术后宣教及并发症，您看可以吗？"

患者："可以，非常感谢你！"

护士："不客气！您手术后要把身体调整到尽量好的状态，让您恢复得更好，需要保证充足的睡眠、愉悦的心情，避免过度劳累和精神紧张、焦虑；您需要建立规律的生活习惯，早睡早起。术后半坐卧位休息，有利于眼部静脉回流，减轻眶内组织水肿，降低眼压。活动方面，避免用力咳嗽、便秘和剧烈活动，以免引起继发性眼眶出血，但也不能不活动，可以适度下床活动，避免久卧引起静脉血栓等并发症。每天早上您务必到检查室来，医生会为您检查伤口情况和视力情况，预防包扎过紧引起眶内压增高、压迫视神经引起失明的可能。如果伤口处有出血、渗液、发红、眼眶胀痛、眼球突出等异常情况，请您立即呼叫告知我们，我们将会为您第一时间处理。根据您的伤口恢复情况，主治医生会为您查看病情并更换敷料，我们会根据医嘱为您滴抗感染眼药，每天 3～4 次。您的病理报告要 3～5 个工作日才出结果，出来后医生会告知您下一步治疗计划。如果为恶性肿瘤，我们会请肿瘤科医生会诊，带您到肿瘤科进一步治疗。您觉得我都讲明白了吗？"

患者："讲明白了，很清楚，谢谢你小寇！"

护士："那我再继续为您讲解一下术后的相关并发症吧。眼眶肿瘤术后并发症主要有以下 7 种。①切口出血：若伤口少量出血，我们观察就可以了，请别担心。如果为活动性鲜血，应充分引流，加压包扎，使用止血剂，必要时手术止血。②切口裂开：表现为缝线松动或者脱落，须重新对位缝合。表现为眶压过高，流血伴眼球突出，应清除血肿，充分引流后缝合。③切口感染：伤口局部红肿、流脓。应清除脓肿、引流，定时换药，使用抗生素。④眼眶血肿：表现为眼眶胀痛、眼球突出、切口裂开。处理为：及时清除血肿，充分引流后重新缝合。⑤损伤视神经：视力下降或者失明，应观察或给予神经营养剂治疗。⑤损伤眶上或者眶下神经：表现为额部或者面部皮肤麻木，应观察或给予神经营养剂治疗。⑥损伤眼外肌：表现为眼位不正，眼球运动受限，上睑下垂。处理为：观察或者二期手术治疗。⑦脑脊液漏：是最严重的并发症，清亮的脑脊液自眼眶或者鼻咽部流出，须行脑脊液漏修补术，必要时请神经外科医生协助处理。以上并发症如果发生，经处理都会得以解决。"

患者："开始我还一直在担心，我的伤口原来可以恢复啊，太感谢了小寇。"

护士："王女士，不用客气！这些只是暂时的，会慢慢好起来的，您放心吧。"

患者："那我明白了。"

护士："手术后的知识比较多一些，三分治疗七分护理，术后调养很重要。"

患者："那你多讲一些，我想多了解点儿相关知识。"

护士："好的，王女士。我一会儿给您一个疾病术后宣传的小册子，您可以慢慢看看。"

患者："好的，谢谢你，服务太周到了。"

护士："您客气了！您的满意就是我们最大的心愿。这里有一张健康教育单，请您在这儿签一下字，您的确认代表对我们宣教工作落实的肯定。"

患者："好的，我对你们工作很肯定，我马上签。"

（五）出院人文护理沟通

护士："王女士，恭喜您今天拆了纱布！病理结果也出来了，是良性肿瘤。医生检查后给您开具明天

出院，我现在给您讲解一下出院的注意事项吧。"（护士低头查看患者腕带）

患者： "好的。"

护士： "王女士，您现在眼睛炎症和肿胀消得差不多了，回家遵医嘱用药，定期来复查就可以了。我现在给您和家属交代一下回家后注意事项吧。①用药指导：遵照出院证上的医嘱按时滴药。②眼部保护：加强术眼保护，保持清洁，防止眼部碰撞，避免挤眼，勿用手抓揉患眼。眼部勿入脏水，以防眼部感染。如眼部分泌物过多、有异味，应及时就诊。③复查指导：术后1周门诊预约手术医生复查，术后1个月再次复查，之后每月复查一次，半年后改为半年至一年复查一次。请问还有什么不清楚的吗？"

患者： "请问袁主任什么时候门诊？我们每次都需要到病房来吗？"

护士： "袁主任是每周的星期二和星期四上午门诊，您只需要在网上或者预约中心预约他的号，到时候在门诊复查就可以了。如果没有其他问题，我现在教您如何用药。首先清洁双手，用消毒棉签轻轻扒开下眼睑，把眼液滴进下穹隆部。先滴清亮的眼液，再滴混悬液，再涂凝胶，最后涂眼膏。使用两种以上的眼药时，间隔5～10分钟。眼药瓶口勿接触眼睛及睫毛。请看我的示范！"

患者： "真的太谢谢你了，要不然我们回家真的不会滴眼药！"

护士： "不用谢，这是我应该做的，祝您早日康复！"

四、相关专业知识

眼眶肿瘤是指位于眼眶部的有机体变异细胞过度增殖所形成的肿块，为全身肿瘤中的一种，包括眼眶原发性和继发性肿瘤。眼眶肿瘤由于种类不同，临床表现也不尽相同，主要是视力障碍、眼球突出，其次为眼球运动障碍，此外，部分患者伴有眼部疼痛和复视等。

第十二节　甲状腺相关性眼病患者人文护理沟通技巧

一、人文护理质量标准

1. 护士仪表整洁，举止端庄，微笑真诚自然、亲切和善，主动问候、表达关心，善于沟通、热情服务。

2. 患者及家属掌握甲状腺相关性眼病相关知识。

3. 患者及家属掌握甲状腺相关性眼病术后护理知识及出院后注意事项，对护士的宣教满意，并在健康教育单上签字确认。

4. 宣教完毕及时、准确记录。

二、人文护理执行要点

1. 通过沟通交流，对患者进行心理疏导。

2. 根据患者具体病情，耐心细致地为患者及其家属进行宣教。

3. 关注患者主诉，鼓励患者表达意愿，以获得全面而准确的健康信息，及时解决问题。

4. 运用人文护理关怀患者，为患者建立信任感、安全感及归属感。

三、人文护理沟通技巧

（一）入院人文护理沟通

护士："您好！我是您的责任护士屈××，您可以叫我小屈，能告诉我您的姓名和年龄吗？"（护士面带微笑，眼睛平视患者，语气温柔地自我介绍）

患者："我叫肖××，女性，今年50岁。"（护士轻扶患者，低头查对腕带）

护士："肖阿姨，刚才我给您讲解了入院注意事项及规章制度，带您熟悉了病区环境，请问还有什么不清楚的吗？如果有请随时咨询我，如果我不在，请咨询责任组长任××，我们都会认真给您解答的。"

患者："谢谢屈护士，你讲得非常清楚了，住院过程还有不清楚的，我还会问你的。"

护士："好的，这是我应该做的。我现在针对您的病情给您做一个简单介绍，您看可以吗？"

患者："好，我正想了解这方面的知识。"

护士："肖阿姨，您请坐，那我们现在就开始吧！肖阿姨，您之前有糖尿病及甲状腺功能亢进病史吗？有吸烟史吗？直系亲属有出现过和您一样的眼病吗？"

患者："我没有糖尿病，也不吸烟，我很多年前患过甲亢。"

护士："甲状腺相关性眼病，又称Graves眼病，是引起成年人单眼或双眼眼球突出的最常见原因。本病与甲状腺功能异常密切相关，患者临床可表现为甲状腺功能亢进（即甲亢）、甲状腺功能低下或甲状腺功能正常。本病好发于中青年女性。甲状腺相关性眼病是一种自身免疫性疾病，它的发生危险因素有①遗传因素：本病家族成员的发病率明显高于普通人群；②吸烟；③甲状腺功能状态：甲亢患者行 ^{131}I 治疗后发生甲状腺功能低下是明确的危险因素。这样讲您明白了吗？"

患者："哦，原来和我以前得过甲亢有关系。"

护士："肖阿姨，您现在可能有畏光、流泪、异物感、眼干涩、眼胀痛、视力下降和复视、眼球突出等症状。"

患者："是的，我出门都觉得很不好意思，眼睛也很不舒服。"

护士："肖阿姨别着急。（护士轻握患者的手，语气温柔地说）我们要有信心，积极配合治疗，这些症状都会得以改善的。对了肖阿姨，您眼睛视力不好，住院期间务必留一个陪护，检查结果出来后医生会第一时间与你们沟通，制订治疗方案。我给您和家属讲讲治疗方法。"

患者："好的，小屈，我们一定配合。谢谢你耐心为我讲解，我现在明白了，心理没有这么害怕了。"

护士："肖阿姨，没有什么，这是我应该做的。甲状腺相关性眼病的治疗方案有如下几种。①消除危险因素：内科控制甲状腺功能亢进或低下，戒烟。②症状处理：佩戴墨镜改善畏光症状；睡眠时枕头垫高，可缓解因静脉回流受阻造成的眶压增高，减轻眼部症状；复视时遮盖单眼或者佩戴棱镜片；补充人工泪液；若眼睑闭合不全，睡眠时使用湿房镜或涂眼膏保护角膜。③药物治疗：糖皮质激素眶周注射或静脉冲击治疗适用于活动性甲状腺相关性眼病，免疫抑制剂等。④眼眶放疗：适用于活动性甲状腺相关性眼病糖皮质激素冲击治疗有禁忌或无效者。⑤手术治疗：包括眼眶减压术、睑裂缝合术或睑缘粘连术、限制性斜视矫正术、上睑退缩矫正术。⑥其他：肉毒杆菌毒素注射可治疗上睑退缩和限制性斜视。医生会根据您的情况来制订您眼睛的治疗方案。我给您讲解的治疗方法，现在还有不清楚的吗？"

患者："小屈，你讲得太详细了。"

护士："肖阿姨，您以前得过甲亢，现在很消瘦，住院期间您要吃易消化、清淡、营养丰富、高蛋白、高热量、高维生素食物，多吃新鲜水果、蔬菜。少吃煎炸、辛辣、含碘多的食物（如海鲜），不吸烟，不喝酒。另外，肖阿姨，您住院期间多休息，少阅读，可多听轻松的音乐，晚上睡眠不好，跟值班护士及医生说，遵医嘱服用帮助睡眠的药物。您视力不好，可适当活动，注意安全，避免眼部碰伤。睡前少饮水。住院期间务必留一人陪护。您可能还需要做眼眶CT或者MRI检查。如果陪护没有时间，您可以叫我们给您联系陪检人员。"

　　患者："是吗？我儿子就是上班太忙了，可能要手术那天才请假过来。你们医院还有陪检人员，真是为我们想得太周到了。"

　　护士："其实这些没有什么，那您需要时我们再给您联系。您先好好休息。"

　　患者："好的。"

　　……

　　护士："肖阿姨，我是您的责任护士小屈。现在由我来给您输液，我能看一下您的腕带吗？"（护士轻扶患者，低头查对腕带）

　　患者："好的。"

　　护士："您吃饭了吗？您今天输的是糖皮质激素甲泼尼龙1克，有消炎、消水肿的作用。要连续输3～5天，炎症控制了才能做手术。然后改为口服激素维持治疗。全身用激素的副作用有向心性肥胖、胃出血、骨质疏松、肌无力、神经系统兴奋、面色潮红、痤疮、高血压、高血糖、低血钾等。每次输液前一定要吃东西，晚上睡不着的时候跟值班医生和护士说，可予镇静剂帮助睡眠。输液过程中有什么不舒服，您可以按呼叫器，我们会立即到您床旁。"（护士轻轻地把呼叫器放在患者枕边）

　　患者："好的，屈护士，激素这么多副作用，可不可以不用。"

　　护士："肖阿姨，虽然激素有副作用，但您按照要求使用，医生根据不同的副作用采取相应处理措施是很安全的。对了，晚点会给您发口服药，有保护胃的药物及钙片，防止电解质紊乱的氯化钾、碳酸氢钠片。您不用担心。"

　　患者："哦，你这样说，我就放心多了。"

　　护士："在使用激素期间，我们会为您监测血压、血糖，您自己每天早晨可以到护士站称体重。"

　　患者："好的。"

　　护士："那您先休息，我一会儿再来看您！"

（二）术前人文护理沟通

　　护士："肖阿姨，您好，我是您的责任护士小屈。今天感觉怎么样？"

　　患者："我觉得眼睛比来之前好些了，没有这么干了，也没有这么痛了。"

　　护士："肖阿姨，恭喜啊！现在有没有哪里不舒服？有没有感冒、发烧、咳嗽的症状？"

　　患者："没有。"

　　护士："那就好，肖阿姨，您的主治医生给您安排了明天做眼眶减压手术，今天我要给您做术前准备，能告诉我您叫什么名字吗？"

　　患者："肖××，50岁。"

　　护士："肖阿姨，您有什么药物过敏吗？"

　　患者："我没有对药物及食物过敏的现象。"

　　护士："好的，我现在要为您做头孢唑林钠皮试。（护士轻扶患者，低头查对腕带）我会在您前臂掌侧下段注射0.1毫升皮试液，有一个小皮丘鼓起来是正常的。请不要用手去揉注射部位，20分钟后我们观察结果。"

　　患者："好的。"

　　护士："肖阿姨，我现在给您讲一下术前的注意事项吧。您现在方便吗？"

　　患者："方便，我也正想了解一下。"

　　护士："明天您是全麻手术，术前一定不能感冒，有咳嗽、咳痰等症状一定要及时告诉我们，以免术中麻醉插管时呕吐，导致窒息。术后须留一位陪伴，需要陪护来共同了解一下术前注意事项。"

患者："小屈，这是我的家属，麻烦你给我们一起讲吧，谢谢！"

护士："好的，今天下午 3 点前做好个人卫生，术前洗澡、洗头、剪指甲等，下午 3 点我们会给您扎留置针，建立好静脉通路。另外，晚上 10 点后禁食、禁饮。明早摘除饰品、义齿、眼镜和手表等，手机等电子产品及贵重物品交给家属保管，不能带入手术室。早晨起床，更换清洁病员服，排空二便。"

患者："哦，好的。"

护士："肖阿姨，请问您是哪只眼睛做手术？我要为您做术眼标识，做好之后记得不要洗掉了，如果洗澡洗掉了记得叫我及时补上。"

患者："我是左眼，我一定记住。"

护士："肖阿姨，术前饮食和之前一样，您可以适当补充营养，进高蛋白、高热量、高维生素、易消化食物。其他就没有什么需要注意的了，如果还有什么不清楚，可以随时问我。"

患者："好的，都明白了，如果记不清楚了，到时不要嫌我们啰唆呀。"

护士："不会的，这都是我们应该做的。"

（三）术后当日人文护理沟通

护士："肖阿姨，您好！您听得见我说话吗？现在您已经安全回到病房了。"（护士低头查看患者腕带）

患者："是小屈吗？"

护士："是的，我是您的责任护士小屈。您刚回病房，我现在给您和您的家属交代一下注意事项。①您现在需要去枕平卧位休息，以防呕吐，头可偏向健侧。（护士轻轻抬起患者的头部，把枕头取出）待完全清醒后可采取半坐卧位休息，有利于眼部静脉回流，减轻眶内组织水肿，降低眼压。②您现在须禁食，3～4 小时后可进水，如无呕吐、不适，5～6 小时后可进流质、半流质软食，逐渐过渡至普食。术后前 2 日吃一些无刺激性、易消化吸收的流质或者半流质软食，减少咀嚼运动，以免牵拉伤口，加重伤口的疼痛。术后第 3 日开始可进食膳食纤维含量高的蔬菜，以刺激胃肠蠕动，保持排便通畅，防止便秘。③术后次日可下床活动，但是您的身体还很虚弱，一定要注意安全。"

患者："好的，我们都记住了。"

护士："您如果呕吐请及时告诉我们，全麻术后因麻醉药物反应，术中牵拉眼肌可引起呕吐，呕吐不严重时不要担心，可继续观察。如果呕吐频繁，需要暂停进食，遵医嘱用止吐药，必要时静脉补充营养及水分。"

患者："好的。"

护士："肖阿姨，您现在眼眶减压术后，需要绷带加压包扎 3～5 天。自己不要拿手揉眼、扯绷带，以防绷带松脱、移位。如果绷带过紧，绷带敷料渗血、渗液严重，眼睛疼痛请告诉我们，我们会立即报告医生处理。"

患者："好的，谢谢你小屈，给你们添麻烦了。"

护士："不客气，您先好好休息！"

（四）术后第 1 天人文护理沟通

护士："肖阿姨，您今天感觉怎么样啊？昨晚睡得好吗？"（护士低头查看腕带）

患者："昨晚睡得不是很好，小屈护士，我就是觉得头紧紧的、胀胀的。"

护士："肖阿姨，我这里有一张疼痛评分卡，您看您的疼痛程度是哪一种呢？"（护士给患者出示疼痛评分卡，护士指导患者进行疼痛程度的测量）

患者："我感觉应该是 2 分。"

护士:"术后眼睛有点轻微痛是正常的,因为您现在还需要加压包扎。我来检查一下绷带是不是紧了。(护士手指伸进绷带仔细检查)肖阿姨,您绷带不紧,能放进1根手指呢。如果绷带过松,就起不到止血、减轻水肿的作用了。您试着注意轻轻闭眼休息,减少对伤口的刺激,放松心情,听一些舒缓的音乐,这样会感觉好点。"

患者:"好的,谢谢!"

(五)出院人文护理沟通

护士:"肖阿姨,恭喜您今天拆了纱布,眼睛肿胀明显消退了。医生根据检查和病情开具了出院单,您可以明天出院,我现在给您和家属讲解一下出院的注意事项吧。"(护士低头查看患者腕带)

患者:"好的。"

护士:"肖阿姨,您回家后遵医嘱用药,定期来门诊复查就可以了。我现在给您交代一下回家后注意事项。①用药方面:遵照出院证上的医嘱按时滴药,按时按量服用糖皮质激素,不可突然自行停药,应在医生指导下逐渐减量。要学会自我观察不良反应,在胃肠反应方面,如出现呃逆、胃痛、黑便等要立即来医院检查。自我检测血压、体重、精神和意识变化,如出现感觉障碍、情绪不稳定应及时向医生反映。宜吃低碘、低盐、高钾食物,适当限制水的摄入量。②眼部保护:加强术眼保护,保持清洁,防止眼部碰撞,避免挤眼,勿用手抓揉患眼。眼部勿入脏水,以防眼部感染。如眼部分泌物过多、有异味,应及时就诊。③复查指导:术后第一次复查为术后1周,请门诊预约手术医生复查。"

患者:"好的,我们一定记住。"

护士:"肖阿姨,您睡眠不好,回家一定注意休息,生活有规律、避免情绪激动、保持良好心态、促进身心康复。定期到内分泌科继续治疗。定期复查甲功。"

患者:"好的,真的太谢谢你了,小屈护士。"

护士:"不用谢,这是我应该做的,祝您早日康复!"

(护士递给患者蓝黑色笔,患者在健康教育单上签字确认)

四、相关专业知识

1. **甲状腺相关性眼病**　又称Graves眼病,是引起成年人单眼或双眼眼球突出的最常见原因。本病与甲状腺功能异常密切相关,患者临床表现为伴有或迟发出现丘脑-垂体-甲状腺内分泌轴功能异常,同时表现出眼部病变。本病多认为是自身免疫性疾病,病变主要累及眼眶组织。

2. **临床表现**　可能出现畏光、流泪、异物感、眼部干涩、眼部胀痛、视力下降和复视、眼球运动障碍、眼球突出、结膜和角膜病变,以及视神经病变等症状。

3. **病因及危险因素**　发病机制至今尚未完全揭示,但已被公认为是一种自身免疫或器官免疫性疾病,并与全身内分泌系统的功能密切相关。遗传因素、吸烟、甲状腺功能状态是其危险因素。

4. **治疗**　包括全身治疗和眼部治疗。①全身治疗:主要是甲状腺功能异常的治疗,应在内分泌科医生指导下进行。②眼部治疗:包括药物治疗、放射治疗、物理治疗和手术治疗。手术治疗包括眼眶减压术;睑裂缝合术或睑缘粘连术;限制性斜视矫正术;睑退缩矫正术。

第十三节　眼球穿孔伤患者人文护理沟通技巧

 一、人文护理质量标准

1. 护士仪表整洁，举止端庄，微笑真诚自然、亲切和善，主动问候、表达关心，善于沟通、热情服务、善始善终。

2. 患者及家属掌握眼球穿孔伤相关知识。

3. 患者及家属掌握眼球穿孔术后护理知识及出院后注意事项，掌握眼部防护知识，对护士的宣教满意，并在健康教育单上签字确认。

4. 宣教完毕及时、准确记录。

二、人文护理执行要点

1. 通过沟通交流，对患者进行心理疏导。

2. 根据患者具体病情，耐心细致地为患者及其家属进行宣教。

3. 关注患者主诉，鼓励患者表达意愿，以获得全面而准确的健康信息，及时解决问题。

4. 运用人文护理关怀患者，为患者建立信任感、安全感及归属感，医患关系和谐。

三、人文护理沟通技巧

（一）入院人文护理沟通

护士: "您好！我是您的责任护士许××，您可以叫我小许，能告诉我您的姓名和年龄吗？"（护士面带微笑，目光平视患者，温柔地自我介绍）

患者: "我叫王××，今年45岁。"（护士轻扶患者，低头查对腕带信息）

护士: "王叔叔，针对您现在的病情，我将最密切相关的知识给您和家属做一个简单介绍，您看可以吗？以便后期治疗的顺利开展。"

患者: "好的！"

护士: "王叔叔您请坐，那我们现在就开始吧！您是做什么工作的？怎么受伤的？"

患者: "我是做装修的，正在吊顶时，铁钉从墙上弹下来，伤到眼睛了。"

护士: "王叔叔，您以后工作时，一定记得把护目镜戴上！可以防止意外发生。"（护士指了指自己的眼镜）

患者: "是啊，以前一直没有想到这个问题。"

护士: "眼球穿孔伤是眼球被锐利的物体刺破、切割，高速飞来的碎屑穿透或钝力的挫伤使眼球壁全层破裂，是眼外伤中致盲、致残的主要疾病。穿孔的严重程度与致伤物的大小、形态、性质、飞溅速度，以及受伤的部位、污染的程度及眼球内是否有异物残留等因素有关。眼球穿孔伤按其损伤部位，分为角膜穿孔伤、角巩膜穿孔伤和巩膜穿孔伤三类，异物击穿眼球可致眼内异物。致伤物以刀箭、竹签、弹片、金属碎片、石屑等最为常见。不同部位的穿孔伤都有不同程度视力下降，还可伴有眼部疼痛、畏光、流泪等症状。王叔叔，您这时一定记住不要用手、纸巾等擦眼睛，以免感染。"

患者："好的。"

护士："王叔叔，从现在开始，您不能进食任何东西。我现在给您抽血、做术前准备等。等检查结果出来要马上为您行急诊手术。我现在用无菌纱布给您把眼睛遮上。（护士协助患者坐立，轻扶患者，使头后仰）切记不要压迫眼球，以防眼内容物被挤出。不要用手去扯遮住眼睛的纱布，平卧位休息即可，减少健眼活动带来的伤眼转动，以避免加重伤口出血和眼内容物继续流出的不良后果。自己不要随意拔眼睛的铁钉，以免损伤其他组织。您一定要有信心，相信我们医生，好吗？"

患者："我知道了，谢谢小许。"

护士："您受伤有多久了，打过破伤风没有？"

患者："我受伤有 5～6 个小时了，我对破伤风过敏。"

护士："王叔叔，破伤风过敏没关系，可以打破伤风免疫球蛋白。"

患者："太好了，谢谢你小许，我还一直在担心该怎么办。"

护士："王叔叔，不用太担心。由于一会儿要输注消炎药，我现在要先给您做皮试。您以前有药物过敏史吗？"

患者："我没有药物过敏史！"

护士："好的，我现在就给您做头孢唑林钠皮试，待会儿在您前臂掌侧下段注射 0.1 毫升皮试液，有一个小皮丘鼓起来是正常的。不要用手去揉注射部位，20 分钟后观察结果。"

患者："好的小许，你讲得太详细了。"

护士："王叔叔，您刚才做了头孢皮试，有没有不舒服，如皮肤痒、呼吸困难等身体不适？"

患者："没有。"

护士："皮丘消失，周围皮肤无红肿，无伪足，头孢唑林钠皮试阴性。"

患者："谢谢许护士，你太仔细了！"

护士："我现在要为您扎留置针，术前要输液。为了防止留置针脱落，您一定不要抓碰，敷料贴卷边后一定记得叫我给您更换。"

患者："好的，小许。"

护士："王老师，您先休息一会儿，抽血结果出来后，医生马上为您安排手术。"

（二）术前人文护理沟通

护士："王老师，检查结果出来了，医生安排现在给您做清创缝合 + 异物取出术。我现在送您进手术室。我核对一下您的腕带，能告诉我您的姓名和年龄吗？"

患者："我叫王 ××，今年 45 岁。"（护士轻扶患者，低头查对腕带信息）

护士："王叔叔，我现在要给你输液，请问您做过头孢唑林钠皮试吗？"

患者："我刚刚做了皮试，可以用。"

护士："王叔叔您是全麻手术，请问您有咳嗽、咳痰等症状吗？如果有一定要及时告诉我们，以免术中麻醉插管时呕吐引起窒息。术后需留一位陪护，需要陪护来共同了解一下术前注意事项。"

患者："小许，这是我的家属，麻烦你给我们一起讲吧，谢谢！"

护士："王叔叔，现在我要给您注射止血针，请侧着睡，上面腿稍弯曲，下面腿伸直。待会儿进手术室摘除饰品、义齿、眼镜和手表等。手机等电子产品及贵重物品交给家属保管，请排空二便。"

患者："好的。"

（三）术后当日人文护理沟通

护士： "王叔叔，您好！您听得见我说话吗？现在您已经安全回到病房了。"（护士低头查看患者腕带）

患者： "你是小许吗？"

护士： "是的，我是您的责任护士小许，您刚回病房，我现在给您和家属交代一下注意事项。①您现在需要去枕平卧位休息，以防呕吐，头可偏向健侧。（护士左手轻轻抬起患者头部，用右手取出枕头）待完全清醒后可采取半坐卧位休息，有利于眼部静脉回流。②您现在需要禁食，3～4小时后可进水，如无呕吐等不适，5～6小时后可进流质、半流质软食，逐渐过渡到普食。术后尽量不吃坚硬食物以减少咀嚼运动，以免牵拉伤口，加重伤口的疼痛。"

患者： "好的，我们都记住了。"

护士： "您如果有呕吐请及时告诉我们，全麻术后因麻醉药物反应，术中牵拉眼肌可引起呕吐，如呕吐不严重，不要担心，可继续观察。如果呕吐频繁，请暂停进食，遵医嘱用止吐药，必要时静脉补充营养及水分。"

患者： "好的。"

护士： "王叔叔，您这两个小时不能睡觉，可以让家属和您说说话，两个小时后就可以睡觉了。良好的睡眠质量对患者起着生理性保护作用，对术后康复非常重要，如果晚上睡不好，可以用热水泡脚，睡前1小时不要太兴奋，探视人员请21：00前离开病房。22：00我们护士查完房后会准时熄灯。"

患者： "好的，谢谢你小许。"

护士： "不客气，您先好好休息。如果要上厕所，家属协助患者在床边解便，以防麻药未完全代谢，肌肉松弛而全身无力，导致跌倒、坠床等意外伤。也可以按呼叫器，我们会来帮助您。"

患者： "好的，谢谢你小许，给你添麻烦了。"

（四）术后第1天人文护理沟通

护士： "王叔叔，您好！您还记得我吗？"

患者： "你是责任护士小许。"（护士一边自我介绍，一边低头查看患者腕带）

护士： "您记性可真好，您昨天的手术很成功！今天术后第1天，我来看看您，现在感觉如何？"

患者： "还不错，眼睛没有那么痛了。"

护士： "王叔叔，我现在为您拆纱布，检查一下眼部伤口情况，看您恢复得怎么样。"

（护士认真地拆除绷带，仔细地查看伤口，动作轻柔地清理分泌物）

患者： "谢谢你了！小许。"

护士： "不客气！如果您方便的话，我现在为您讲解一下关于眼球穿孔伤的术后宣教及并发症，您看可以吗？"

患者： "可以，非常感谢你！"

护士： "眼球穿孔伤的并发症有以下几种。①外伤后眼内炎：表现为眼痛、剧烈头痛、刺激症状明显、视力下降明显。可充分散瞳，局部和全身应用大剂量抗生素和糖皮质激素。若玻璃体雪球样混浊或脓肿形成，必要时行玻璃体切割及玻璃体内药物注射治疗。如伤眼葡萄膜炎症状持续不退并加重，出现角膜后沉着物体，2周至2个月潜伏期后，另一眼突然出现类似的葡萄膜炎，视力急剧下降，应早期伤口缝合，切除或还纳脱出的葡萄膜组织，预防感染，一旦发现本病，应按葡萄膜炎治疗。②外伤性增生性玻璃体视网膜病变：表现为视力下降、视物模糊，行玻璃体视网膜脱离手术。③外伤性虹膜睫状体炎。④前房积血。⑤玻璃体积血。⑥交感性眼炎等。虽然眼外伤后有可能会出现这些并发症，只要对症处理，是没有什么大碍的，您现在无需太担心。"

患者："好的。"

护士："王叔叔。每天早上医生会为您检查伤口情况，以及视力、眼压、眼痛情况，注意伤口处有无分泌物、出血、溃疡及愈合情况，根据您的伤口恢复情况，主治医生会为您查看病情并更换敷料。监测眼压，如眼压高，及时遵医嘱使用降眼压药，必要时使用镇痛药。如前房有积血应注意眼压变化和每日积血的吸收情况。我们会根据医嘱为您包扎双眼制动。术后遵医嘱滴抗感染眼药，每天 3～4 次。您觉得我都讲明白了吗？"

患者："讲明白了，很清楚，谢谢你！"

护士："手术后的知识比较多一些，三分治疗七分护理，术后调养很重要。"

患者："那你多讲一些，我想多了解点儿相关知识。"

护士："好的，王叔叔。我一会给您一个疾病术后宣传的小册子，您可以慢慢看看。"

患者："好的，谢谢你，你服务得太周到了。"

（五）出院人文护理沟通

护士："王叔叔，经医生检查，您的眼睛恢复较好可以明日办理出院，我现在给您和家属讲解一下出院的注意事项吧。"

患者："好的。"（护士低头查看患者腕带）

护士："王叔叔，您现在眼睛炎症和肿胀消得差不多了，回家遵医嘱用药，定期来复查就可以了。我现在交代一下回家后注意事项。①用药方面：遵照出院证上的医嘱按时滴药。②眼部保护：加强术眼保护，保持清洁，防止眼部再次碰撞，避免挤眼，勿用手抓揉患眼。眼部勿入脏水，以防眼部感染。③复查指导：术后 1 周门诊预约手术医生复查，医生针对您的病情确定下次复诊时间。如有异常情况出现，如视力下降、疼痛等随时就诊。"

患者："请问小许，我回家后还可以继续上班吗？"

护士："王叔叔，你术后 3 个月内要杜绝重体力劳动或剧烈运动，术后减少用眼，早睡早起，养成良好的作息习惯，以利于眼睛恢复。"

患者："好的。"

护士："王叔叔，您以后在生活和工作中要随时注意安全，必要时佩戴护目镜。尤其节假日燃放烟花爆竹时，应特别小心，预防眼外伤的发生。"

患者："好的。谢谢！"

护士："不用谢。王叔叔，如果没有受伤的这只眼睛出现结膜充血、畏光、流泪等情况，有可能是发生了交感性眼炎，需要及时来医院复查，以便早发现、早治疗。"

患者："谢谢你小许，我都清楚了。"

（护士递给患者蓝黑色笔，患者在健康教育单上签字确认）

四、相关专业知识

1. 眼球穿孔伤　是眼球遭受外界锐器刺伤或高速射出的异物碎屑穿破眼球壁而造成的组织损伤，常发生于儿童及青壮年。穿孔伤的严重程度与致伤物的大小、形态、性质、飞溅的速度、受伤的部位、污染的程度及眼球内有无异物存留等因素有关。眼球穿孔伤按其损伤部位分为角膜穿孔伤、角巩膜穿孔伤和巩膜穿孔伤三类，异物击穿眼球可致球内异物。

2. 临床表现　不同部位的穿孔伤都有不同程度视力下降，还可伴有眼部疼痛、畏光、流泪等症状。①角膜穿孔伤：较常见，分为单纯性和复杂性。单纯性：角膜伤口较小且规则，常自行闭合，无虹膜嵌顿；复杂性：伤口大、不规则，常有虹膜脱出及嵌顿，前房变浅，可伴有晶状体破裂及白内障或眼后段损伤，有明显的眼痛、流泪和视力下降。②角巩膜穿孔伤：伤口累及角膜和巩膜，可引起虹膜睫状体、晶状体和玻璃体的损伤脱出以及眼内出血，伴有明显眼痛和刺激征，视力明显下降。③巩膜穿孔伤：较小的巩膜伤口容易忽略，伤口表面仅见结膜下出血。大的伤口常伴脉络膜、玻璃体和视网膜的损伤及出血，预后差。

3．治疗　受伤后立即包扎伤眼，送眼科急诊处理。治疗原则：①初期伤口缝合，恢复眼球完整性；②防治感染等并发症；③必要时行二期手术。

第十四节　酸碱化学烧伤患者人文护理沟通技巧

 一、人文护理质量标准

1．护士仪表整洁，举止端庄，微笑真诚自然、亲切和善，主动问候、表达关心，善于沟通、热情服务、善始善终。

2．患者及家属掌握酸碱化学烧伤相关知识，知晓酸碱化学烧伤后现场急救措施。

3．患者及家属掌握酸碱化学烧伤护理知识及出院后注意事项，掌握眼部防护知识，对护士的宣教满意，并在健康教育单上签字确认。

4．宣教完毕及时、准确记录。

 二、人文护理执行要点

1．通过沟通交流，对患者进行心理疏导，缓解患者紧张、焦虑等不良情绪。

2．根据患者具体病情，耐心细致地为患者及其家属进行宣教。

3．关注患者主诉，鼓励患者表达意愿，以获得全面而准确的健康信息，及时解决问题。

4．运用人文护理关怀患者，为患者建立信任感、安全感及归属感，医患关系和谐。

三、人文护理沟通技巧

（一）入院人文护理沟通

护士："您好，我是您的责任护士，我叫任××，您可以叫我小任，能告诉我您的姓名和年龄吗？"（护士面带微笑，目光平视患者，温柔地自我介绍）

患者："我叫赵××，今年45岁。"（护士低头查看患者腕带）

护士："我马上要给您冲洗结膜囊，请问您的眼睛是被什么伤到的？"

患者："是工地上的水泥浆溅到右眼里了。"

护士："水泥是碱性物，可能对您的眼睛伤害要严重一些。左眼没有被溅到吧？"

患者："左眼没有被溅到。怎么会严重一些呢？"

护士："一会儿冲洗完结膜囊，我再给您讲解有关您这个情况的疾病知识。"

患者："好的，我现在眼睛都睁不开，怎么办呢？"

护士："我马上给您滴几次表面麻醉的药物，您就可以睁开眼睛了。"

患者："谢谢！"

护士："不用客气。"

……

护士："现在已经冲洗完结膜囊，结膜囊内的异物大部分已经取出来了，可能还有结膜囊深部的异物（水泥泥沙）暂时取不出来，等第2天、第3天慢慢取出。"

患者："请你们一定要尽力保住我的视力，谢谢你们了。"

护士："这个确实要看您眼睛损伤的情况，视力肯定要受损的，至于到什么程度，要以后才知道，现在医生是尽力保住您的眼球。"

患者："真的没办法了吗？"

护士："等后期看是否可以做角膜移植，如果您的情况允许做角膜移植，或许视力会有所提升。"

护士："现在眼睛已经给您洗完了，病区环境及注意事项已经告诉您的家属了。现在我给您讲一下这个疾病的知识。"

患者："好的。"

护士："水泥是碱性的，碱性的物质对组织的损伤比酸性物质更严重，因为碱与组织接触后能溶解脂肪和蛋白质发生皂化反应，很快渗透到深层和眼内，使细胞分解坏死，组织损伤较重。而酸性物质与组织接触后蛋白质发生凝固，凝固的蛋白质可起到屏障的作用，能阻止酸性物质继续向深层渗透，组织损伤相对较轻。"

患者："哦，是这么回事，我明白了。"

护士："请问您在伤后马上用清水冲洗没有？"

患者："溅到眼睛里后我立即用自来水冲洗过了，这也是生活常识嘛。"

护士："那很好，您处理得很及时，这样争分夺秒在现场进行急救，会减轻碱对您眼睛的伤害，对以后眼睛的恢复起到至关重要的一步。"

患者："那太好了，但愿我有恢复视力的机会。"

护士："我们尽力吧，一会儿我们会根据医嘱给您滴消炎和促进角膜恢复的眼液，输地塞米松减轻炎症反应，用维生素C阻止角膜溶解。前期都是保守治疗，在这个治疗期间您要注意：①饮食方面要避免辛辣、刺激性食物，高蛋白、高维生素饮食，多食蔬菜、水果，特别是含维生素C丰富的水果。②随时保持眼部的清洁，因为在这期间会有坏死组织排出产生大量分泌物，必要时我们会再次冲洗结膜囊，以避免感染；眼睛不能沾生水，特别是洗头水不能进眼睛里，这也是避免感染的措施。③如有疼痛请及时告知，我们会及时处理。"

患者："好的。"

（二）术前人文护理沟通

护士："赵××，经过这几天的保守治疗，您的右眼角膜还未得到很好的修复，所以医生将为您做羊膜移植手术。您方便吗？我给您讲一下术前注意事项。"（护士低头查看患者腕带）

患者："方便，你请讲。"

护士："明天的手术是局部麻醉，不需要禁食，手术时间大概在9点，手术前要换好病员服，上手术台前排空二便，以便手术时保持较好的状态。"

患者："好的。"

护士："今天下午我们会给您扎静脉留置针。扎留置针的目的是备用，手术发生意外时可以及时用药，是手术患者的生命安全通道，术后也可以用于静脉输液，一般只留用3天左右，希望得到您的配合。"

患者："我明白，我一定配合。"

护士："手术时如果有什么不适，请及时告知医生，以免延误病情。"

患者："好的，知道了。"

（三）术后当日人文护理沟通

护士："您好，请告诉我您的姓名和年龄。"

患者："我叫赵××，今年45岁。"（护士轻扶患者，低头查对腕带）

护士："现在您的手术已经顺利完成，回到病房了，您的体位没有什么特别的要求，以自己舒适为宜，只是侧睡的时候不要压着术眼。请问您有什么不舒适的吗？"

患者："我手术这只眼睛有点疼痛。"

护士："请您指一下，您的疼痛是哪种程度呢？"（护士给患者出示疼痛评分卡，护士指导患者进行疼痛程度的测量）

患者："我眼睛疼痛可能是4分。"

护士："好的，我马上告诉医生，给您开镇痛的药物。"

患者："好的。"

护士："赵叔叔这是镇痛药，请您服下。"（护士把水递给患者，让患者服下镇痛药）

……

护士："赵叔叔，您现在感觉好点了吗？"（1小时后护士再次评估患者的疼痛情况）

患者："吃了药后，现在一点都不疼了，谢谢你的关心。"

护士："那就好，这是我们应该做的。现在您眼睛不痛了，我给您讲一下术后的宣教可以吗？"

患者："当然可以，你请讲。"

护士："术后需要注意以下几点。①饮食方面：进高维生素、高蛋白食物，忌辛辣、刺激食物；②保持眼部敷料干燥，如有渗血、渗液请及时告知，我们及时为您更换；③避免揉搓术眼，以防羊膜植片移位和脱落；④注意个人卫生，保持术眼清洁、干燥，避免感染；⑤注意加强营养，促进伤口愈合；⑥如果有术眼胀痛，可能是发生了继发性青光眼，请及时告诉医护人员，我们会及时处理。"

患者："好的，谢谢！"

护士："不用谢。"

（四）出院人文护理沟通

护士："赵叔叔，您的眼角膜已经修复。根据您目前眼睛恢复情况，医嘱开具您明天出院，我现在给您讲一下出院指导，方便吗？"

患者："我方便，你请讲吧。"（核对腕带）

护士："出院后要注意的事项如下。①按医嘱继续滴用抗炎和促进角膜上皮生长的药物；②多进蛋白质、维生素含量丰富且容易消化的清淡饮食，忌食辛辣、刺激性食物；③保持乐观情绪，避免过度激动；④保证充足的睡眠，避免强光刺激术眼，少看电视、手机，避免用眼过度；⑤遵医嘱按时复诊，如出现眼红、眼痛、分泌物增多，有可能发生了感染，请及时就医；⑥留心并发症的发生，包括睑球粘连、眼睑畸形、继发性青光眼（如眼睛胀痛难忍，可能是发生了继发性青光眼）、角膜新生血管、假性胬肉。"

患者："还有这么多并发症吗？太吓人了吧。"

护士："这只是可能发生的并发症，也不一定会发生，您了解一下，对您有帮助的。"

患者："谢谢你们这段时间的护理和照顾。"（患者高兴地向护士致谢）

护士："不用客气，这是我们应该做的，祝您生活愉快！"

（护士递给患者蓝黑色笔，患者在健康教育单上签字确认）

四、相关专业知识

1. 酸碱化学烧伤概述　眼部酸碱化学烧伤为化学物品的溶液、粉尘或气体接触眼部所致。多发生在化工厂、实验室或施工场所，其中常见的有酸性、碱性烧伤。①酸性烧伤：酸对蛋白质有凝固作用。酸性溶液浓度较低时，仅有刺激作用；强酸能使组织蛋白凝固坏死。由于凝固的蛋白不溶于水，能阻止酸继续向深层渗透，组织损伤相对较轻。②碱性烧伤：常见由氢氧化钠、生石灰、氨水等引起。碱能溶解脂肪和蛋白质，与组织接触后能很快渗透到深层和眼内，使细胞分解坏死。因此，碱性烧伤的后果要严重得多。

2. 现场急救处理　争分夺秒地在现场彻底冲洗眼部，是处理酸碱烧伤的最重要一步。及时彻底冲洗能将烧伤程度降到最小。应立即就地取材，用大量清水或其他水源反复冲洗，冲洗时应翻转眼睑，转动眼球，暴露穹隆部，将结膜囊内的化学物质彻底洗出。应至少冲洗30分钟。送至医疗单位后，根据时间早晚也可再次冲洗，并检查结膜囊内是否还有异物存留。也可进行前房穿刺术。

3. 后继治疗　①早期治疗：局部和全身应用抗生素控制感染。②切除坏死组织，防止睑球粘连。如果球结膜有广泛坏死，或角膜上皮坏死，可做早期切除。③应用胶原酶抑制剂，防止角膜穿孔。④晚期治疗：针对并发症进行治疗，如烧伤矫正睑外翻、睑球粘连，进行角膜移植术等。出现继发性青光眼时，应用药物降低眼压，或行睫状体冷凝术。

4. 角膜移植　即用正常的眼角膜替换患者现有病变的角膜，使患眼复明或控制角膜病变，达到增进视力或治疗某些角膜疾患的治疗方法。

第五章　耳鼻咽喉科常见疾病患者人文护理沟通技巧

第一节　先天性耳畸形患者人文护理沟通技巧

一、人文护理质量标准

1. 护士仪表整洁，举止端庄，微笑真诚自然、亲切和善，主动问候、表达关心，善于沟通、热情服务、善始善终。
2. 患者及家属对宣教内容表示理解和满意。
3. 患者及家属能熟悉宣教内容，患者在健康教育单上签字确认。
4. 宣教完毕责任护士及时、准确记录。

二、人文护理执行要点

1. 通过沟通交流，对患者进行心理疏导。
2. 根据患者具体病情，耐心细致地为患者及其家属进行宣教。
3. 关注患者主诉，让患者表达意愿，及时解决问题。
4. 运用人文护理关怀患者，为患者建立信任感、安全感及归属感。

三、人文护理沟通技巧

护士："宝宝，你知道我是谁吗？"

患者："我记得，你是护士阿姨。"（护士核对待手术医嘱及患儿腕带信息确认无误）

护士："真乖，明天你就要手术了，害怕吗？"（语气温柔，面带微笑）

患者："我不怕，我的爸爸、妈妈都会来陪着我的。"（用手摸摸小朋友的头）

护士："真好，那你爸爸、妈妈现在在吗？"

患者："在的，他们打开水去了，马上回来。"

护士："好的。宝宝的爸爸、妈妈你们好，我是孩子的责任护士小张，因为明天孩子就要手术了，有些注意事项需要再给二位讲解一下，请问现在有时间吗？"

患者家属："有的。"

护士："因为孩子明天是第一台手术，今晚10点以后就不能吃东西、喝水了。孩子的手术区域是左侧耳部，所以术前我们会备皮，通俗点讲就是剃头发。范围的话我这有张标准示意图，你们可以提前了解一下。备皮前请给孩子洗好头发，用电吹风吹干头发，避免着凉。"

患者家属："好的，我们懂了。"

护士："另外，孩子今晚需要保证充足的睡眠，尽可能由父母陪伴。避免贪吃零食弄坏肚子，孩子在家特别喜爱的公仔可以带来。尽可能减轻孩子的紧张或焦虑，促进术后更好恢复。其次，住院治疗期间作息习惯建议与家长作息同步，避免一味迁就小朋友因贪玩手机而影响休息质量。饮食方面建议吃一些柔软、易消化的食物，千万不能吃坚硬、辛辣的食物，减少过度咀嚼对伤口的牵拉。术后每天保持适量饮水，这样有助于新陈代谢。早晚外出必要时及时增加衣物，避免着凉、感冒。当然，清洁卫生的保持也是非常重要的，请家长监督孩子在饭前、饭后、晨起、睡前洗手、漱口。"

　　患者家属："听明白了，很清楚，谢谢你小张！"

　　护士："有关手术的方式及风险，孩子的主治医生待会儿会详细讲解的。在家长完全知情的情况下，还需要您两位签手术同意书。"

　　患者家属："好的。"

　　护士："再强调一点，术后要保持耳部伤口敷料清洁、干燥，若伤口处有出血、渗液、发红或孩子因为伤口疼痛哭闹，请您立即呼叫告知我们，我们将会第一时间处理。根据孩子伤口恢复的情况，术后会用纱布、绷带包扎伤口，后面会用专门的耳部敷贴覆盖。在这期间，家长一定要特别关注敷贴在位情况。因为孩子还小，特别担心他会自己抓，术后睡觉的时候千万注意不要压到术侧耳部，如果手术创面长时间受压会影响伤口的恢复。病区还有其他小朋友住院，我们病区设置了儿童活动室，小朋友们可以一起玩积木、看图书、听故事，这样住院的日子也会变得有趣。这些内容家长是否都清楚了？"

　　患者家属："好的，小张，你讲得太详细了，之前我们还担心小孩在医院会哭闹。在儿童活动室让住院时间变得好打发了，谢谢你啊。"

　　护士："这是我们应该做的。因为小耳畸形手术创面相对较大，术后创面渗出液可能会比较多，所以，术后会有根引流管接至负压引流瓶。一般持续引流 7 天，每天我们都会动态观察伤口渗出液的性质、量、颜色并及时记录。我们也会观察负压引流状态，这会给孩子活动带来一定的不方便。为了保证引流装置的妥善固定，首先，孩子应避免术后剧烈的跑跳或大幅度活动，下床时建议使用背心口袋加安全锁针将引流管固定在衣物上，以防装置脱落。绷带固定不稳妥或遮挡视线，一定通知医护人员第一时间处理。您二位明白了吗？"

　　患者家属："明白了，我们会注意这些的。"

　　护士："天线宝宝看过吧，手术后咱们就有这个装备了，一定要保护好它！"

　　患者："嗯。"

　　护士："宝宝今天表现得五星，护士阿姨奖励一个明星币，可以积分换礼物呦。"

　　患者："太好了！"

　　护士："宝宝洗浴后请记得更换一下病员服。"

　　患者家属："嗯，好的。"

　　护士："好的，我这儿有疾病术后宣传的健康手册，您可以再慢慢看看。"

　　患者家属："好的，谢谢你小张，服务太周到了。"

　　护士："您客气了！您的满意就是我们最大的心愿。这里有一张健康教育单，请您在这儿签字，您的签名确认代表对我们宣教工作落实的肯定。"

　　患者家属："好的，我对你们工作很肯定，我马上签。"

　　（护士递给患者蓝黑色笔，患者签字确认）

四、相关专业知识

　　先天性耳畸形是耳郭先天发育不良造成的一种小耳畸形，常伴有外耳道闭锁、中耳畸形和颌面部畸形，根据畸形程度，可以将其分为三级。

　　一级：耳郭各部分尚可辨认，只是耳郭较小。

二级：耳郭多数结构无法辨认，残耳不规则，呈花生状、舟状等，外耳道闭锁。

三级：残耳仅为小的副耳（耳赘）或呈小丘状。也可为耳郭完全没有发育，局部没有任何痕迹的称为无耳症。

第二节　耳创伤患者人文护理沟通技巧

一、人文护理质量标准

1. 护士仪表整洁，举止端庄，微笑真诚自然、亲切和善，主动问候、表达关心，善于沟通、热情服务、善始善终。

2. 患者及家属对宣教内容表示理解和满意。

3. 患者及家属能熟悉宣教内容，患者在健康教育单上签字确认。

4. 宣教完毕责任护士及时、准确记录。

二、人文护理执行要点

1. 通过沟通交流，对患者进行心理疏导。

2. 根据患者具体病情，耐心细致地为患者及其家属进行宣教。

3. 关注患者主诉，让患者表达意愿，及时解决问题。

4. 运用人文护理关怀患者，为患者建立信任感、安全感及归属感。

三、人文护理沟通技巧

护士："刘阿姨，您好，我是您的责任护士小张。"

患者："小张，你好。"

护士："您现在有时间吗？我给您讲一讲有关耳创伤疾病的一些健康知识。"

患者："有时间，我正需要知道呢。"

（护士核对患者腕带信息、医嘱及疾病诊断等信息，确认无误）

护士："您之前做了一系列的检查，我刚刚也浏览了您的检查报告，没有其他的问题。目前主要就是您耳部挫伤比较严重。这种挫伤引起小的软骨膜下血肿，可以使用常规治疗方案，您的主治医师使用注射器将积血抽出后加压包扎即可；若为大的血肿或已凝结成血凝块，则需要切开取出血凝块，缝合后加压包扎处理。整个操作需要严格无菌，防止继发感染。目前，医生给您开了抗生素抗感染治疗，由于您的伤口是开放性的且创面大，您还得注射破伤风抗毒素。请问您注射破伤风抗毒素了吗？"

患者："已经注射了，抽了好多血水。"

护士："好的。您在完全恢复之前耳部应该会伴有疼痛，持续时间因人而异。如果疼痛得厉害，请您及时跟我们讲，我们会给予您疼痛干预。"

患者："好的，我知道了。"

护士："目前，我们需要重点观察您的耳郭温度和颜色。这个指标与耳郭的预后好坏直接相关。此外，睡觉的时候千万不要压到您的患耳，这样会影响您耳部血供，对恢复十分不利。我们在护理过程中还要监测您的生命体征，看您是否发烧，如果有异常情况及时为您处理。另外，您外耳的敷料不要浸水，避免发生感染。"

患者："好的，我懂了。"

护士："刘阿姨，我刚才看您抽血的结果。显示您的血糖有点高，您之前有糖尿病吗？"

患者："是的。我患糖尿病已经 5 年了，现在一直吃药控制着。"

护士："您在家的时候有监测血糖吗？结果怎么样？"

患者："有监测，空腹一般在 6 左右，餐后血糖在 11 左右。"

护士："那控制得还算可以。血糖升高对伤口的恢复有很大的影响。如果血糖不稳定，创面的愈合时间也会延长，严重者可能会有溃疡性慢性创面。所以，您在饮食上面还得多加注意。同时，您吃了降糖药后得尽快进食，以免出现低血糖的风险。"

患者："明白了。"

护士："您目前正朝着较理想的状态恢复中，但是创面也可能会留下疤痕，还要请您做好心理准备。冬天外出时注意耳部保暖，防止冻伤；也要注意避免外力碰撞，做好耳部的保护，避免造成二次伤害。恢复期间您也不必太过忧心，保持心情愉悦，这样会加快康复的，我们一定会用最精湛的技术来为您治疗。以上您清楚了吗？"

患者："小张，你讲得很清楚，谢谢你！"

护士："这是我们应该做的，这是疾病宣传的健康手册，您可以再看看。"

患者："好的，谢谢你小张。"

护士："您客气了！您的满意就是我们最大的心愿。这里有一张健康教育单，请您在这儿签一下字，您的签名确认代表对我们宣教工作落实的肯定。"

患者："好的，我对你们的工作很肯定，我马上签。"

（护士递给患者蓝黑色笔，患者签字确认）

四、相关专业知识

1. 耳郭挫伤　可在皮下或软骨膜下积血形成血肿，表现为青紫或软骨膜下血肿。
2. 耳郭撕裂伤　可能为耳郭部分撕裂，也可能为全部撕脱，创缘多不整齐。
3. 耳郭切割伤　创缘多整齐。
4. 耳郭枪击伤　组织多有缺失。
5. 耳郭烧伤　依其烧伤程度可见局部红肿、水肿、溃烂、皮肤和软骨坏死、晚期瘢痕组织增生，耳郭发生粘连或畸形。

第三节　急慢性化脓性中耳炎患者人文护理沟通技巧

一、人文护理质量标准

1. 护士仪表整洁，举止端庄，微笑真诚自然、亲切和善，主动问候、表达关心，善于沟通、热情服务、善始善终。
2. 患者及家属对宣教内容表示理解和满意。

3. 患者及家属能熟悉宣教内容,患者在健康教育单上签字确认。

4. 宣教完毕责任护士及时、准确记录。

 二、人文护理执行要点

1. 通过沟通交流,对患者进行心理疏导。

2. 根据患者具体病情,耐心细致地为患者及其家属进行宣教。

3. 关注患者主诉,让患者表达意愿,及时解决问题。

4. 运用人文护理关怀患者,为患者建立信任感、安全感及归属感。

三、人文护理沟通技巧

护士:"刘阿姨您好,您还记得我吗?"

患者:"记得,你是主管我的护士小张嘛。"

(护士核对患者腕带信息、护理记录单及疾病诊断信息,确认无误)

护士:"今天是您术后第3天了吧,现在感觉怎么样?"

患者:"感觉好多了。"

护士:"您现在起床头还晕吗?"

患者:"还有一点点,比之前好多了。"

护士:"好的,您一定要记得我总结的'三慢(起、卧、走慢)'。尤其是您起床的时候动作幅度不宜过大,不要着急,先坐一会儿,这样可以减少头晕的症状。您休息的时候注意患耳朝上或健侧卧位,您术后膳食应以营养丰富的半流质饮食为主。术后假如您有恶心、呕吐的感觉,及时告知我们。必要时医生可以给您用药干预。您现在耳部还包扎有绷带,外观干燥、清洁。假如出现大面积的渗血、渗液,医生会及时给您换药。术后1周内避免用力打喷嚏、用力排便和用力擤鼻涕,防止修补的鼓膜因为压力过大而重新裂开。淋浴时避免污水浸湿敷料,以免发生感染。术后6～7天拆线,2周内会逐渐抽出耳内纱条。伤口疼吗?影响您休息吗?"

患者:"我自觉疼痛还可以耐受,也不影响夜间休息。"

护士:"那就好,如果您伤口疼痛且较为厉害,请您及时告知我们。疼痛对身体会有很多影响,及时干预会提高舒适度。下面,您能配合我做健康评估吗?"

患者:"好啊!"

护士:"谢谢您的配合。我们来比较术前和术后您面瘫改善的情况。请您正面对我,闭上双眼,再睁开双眼。(患者睁、合眼一次)右侧稍微有点眼睑闭合不全。请您再皱眉。(患者皱双眉)右侧抬头纹不明显。请您闭唇鼓气。(护士示范闭唇鼓腮)右侧嘴角稍微轻度漏气。术后面瘫的一种原因是病变侵犯面神经,另一种原因是暂时性的。若是暂时性的术区水肿压迫请您不要紧张,手术治疗后会解决困扰您的面部表情问题。经过科学、合理的康复训练,1～3个月之后面瘫症状还会逐渐改善。可以常规使用营养神经、改善局部微循环的药物,也可以采用针灸、按摩、热敷等物理疗法促进神经功能恢复。在这期间,为了避免眼睑闭合不全导致的暴露性角膜炎,我会遵医嘱给予您眼部上药的。"

患者:"这怎么办啊?出去别人都会笑话的。"

护士:"阿姨,面瘫的主要问题手术医生已经给您解决了。部分症状只要积极治疗均会逐渐好转的!所以您不必过于忧心。其实,您之前是由于没有及时就医导致急性化脓性中耳炎转变为慢性化脓性中耳炎。急性化脓性中耳炎是细菌感染引起的中耳黏膜急性化脓性炎症,主要表现为耳痛、听力减退、耳积液及全身症状,早期鼓膜呈弥漫性出血,向外膨隆,鼓室穿刺早期为血性脓液,后期为黄色黏脓液。而慢性化脓性中耳炎主要是以反复耳流脓、鼓膜穿孔及听力下降为主要特点。"

　　患者："能好就好，看来疾病不能拖。"

　　护士："是的，急性化脓性中耳炎的治疗方案主要是控制感染、通畅引流、去除病因。而慢性化脓性中耳炎需要手术治疗，清除病症，预防并发症。在您完全康复之前，您需要减少活动量，注意休息，多饮水。饮食方面进易消化、富营养的清淡饮食，保持排便通畅，还要时刻注意您的体温变化。您清楚了吗？"

　　患者："在我听力不好的这段时间，我感觉大家对我都没有之前热情了。"

　　护士："刘阿姨是您多虑了，觉得自己和别人不一样。听力下降对工作和生活的影响较大，使您容易产生愤怒、烦躁的心理。所以，您心理发生了变化，敏感度增加。只要您接受规范的治疗一定会慢慢好转。所以请您不必太过焦虑，保持良好的心态，积极治疗，您会早日康复的。"（拍拍患者的肩或握握患者的手，护士可给予微笑及眼神肯定）

　　患者："小张，你讲得太好了，让我对疾病有了深入的了解。真后悔拖了！"（护士再次轻拍患者的肩鼓励患者）

　　护士："刘阿姨，现在治疗还不算晚，我们一起努力康复。您出院后注意锻炼，增强抗病能力。半年内禁止游泳，3个月内禁乘飞机，1个月内禁用患侧咀嚼坚硬食物，勿吸烟、饮酒或食辛辣、刺激性食物。定期复诊，病情有变化及时复诊，最好不要佩戴耳麦或者长时间术侧压迫休息。患上呼吸道感染时应积极治疗。我这儿有本疾病宣传的健康手册，您可以再看看。"

　　患者："好的，谢谢你小张。"

　　护士："您客气了！您的满意就是我们最大的心愿。这里有一张健康教育单，请您在这儿签一下字，您的签名确认代表对我们宣教工作落实的肯定。"

　　患者："好的，我对你们工作很肯定，我马上签。"

　　（护士递给患者蓝黑色笔，患者签字确认）

四、相关专业知识

　　传统情况下将慢性化脓性中耳炎分为以下3类。

　　1. 单纯型　病变仅限于黏膜，以鼓膜穿孔为主要表现，很少累及骨质。

　　2. 骨疡型　又称肉芽型中耳炎，病变多为侵蚀中耳骨质，尤其以听小骨损伤明显，可产生并发症。

　　3. 胆脂瘤型　并非肿瘤，是由外耳道、鼓室上皮坏死脱落堆积而成的网块物，外层有纤维组织包裹，内含坏死上皮、角化物、胆固醇结晶及坏死因子、溶酶体酶、前列腺素等化学物质，对周围组织有压迫和侵蚀作用，易引起并发症。

第四节　周围面神经疾病患者人文护理沟通技巧

一、人文护理质量标准

　　1. 护士仪表整洁，举止端庄，微笑真诚自然、亲切和善，主动问候、表达关心，善于沟通、热情服务、善始善终。

　　2. 患者及家属对宣教内容表示理解和满意。

3．患者及家属能熟悉宣教内容，在健康教育单上签字确认。

4．宣教完毕责任护士准确记录。

二、人文护理执行要点

1．通过沟通交流，对患者进行心理疏导。

2．根据患者具体病情，耐心细致地为患者及其家属进行宣教。

3．关注患者主诉，让患者表达意愿，及时解决问题。

4．运用人文护理关怀患者，为患者建立信任感、安全感及归属感。

三、人文护理沟通技巧

护士："刘阿姨，您好，我是您的责任护士小张，您昨天入院时我正好休息，今天我上班了来看一下您的情况。"

患者："哦，小张，你好。"

护士："昨天您入院后做了哪些检查或治疗？"

患者："做了医生开的一些检查，还有一部分要下午才能做，然后输了液。"

护士："那您今天感觉怎么样？"（护士核对患者腕带信息、检查申请单，确认无误）

患者："目前还没有太大的好转。"

护士："刘阿姨，您别急，我针对您的情况给您科普一下，让您更好地了解健康管理方案。您现在有时间吗？"

患者："有时间，我正好对这个一点都不清楚，感觉心里很恐慌！"

护士："刘阿姨，您不要太着急，我们医护团队会尽力治好您的疾病。其实周围面神经炎俗称面神经麻痹，即面神经瘫痪、"歪嘴巴"，它是以面部表情肌群运动功能障碍为主要特征的一种疾病。周围面神经炎是一种常见病、多发病，不受年龄限制。一般症状是口眼歪斜，患者往往连最基本的抬眉、闭眼、鼓嘴等动作都无法完成。"

患者："我照镜子看我嘴巴就是歪的，这个很影响形象，走出去别人一直盯着我看。"

护士："这对您的确是一个困扰，您在治疗期间外出建议带一个口罩，这样会好很多。中医认为本病是风热之邪，风寒之邪，正气不足，脉络空虚，风邪侵入体内导致的；而西医则认为是感染性病变、耳源性疾病、自身免疫反应、肿瘤、神经源性病变、创伤性病变、中毒、代谢障碍、血管功能不全、先天性面神经核发育不全等原因引起的。我已经仔细观察与评估您的情况，不是最严重的。按照面神经瘫痪的分级来看，您应该是属于Ⅲ级，通过积极治疗复原的可能性是极大的，所以您要有信心呀。"

患者："听到你这么说，我的信心增强了不少。"

护士："药物治疗和功能训练相结合的治疗方案一定会使您获得最大限度的康复，尽可能减少后遗症的发生。目前，我们采取的药物治疗方案主要是促进局部炎症、水肿及早消退，并改善局部血液循环、促进神经功能的恢复。在治疗期间以及您出院后，您在康复过程中需要注意以下几点。您的左眼闭合不全，在夜间睡觉的时候需要保护暴露的角膜，预防结膜炎。建议您使用眼罩，也可以用医生给您开的眼药涂抹后用纱布覆盖眼睛；您还可以用毛巾热敷面部，禁用冷水洗脸，外出活动时注意面部保暖。每天还需要做功能训练，比如抬眉、闭眼、鼓腮、努嘴、耸鼻等；饮食方面以清淡、营养丰富的食物为主，注意食物的冷热度；保持心情愉悦，保证充足的睡眠。"

患者："小张，你说的这些我都照做。"

护士："嗯，刘阿姨，我这还有一些自我护理的小方法。下面我带着您做，好吗？"

患者："好。"

护士："您可以选择卧床康复训练，也可以坐位时训练。按摩前先做热敷。轮刮眼眶：以两手示指及中指的指腹分别从眼内眦向外匀速刮上、下眼眶各 50 次，然后轻揉眼部 20 ~ 30 转。指擦鼻翼：以两手示指指腹分别从鼻根两侧向下擦至鼻翼两旁迎香穴 50 次，在该穴轻按揉 1 ~ 2 分钟。点捻四白穴：以示指指腹捻按四白穴，边捻边渐施压力，持续 1 ~ 2 分钟。掌揉颊车、地仓穴：以同侧手之鱼际紧贴患侧颊车穴，边揉边移至地仓穴，往返 50 次。刘阿姨您做得非常好。"

患者："做一套这个动作后感觉是挺舒服的，但是我记不住这么多的动作怎么办啊？"

护士："刘阿姨，您别着急，我这有个健康手册，我教您的康复内容里面都有，您有空了就拿出来看一看、练一练。如果不会还可以找我教您。这里有一张健康教育单，您在这签一下字，代表对我们宣教工作落实的肯定。"

患者："好的，我对你们的工作很肯定，我马上签。"

（护士递给患者蓝黑色笔，患者签字确认）

四、相关专业知识

1. 中枢性面神经炎（核上瘫）　对侧眼睑以下表情肌瘫痪，面神经核以上至大脑皮层之间的皮质延髓束（包括皮质、皮质脑干纤维、内囊、脑桥等）受损时引起，出现病灶对侧颜面下部肌肉麻痹。通常由脑血管病、颅内肿瘤、脑外伤、炎症等引起。

2. 周围性面神经炎（核下瘫）　同侧表情肌全部瘫痪，为面神经核或面神经受损引起。

第五节　听力障碍性疾病患者人文护理沟通技巧

一、人文护理质量标准

1. 护士仪表整洁，举止端庄，微笑真诚自然、亲切和善，主动问候、表达关心，善于沟通、热情服务、善始善终。

2. 患者及家属对宣教内容表示理解和满意。

3. 患者及家属能熟悉宣教内容，并让患者在健康教育单上签字确认。

4. 宣教完毕责任护士及时、准确记录。

二、人文护理执行要点

1. 通过沟通交流，对患者进行心理疏导。

2. 根据患者具体病情，耐心细致地为患者及其家属进行宣教。

3. 关注患者主诉，让患者表达意愿，及时解决问题。

4. 运用人文护理关怀患者，为患者建立信任感、安全感及归属感。

三、人文护理沟通技巧

护士："刘×女士，您怎么又在使用耳机听音乐啊？"

患者："张护士，我这不是听力提高了，在病房里面听音乐一方面打扰病友，另一方面听力不好耳机能有点帮助。以前习惯了，不用耳机不舒服。"

护士："您听力治疗了这么久总算提高了，但长时间使用耳机可能会导致病情反复。您决定是否该把耳机取下来？"

患者："哎，好吧。"

（护士核对患者腕带信息、听力报告单，确认无误）

护士："针对您目前的恢复情况，需要重点强调几点注意事项，以免您不了解。"

患者："张护士，那辛苦你了。"

护士："根据您的主诉和检查报告，医生诊断为感音神经性耳聋。它是指内耳螺旋器毛细胞、听神经或各级神经元受损，导致声音感受或分析受到影响，阻碍了声音信息的传递，从而引起不同程度的听力下降。毛细胞病变引起的听力下降称为感音性耳聋，病变位于听神经及其传导径路者称为神经性耳聋。这是这个疾病命名的由来。"

患者："挺复杂的。"

护士："耳部本来就是一个复杂的器官，一般来说，感音神经性耳聋临床主要表现为听力下降、眩晕、耳鸣、恶心、呕吐，预防比治疗更为重要，听力的保护是重中之重。在治疗过程中避免耳毒性药物的使用。您目前的治疗方案以扩血管药、降低血液黏稠度药、能量制剂和神经营养药等作为主要治疗药物。现在根据您治疗前后的听力报告来分析，治疗后的效果还算可以。少数治疗无效或者极重度聋患者还会行手术治疗。"

患者："那我是不是治疗效果还算理想的？"

护士："是，那您更应当保护听力，注意合理用耳。"

患者："明白了，以后我会注意听力呵护的。张护士，我之前体检的时候说我的血压有点高，血脂有点高，这有影响吗？"

护士："会有影响，高血压、高血脂导致的动脉硬化、血液黏稠都是诱发突发听力下降的重要因素。不要忽视高血压、高血脂的问题。我查看了您入院时的血压，属于一级高血压，居家生活中主要注意饮食清淡，不要吃太咸的食物，同时要积极进行身体锻炼，增强体质，加强营养物质的代谢与转化，尽量减少噪声危害并加强自我保护，建议不佩戴耳机，如必须佩戴，建议选择头戴式，但使用时间尽量不超过1小时，音量不宜过大，不超过计算机音量的60%。耳部有不适要及时就医，积极治疗。您大致明白了吗？"

患者："明白了。那一般有些什么原因导致突发性聋啊？"

护士："除了刚刚我们提到的高血压、高血脂是帮凶外，现代人的过度疲劳、精神刺激及心理压力、饮食因素、季节性因素、年龄因素等都是诱发突发性聋的原因。我这有一本科普健康手册，您抽空可以浏览一下，也可以给您身边的人看一看，记住：预防比治疗重要。"

患者："行！"

护士："这是一张健康教育单，请您在这里签字，您的签名确认代表对我们宣教工作落实的肯定。"

患者："好的。"

（护士递给患者蓝黑色笔，患者签字确认）

四、相关专业知识

1. 先天性聋　出生时或出生不久即发现有听力下降。

2. 老年性聋　是人体老化过程在听觉器官中的表现。

3. 耳毒性聋　滥用某些药物或长期接触某些化学制品所致的耳聋。

4. 全身系统疾病性聋　常见于高血压与动脉硬化患者，临床表现为双侧对称性高频感觉性聋伴持续性高调耳鸣。

5. 创伤性聋　见于头部外伤、气压伤、内耳冲击伤、急性声损伤等，多来势急骤，不但可引起疼痛，同时可损害中耳和耳蜗。

6. 特发性突聋　瞬息间突然发生的重度感觉性聋。

7. 传染病源性聋　各种急慢性传染病产生或并发的感觉神经性聋。

8. 自身免疫性聋　多为青壮年的双侧耳同时或先后出现的非对称性进行性感觉神经性聋。

第六节　眩晕患者人文护理沟通技巧

 一、人文护理质量标准

1. 护士仪表整洁，举止端庄，微笑真诚自然、亲切和善，主动问候、表达关心，善于沟通、热情服务、善始善终。

2. 患者及家属对宣教内容表示理解和满意。

3. 患者及家属能熟悉宣教内容，在健康教育单上签字确认。

4. 宣教完责任护士准确记录。

 二、人文护理执行要点

1. 通过沟通交流，对患者进行心理疏导。

2. 根据患者具体病情，耐心细致地为患者及其家属进行宣教。

3. 关注患者主诉，让患者表达意愿，及时解决问题。

4. 运用人文护理关怀患者，为患者建立信任感、安全感及归属感。

三、人文护理沟通技巧

护士："刘阿姨，您今天眩晕感好些了没有？"

患者："小张，你来啦！我今天起床的时候晕了一会儿，现在还好。"

护士："刘阿姨，您起床的时候动作要慢一点，先坐起来缓一会再穿鞋下床，您别急，自己不要逞强，让家属扶着您下床。如果家属不在，您可以按呼叫器，我们也可以来扶您的。在您眩晕发作的时候千万不能一个人外出活动，要是跌倒了就不好了。"

患者："好吧，我知道了。"

（护士核对患者腕带信息、治疗单及输液卡，确认无误）

护士："您现在输着液，还有一会儿才能输液结束，趁这个时间段，我跟您聊聊应该怎么治疗、怎么康养。"

患者："那太好了。"

护士："您患的疾病在医学上称为梅尼埃病，是一种以膜迷路积水为主要病理改变，以反复发作性眩晕、波动性耳聋、耳鸣和耳胀满感为典型临床特征的内耳疾病。目前认为该病可能与内耳微循环障碍、病毒感染、病态反应、维生素缺乏、代谢障碍、内分泌失调、精神因素等所致的内淋巴生成过多及内淋巴减少有关。您可以描述一下眩晕发作时的感觉吗？"

患者："就是看着房子都在转动。"

护士："您说的这个其实就是您感到自身或周围物体沿一定的方向与平面旋转或摇晃、升降或漂浮。有些患者在眩晕发作的时候还伴有恶心、呕吐、面色苍白，睁眼转头时加剧，闭目静卧时症状减轻，持续时间为数十分钟或数小时。疾病初期，常无自觉耳聋，多次发作后渐感听力下降明显，耳还会发出蝉鸣声、哨声、汽笛声，耳内或头部有胀满感，有时感觉耳周有烧灼感。以上就是梅尼埃病的临床表现。"

患者："对的对的，我就是这样的。"

护士："您一旦出现症状就应当及时就医，尽早治疗。眩晕发作的时候要静卧，千万不要到处走动，这是非常危险的。饮食以清淡、低盐为主，限制水摄入量，眩晕发作的间歇期要锻炼身体，增强体质，但需注意劳逸结合。用药方面主要是对症治疗，以镇静剂、利尿脱水剂，以及改善微循环的药物为主。针对症状较轻的梅尼埃病患者，口服激素也是有效的。但是由于您有糖尿病，服用激素类的药物会导致血糖升高，可以采用鼓室内注射激素，以最大程度发挥药物对内耳的作用而不引起全身副作用。"

患者："那可以手术吗？"

护士："手术适用于发作频繁、症状较重、药物治疗无效、对工作和生活有明显影响的患者。但是据统计，梅尼埃病只有5%的患者适合手术治疗，手术类型包括内淋巴囊减压术、球囊造瘘术、迷路切除术、前庭神经切断术等，一般手术治疗的患者较少。"

患者："明白了，那我出院后在家发生了眩晕怎么办？"

护士："您如果经常发生眩晕，要特别注意安全，尽量减少单独外出，不要骑车、登高，防止意外的发生。养成良好的作息习惯，保证睡眠，保持心情愉悦，劳逸结合，减少复发。忌食刺激性的食物，宜低盐，戒烟酒，发作时少饮水，避免使用耳毒性药物，以免加重对耳的伤害。其实，引起眩晕的原因有很多，切忌病急乱服药。"

患者："好！"

护士："这个疾病在没有发作的时候就没事，一旦发作起来会导致严重的后果。所以，平时您一定要多加注重。"

患者："嗯。"

护士："通过对疾病的认识，我们可以更好地防范风险。以上内容如果您都知晓，您可以在健康教育单的这里签字吗？这代表对我们宣教工作落实的肯定。"

患者："好的，你拿来吧。"

（护士递给患者蓝黑色笔，患者签字确认）

四、相关专业知识

1. **耳源性眩晕**　耳部疾病导致的眩晕，常感到以自身为中心的物体在旋转，有时伴有恶心、呕吐、出冷汗，还常有耳鸣、耳胀与听力下降。

2. **非耳源性眩晕**　由颅脑疾病、颈椎病、眼科疾病等导致，常表现为眼中出现两个物体，手脚迟钝，感到麻木。

第七节　鼻外伤患者人文护理沟通技巧

 一、人文护理质量标准

1. 护士仪表整洁，举止端庄，微笑真诚自然、亲切和善，主动问候、表达关心，善于沟通、热情服务、善始善终。

2. 患者及家属对宣教内容表示理解和满意，患者在健康教育单上签字确认。

3. 患者及家属能熟悉宣教内容。

 二、人文护理执行要点

1. 通过沟通交流，对患者进行心理疏导。

2. 根据患者具体病情，耐心细致地为患者及其家属进行宣教。

3. 关注患者主诉，让患者表达意愿，及时解决问题。

4. 运用人文护理关怀患者，为患者建立信任感、安全感及归属感。

三、人文护理沟通技巧

患者："护士，有医生没有？我刚刚打球的时候鼻部被球砸了，现在鼻子又歪又痛怎么办啊？"

护士："您先别急，我马上通知医生来为您处理，您在候诊区休息5分钟。我再为您测血压，好吗？"

患者："哎，好吧，快点呀！"

（医生赶来为患者处理，发现鼻部歪斜明显，开具相关检查）

患者："护士，我检查完成了。请你通知医生查看检查报告，告诉我下一步怎么处理。"

护士："好的，您稍等。"

医生："您的情况需要行骨折复位术。受伤多久了？"

患者："一个小时。"

医生："鼻部骨折时间短，局部组织还没有形成肿胀。我建议行鼻骨骨折复位。这项复位治疗是在局麻下做，操作中会有点疼痛，您能接受治疗方案吗？"

患者："可以。"

（复位完成，患者在治疗区休息）

患者："护士，我这个复位能达到效果吗？鼻子看起来怎么还是歪的？"

护士："鼻外伤后局部胀肿属于正常情况，我给您讲讲鼻骨骨折的相关知识吧。"

患者："那太好了，谢谢你啊。"（护士核对患者门诊信息与X线片，确认无误）

护士："您看X线片上，鼻骨位于梨状孔的上方，您看这个鼻部模型，它与周围的骨连接，受暴力作用易发生鼻骨骨折。鼻骨骨折可以单独发生，也可合并颌面骨和颅底骨折。骨折的类型与暴力的方向和大小有关，最常见的症状是局部疼痛、鼻出血、鼻梁歪斜/塌陷，外鼻及其周围组织肿胀、瘀斑。数小时后鼻部软组织会发生肿胀，擤鼻后可出现皮下气肿，触之有捻发感，畸形则被掩盖，仅有触痛明显。您就诊很及时，要是组织肿胀形成则需要肿胀消除后才能做骨折复位。目前看您的症状与检查报告，只提示有鼻骨骨折这一个问题，您不要太担心了。"

患者："那还算万幸。"

护士："您以后要注意，鼻部避免再受外力撞击！"

患者："好的，我回去以后要注意些什么？"

护士："刚刚医生给您开具了抗生素，需要连续规律服用3天，以防感染。鼻部疼痛感还会持续几天，建议可以行局部冰敷。疼痛影响睡眠可以复诊，必要时可在医生建议下使用镇痛药。现在，为了有效固定鼻骨、有效塑形，我们在您鼻腔内加了填塞物以达到支撑止血的作用。您这几天需要张口呼吸，这样口干症状会比较明显。因此，鼻腔堵塞期间您要多饮水，注意口腔的卫生。如果在填塞期间出现打喷嚏的情形，这时您可以张大嘴，舌顶上颚，以缓冲压力。还有，您不能自己取填塞物。两天后您来复诊时由专科医生给您取出，再给您检查鼻腔恢复情况。"

患者："了解了。"

护士："您回去好好保护鼻面部，千万不要造成二次损伤了。"

患者："好，我懂了，谢谢你，我先回去了。"

护士："好，这儿有我们科室的联系电话和健康教育网站域名。如果有问题您可以随时联系我们。"

患者："好！"

（将蓝黑色笔递给患者，患者在健康教育单上签字）

四、相关专业知识

1. 闭合性鼻骨骨折　无错位性骨折无需复位，错位性骨折可在鼻腔表面麻醉条件下行鼻内或鼻外法复位，注意进入鼻腔用于鼻骨复位的器械不能超过两侧内眦连线，以免损伤筛板。

2. 开放性鼻骨骨折　应争取一期完成清创缝合与鼻骨骨折的复位。鼻中隔出现偏曲、脱位等情况时，应做开放复位。

3. 鼻骨粉碎性骨折　应根据具体情况做缝合固定、鼻腔填塞等。

4. 鼻额筛眶复合体骨折　多合并严重的颅脑损伤，以开放性复位为宜。使用多个金属板分别对鼻骨及其周围断离骨进行缝合固定。

第八节　外鼻及鼻前庭炎症患者人文护理沟通技巧

一、人文护理质量标准

1. 护士仪表整洁，举止端庄，微笑真诚自然、亲切和善，主动问候、表达关心，善于沟通、热情服务、善始善终。

2. 患者及家属对宣教内容表示理解和满意。

3. 患者及家属能熟悉宣教内容，患者在健康教育单上签字确认。

4. 宣教完毕责任护士及时、准确记录。

二、人文护理执行要点

1. 通过沟通交流，对患者进行心理疏导。

2．根据患者具体病情，耐心细致地为患者及其家属进行宣教。

3．关注患者主诉，让患者表达意愿，及时解决问题。

4．运用人文护理关怀患者，为患者建立信任感、安全感及归属感。

三、人文护理沟通技巧

护士："刘阿姨，您好，我是您的责任护士小张。您的入院诊断是'鼻前庭炎'，今天我给您讲一下有关外鼻及鼻前庭炎症的知识，您看需要吗？"

患者："好呀，我也没有明白我为什么会得这个病。时间正好，小张你来讲讲。"（护士核对患者腕带与电子信息，确认无误）

护士："鼻前庭炎是鼻前庭皮肤的弥漫性炎症，分为急性、慢性两种。多为急性或慢性鼻炎、鼻窦炎、过敏性鼻炎的鼻腔分泌物刺激，以及长期接触有害粉尘、不良生活习惯刺激局部所致。"

患者："我现在上班的地方正在施工，扬尘挺重的，这是不是有影响？"

护士："的确，而且影响还挺大的。那您有糖尿病、高血压或者心脏病吗？"

患者："我有糖尿病。"

护士："糖尿病患者更容易发生这个疾病。"

患者："那怎么办？是不是治疗容易反复啊？对以后的生活有没有影响？"

护士："刘阿姨，您先别急，我慢慢给您讲。您目前的主要感觉是什么？"

患者："我现在主要是疼痛，痛得晚上都会醒。我照镜子时发现鼻部周围的皮肤发红，摸着还挺烫的，有时候还会有点出血。"

护士："您讲到的这种状况应该持续了一段时间了吧。您看，（结合鼻部解剖模型演示讲解）鼻前庭部位皮肤局部充血、肿胀伴触痛，浅表处皮肤部分出现糜烂或可有血痂。您有用手抓挠这个部位吗？"

患者："嗯，我一见有血痂就想除掉。"

护士："您现在千万不要随意去抠鼻或挖鼻，手上的细菌非常多，这样会增加感染的风险。您洗脸的时候最好不要用力地搓揉这个区域。"

患者："哦，那是不是需要住院很长的时间？"

护士："刘阿姨，现在您的治疗方案主要是去除病因，治疗鼻腔疾病，加强鼻腔清洁，外出戴口罩，避免有害粉尘刺激，改正挖鼻的坏习惯。从今天开始，您还需要局部红外线照射，在结痂处用抗生素软膏涂抹。在皮肤糜烂处涂 10% 硝酸银溶液，再涂抗生素，每天 3 次。涂抹的时候不能用手，我们会用无菌棉签涂药。您看，涂抹药前后我们都要洗手。这里有一瓶免洗洗手液，我给您放在床尾，您也要做到经常洗手。"

患者："好，我一定遵照你们说的办！"

护士："住院这段时间我们还通过监测您的血糖数据，发现您血糖控制得不理想。现在医生为您开了胰岛素，您在每次吃饭前都要呼叫我们给您打胰岛素，请一定记住。胰岛素注射后 30 分钟内要尽快进食，饭后 2 小时也要监测血糖。"

患者："我现在吃得很少了，但是血糖怎么还是高啊？"

护士："其实不是说您吃得少您的血糖就低，主要看您一日三餐如何进行食物搭配、热量消耗是否合理。根据您现在的情况建议定时定量、清淡少油饮食，适量进食肉类与蔬菜，碳水化合物总量需要控制，每餐吃 7～8 分饱就行了。餐后要适度活动，俗话说迈开腿、管住嘴，规范用药才能控制好血糖。血糖高了，对您的伤口恢复十分不利。外出活动若您介意外在形象可以戴一下口罩。"

患者："我就是管不住嘴，爱吃零食、喝饮料。从现在开始，我尽量控制好饮食习惯，你们也要随时提醒我注意呀。"

护士："好的，刘阿姨。治疗期间您要注意局部用药的观察，如果发现了药物过敏或其他情况请及时反馈。您还要改掉挖鼻和揭血痂的坏习惯，不要用肥皂水清洗患处，积极治疗鼻腔及鼻窦疾病，保持鼻腔通畅。您明白了吗？"

患者："我明白了，谢谢你小张，要不是你给我讲得这么详细，我还没有把这个当回事呢！"

护士："刘阿姨，这是我们应该做的，我们得对您的治疗负责。（护士真诚地微笑）我这有疾病宣讲的健康手册，您没事的时候可以拿来看一看，加深印象。您可以在这个健康教育单上签字吗？这代表我们工作的落实。"

患者："没问题。"

（护士递给患者蓝黑色笔，患者签字确认）

护士："那您好好休息，我一会儿再来看您。"

患者："好的。"

 ## 四、相关专业知识

鼻疖：是指鼻前庭或鼻尖部的毛囊或汗腺的局限性急性化脓性炎症，多为单侧，常因挖鼻、拔鼻毛等不良的生活习惯引起。金黄色葡萄球菌是主要致病菌，也可继发鼻前庭炎，糖尿病和机体抵抗力下降者易发病。

第九节　急慢性鼻－鼻窦炎患者人文护理沟通技巧

 ## 一、人文护理质量标准

1．护士仪表整洁，举止端庄，微笑真诚自然、亲切和善，主动问候、表达关心，善于沟通、热情服务、善始善终。

2．患者及家属对宣教内容表示理解和满意。

3．患者及家属能熟悉宣教内容，患者在健康教育单上签字确认。

4．宣教完毕责任护士及时、准确记录。

 ## 二、人文护理执行要点

1．通过沟通交流，对患者进行心理疏导。

2．根据患者具体病情，耐心细致地为患者及其家属进行宣教。

3．关注患者主诉，让患者表达意愿，及时解决问题。

4．运用人文护理关怀患者，为患者建立信任感、安全感及归属感。

三、人文护理沟通技巧

护士："刘阿姨您好，我是您的责任护士小张，您有原发性高血压史吗？"

患者："嗯，好多年了。"（护士核对患者腕带与护理记录单信息，确认无误）

护士："我给您测量一下血压好吗？"

患者："好的。"

护士："刘阿姨，测量血压的注意事项您知道吗？"

患者："知道，你来之前我一直闭目养神。"

护士："好的，您的血压是 167/98 mmHg，血压有点高。您今天吃降压药了吗？"

患者："啊，我忘记了。"

护士："刘阿姨，您明天就要手术了，住院期间的血压一定要控制好。血压高会增加术中出血的风险。您平时在家的时候降压药是不是经常忘记吃？"

患者："没有，我之前都是有家人提醒我。今天他们还没有来，我就忘了，我现在就吃。"

护士："您可以设一个闹钟提醒自己，或者使用每日药盒提示自己每餐药物服用情况。这样就可以减少漏服的情况了。刘阿姨，因为您明天就要手术了，您补服药物休息一下，半小时后我会再来为您测量血压。血压平稳了，我们再前往检查室，我给您做术前准备，好吗？"

患者："好的。"

护士："刘阿姨，需要我给您的水杯倒水吗？"

患者："谢谢小张。"

（患者血压降至平稳，进行术前准备，护士再次核对患者腕带与医嘱单信息，确认无误）

护士："我看您的鼻腔里有许多分泌物，我用棉签给您清理一下，然后再给您剪鼻毛。剪鼻毛对于很多女性患者来说都是第一次体验，操作过程中希望您配合我，好吗？"

患者："好。"

护士："鼻毛已经剪完了，我现在给您讲一讲鼻 - 鼻窦炎术后的护理好吗？"

患者："好。"

护士："您这个手术虽然采用全身麻醉，但手术结束后我们会根据您的苏醒情况尽早地为您由去枕平卧头偏一侧的体位转换为半坐卧位，因为半坐卧位更有利于减少出血、肿胀，便于鼻部通气。若苏醒情况好，2 小时后我们可以先进少量温开水，若吞咽顺利、无呛咳，6 小时后即可进流质饮食。术后您鼻腔堵塞，可能会影响您的呼吸习惯，导致睡眠质量下降等问题。建议现在您可以用手捏住两侧鼻腔，用嘴呼吸，提前适应适应，以免术后不习惯。同时，吹气球训练可以有效提升肺功能。这儿有一个气球，我们今天练习练习。"（护士动作示范如何呼吸以及吹气球训练的方法）

患者："好，我照着练。需要堵住鼻孔吗？"

护士："是的，非常有必要。鼻腔堵塞的纱条 48 ～ 72 小时取出。因为您有高血压，所以血压控制显得十分重要。血压升高会增加您术后出血的风险，所以您千万不要再忘记吃药了。当然，我们也会按时来给您测量血压，并检查您服药情况。在鼻腔堵塞期间，我们要特别观察鼻腔填塞物的在位情况，您千万不要自己取出，这种行为是严禁发生的。"

患者："好。内容这么多，我记不住呀。"

护士："刘阿姨，您不用担心。病情观察与治疗期间的注意事项我们会经常主动提示您。如果鼻腔有渗血的情况不要过分焦虑，因为鼻腔术后有少量渗血属于正常现象，可以用纸巾轻轻拭去。如果渗血量多或感到疼痛难忍，您一定要及时告诉我们，我们会立即对症处理。正常情况下，您术后需要注意多饮水，保持口腔湿润，不要用力排便、咳嗽或打喷嚏。打喷嚏时您可以用舌尖顶住硬腭缓冲气流，实在控制不了就张大嘴巴。您看我，就像这样，您试一试。"（为患者示范）

患者："是这样的呀，明白了。"

护士："是的，您做得非常好。"（为患者点赞）

护士："我们会按时给您鼻腔滴液状石蜡。您知道为什么需要鼻腔滴液状石蜡吗？"

患者："医生查房时讲了的。"

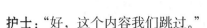

护士："好，这个内容我们跳过。"

患者："好。这类手术并发症有哪些？危险程度怎么样？"

护士："任何手术都有利弊。鼻部手术的并发症有感染、眼眶水肿及青紫、出血、脑脊液漏、球后视神经炎等。但是，术前医生在设计治疗方案时都会将风险一并考虑，个性化、慎重地制订手术方案。"

患者："我还是有点担心。"

（护士默默地与患者对视，手扶在对方手上）

护士："您不要过于忧心，我们医护团队会竭尽全力守护您的健康，帮助您恢复健康。即使发生了术后并发症，我们也会积极处理。这是我们的职责与使命。"

患者："你说的也是，小张，你可以给我讲一讲疾病的一些症状吗？"

护士："您的疾病诊断是慢性鼻 - 鼻窦炎，它主要是鼻窦黏膜的慢性化脓性炎症，多为急性鼻窦炎反复发作未彻底治愈迁延所致，主要表现为脓涕（黏脓性或脓性鼻涕，量多少因人而异）、鼻塞（鼻黏膜充血肿胀、脓涕、息肉样病变等均可致鼻塞出现）、头痛（多为钝痛或闷痛）、嗅觉减退或丧失（多为暂时性的，鼻塞及嗅区黏膜功能下降所致，多可恢复）、视功能障碍（较少见，多为球后视神经炎引起视力减退或失明），其他症状如痰多、异物感或咽干痛。若影响咽鼓管，也可有耳鸣、耳聋等症状。其实这个疾病的治疗主要是解除病因，控制感染和预防并发症，解除鼻腔鼻窦引流和通气障碍。术后会给您输注抗炎、止血、消肿等药物，手术后您还要坚持配合我们做好鼻腔滴药、鼻腔冲洗等工作。刘阿姨，本病的治疗并不是手术结束就完成了。出院后您要按时复查、换药，要加强锻炼，预防感冒，养成良好的卫生习惯，正确擤鼻，按时鼻腔冲洗，这些是同样重要的。"

患者："我大致了解了，谢谢你小张，听你讲了这么多，恐慌的心理要好多了，不至于那么害怕了。"

护士："您也不要有太大的心理负担，今晚好好休息，明天才能有好的状态。加油刘阿姨！我刚讲的您都清楚了吧，特别是术后护理的内容。"

患者："我清楚了。"

护士："那您可以在这个健康教育单上签字吗？这代表您对我讲解内容的确认。我这有健康宣教手册，您可以看看，顺便让您的家属也学习学习，这样也可以更好地照顾您。"

患者："好的，当然可以。"

（护士递给患者蓝黑色笔，患者签字确认）

 ## 四、相关专业知识

	急性鼻 - 鼻窦炎	慢性鼻 - 鼻窦炎
病程	＜ 12 周	＞ 12 周
症状	鼻塞、脓涕、头痛	脓涕、鼻塞、头痛、嗅觉减退、视功能障碍
并发症	鼻出血、咽及扁桃体炎、咽喉炎、气管炎、肺炎、急性中耳炎	中耳炎、咽喉炎
治疗	抗生素、体位引流、物理治疗等	激素、黏液溶解促排剂、鼻腔冲洗、手术

第十节　鼻中隔疾病患者人文护理沟通技巧

 一、人文护理质量标准

1. 护士仪表整洁，举止端庄，微笑真诚自然、亲切和善，主动问候、表达关心，善于沟通、热情服务、善始善终。
2. 患者及家属对宣教内容表示理解和满意。
3. 患者及家属能熟悉宣教内容，患者在健康教育单上签字确认。
4. 宣教完毕责任护士及时、准确记录。

二、人文护理执行要点

1. 通过沟通交流，对患者进行心理疏导。
2. 根据患者具体病情，耐心细致地为患者及其家属进行宣教。
3. 关注患者主诉，让患者表达意愿，及时解决问题。
4. 运用人文护理关怀患者，为患者建立信任感、安全感及归属感。

三、人文护理沟通技巧

护士："叔叔、阿姨们好！我是护士小张，今天把大家聚集在一起是因为现在有一节有关鼻中隔偏曲的健康讲座。在现场的各位都是因为鼻中隔偏曲入院的，虽然每个人的情况各不相同，但是治疗方案基本是一致的。"

患者甲："小张，讲课什么时候开始啊？"

护士："我们马上开始，大家找位置先坐好。"

（患者入座）

护士："叔叔、阿姨们，我们现在开始健康讲座了。鼻中隔偏曲是指鼻中隔偏向一侧或双侧，或局部有突起，并引起鼻腔功能障碍，如鼻塞、鼻出血和头痛等，大多属于先天性发育异常，后天继发者较少。如没有引起临床症状，则无需处理。我相信大家鼻中隔偏曲的就诊原因主要是通气影响日常生活了，是吗？"

患者乙："是啊，我在几年前体检的时候就发现有鼻中隔偏曲了，但是我觉得没什么影响就没有去管它，现在经常流鼻血，鼻子又堵得厉害，害我晚上都睡不好觉。"

护士："这位叔叔的症状其实已经很典型了，除了鼻塞、流鼻血以外，甚至会出现头痛症状，元凶就是偏曲部位压迫下鼻甲或中鼻甲，引起同侧反射性头痛。高位性鼻中隔偏曲妨碍鼻窦引流时还会出现耳鸣。鼻中隔偏曲主要是以手术治疗为主，配合对症治疗。手术后鼻腔堵塞可能会出现呼吸不畅、鼻腔渗血、暂时性头痛，但是这些症状会随着疾病的恢复而逐渐好转。"

患者乙："医生说我后天手术，你可以讲一下术后的注意事项吗？"

护士："当然可以。术后我们需要采取半坐卧位，鼻部局部冷敷可以减少渗血。其次，保持口腔清洁，戒烟酒，术后忌坚硬、辛辣、刺激的食物，建议以温凉半流质饮食为主。术后勤观察鼻腔有无活动性出血，避免过度咀嚼，防止用力打喷嚏或咳嗽引发堵塞物松脱而发生鼻腔出血。一般而言，48～72

小时后抽出鼻腔堵塞纱条。治疗期间应坚持鼻腔用药，掌握正确的擤鼻、洗鼻、滴药或喷药的方法，注意保护鼻部勿受外力的碰撞，以防出血或影响手术效果。短期内避免剧烈运动，生活要有规律。大家清楚了吗？"

患者丙："小张，我明白了，谢谢你，花这么多的时间来给我们讲解。那手术会不会有伤口啊？"

护士："现在，我们的医疗团队都是借助鼻内镜完成手术，内镜下手术精准可视且微创，不用担心留疤影响您的外观。"

患者丙："那就好，我之前还一直担心这个问题呢。"

护士："阿姨，这是我们努力创立的医疗品牌。住院期间您有任何问题都可以问我或我们团队的每一位同事。我这儿有健康宣教手册，大家一人一本，抽时间多看看。这还有健康宣教单，需要各位在表单上面签个字。"（护士逐一核对患者腕带与健康教育单信息，确认无误）

患者甲："你讲得好，我们都签。"

（护士递给患者蓝黑色笔，患者签字确认）

 四、相关专业知识

鼻中隔偏曲术后血肿：鼻中隔一侧或两侧软骨膜下积血，术中止血不妥或术后患者打喷嚏、错误擤鼻可导致鼻中隔术后血肿，表现为鼻中隔一侧或双侧有半圆形隆起，黏膜颜色暗红或正常，表面光滑、触之柔软，穿刺抽吸有血可确诊，一般可行保守治疗或切开放血治疗。

第十一节　腺样体疾病患者人文护理沟通技巧

 一、人文护理质量标准

1. 护士仪表整洁，举止端庄，微笑真诚自然、亲切和善，主动问候、表达关心，善于沟通、热情服务、善始善终。

2. 患者及家属对宣教内容表示理解和满意。

3. 患者及家属能熟悉宣教内容，患者在健康教育单上签字确认。

4. 宣教完毕责任护士及时、准确记录。

 二、人文护理执行要点

1. 通过沟通交流，对患者进行心理疏导。

2. 根据患者具体病情，耐心细致地为患者及其家属进行宣教。

3. 关注患者主诉，让患者表达意愿，及时解决问题。

4. 运用人文护理关怀患者，为患者建立信任感、安全感及归属感。

 三、人文护理沟通技巧

护士："小妹妹，明天你要手术了，害不害怕啊？"

患者："护士姐姐，我不怕，爸爸、妈妈都会陪着我的。"

护士："真勇敢，加油！你的爸爸、妈妈现在去哪了？"

患者："他们被医生叫去了。"

护士："这样啊。待会儿他们回来了按一下呼叫器，告诉他们你的责任护士在找他们，可以吗？"

患者："好的姐姐。"

（家属返回病室）

患者家属："请问是你找5床家属吗？"

护士："你们是赵××的爸爸、妈妈吧？我是她的责任护士小张。"

患者家属："你好！"（护士核对患者腕带与医嘱单信息，确认无误）

护士："明天赵××小妹妹就要手术了。由于她年纪太小，之前陪伴的是孩子的奶奶，有些疾病的知识和注意事项需要给二位家长再讲解讲解，以便于术后的更好照护。"

患者家属："那太好了。"

护士："二位知道什么是腺样体吗？"

患者家属："这个我们不知道。"

护士："腺样体又称咽扁桃体，位于鼻咽顶后壁中线，为咽淋巴内环的组成部分。在正常生理情况下，4～6岁发育至最大，青春期后逐渐萎缩，成年人则基本消失。若腺样体增生肥大且引起临床症状，医学上即称腺样体肥大。它是一种病理现象。本病多见于儿童，且常合并有慢性扁桃体炎，与分泌性中耳炎密切相关。本病主要表现为鼻阻塞、睡觉有鼾声、做噩梦、听力下降等。"

患者家属："我们孩子就是鼻子堵，睡觉打鼾，对智力影响大吗？"

护士："赵××小妹妹还没有出现腺样体面容，治疗还是及时的。手术结束后需要家属与我们一并努力，术后去枕平卧6小时，并且要注意患者的呼吸和有无频繁吞咽动作。如果患者痰中及唾液中有带血情况，或吞咽频繁且监护仪显示脉搏变快，表示有伤口出血的可能，家长您需要立即通知我们进行及时检查处理。手术当天宜安静休息，少说话，尽量避免咳嗽、哭泣。饮食是十分重要的，术后6小时后若无出血可以恢复饮食，首先从半流质饮食开始，7～10天不宜吃坚硬、油炸食物，以免划伤伤口；水果及果汁含果酸会刺激伤口，可能引起疼痛和影响伤口愈合，少吃或不吃为宜。"

患者家属："还有这么多需要注意的啊，那我们可得仔细了。我在网上看到有人说孩子切除腺样体会使免疫力下降，这是真的吗？"

护士："扁桃体、腺样体在孩子六七岁内确实具有免疫防御功能，并不意味着切除了扁桃体、腺样体孩子的免疫功能就下降。口腔门户防御功能会在术后半年改善，对于慢性扁桃体炎反复急性发作的孩子，扁桃体切除后避免了病灶局部感染，反而大大降低了呼吸道感染的概率。所以在考虑扁桃体、腺样体是否切除时，应该权衡它的存在到底是利还是弊，不能一味地相信网上的说法。"

患者家属："你说的这些我们都没有想到，还是要到正规的医院来治疗才放心啊。那手术后是不是就完全好了？以后都不会再复发了吗？"

护士："腺样体是淋巴组织，如果孩子反复上呼吸道感染，腺样体在手术后仍有可能再度增生肥大。因此，应根据天气增减衣物，注意保暖，防止受凉感冒。出院后要适当锻炼，增强体质。我这有健康手册，二位可以多看看。最后，请二位家长在健康教育单上签名。谢谢。"

患者家属："你讲得好，特别感谢你抽空给我们讲，让我们有正确的认识。"

（护士递给患者蓝黑色笔，患者家属签字确认）

护士："这是我应该做的。"

四、相关专业知识

1. 腺样体增大的诊断主要依据 X 线鼻咽部侧位片，因为进行鼻咽镜和鼻咽部指诊的检查很难取得儿童的合作，而且不能准确测量鼻咽腔的宽度和阻塞的程度。

2. 以腺样体厚度与鼻咽通气道宽度的比值（A/N）可判断腺样体的肥大程度：0.50 ～ 0.60 为正常；0.61 ～ 0.70 为中度肥大；0.71 以上为病理性肥大。

3. 宜进食清淡、易消化食物，以高热量、高维生素、高蛋白质、半流质饮食为主，切勿暴饮暴食，避免辛辣、刺激性、坚硬或含果酸的食物。

4. 加强体育锻炼，增强体质，避免上呼吸道感染。

5. 脱膜期勿剧烈运动或过度兴奋大笑，防止伤口出血。

6. 定期门诊复查，有伤口出血、呼吸困难等情况随时就诊。

7. 注意口腔卫生，保持口腔清洁，可用温的淡盐水漱口。

8. 保持室内相对湿度及温度。

9. 注意保暖，预防感冒。

第十二节　咽及颌面部脓肿患者人文护理沟通技巧

 一、人文护理质量标准

1. 护士仪表整洁，举止端庄，微笑真诚自然、亲切和善，主动问候、表达关心，善于沟通、热情服务、善始善终。

2. 患者及家属对宣教内容表示理解和满意。

3. 患者及家属能熟悉宣教内容，患者在健康教育单上签字确认。

4. 宣教完毕责任护士及时、准确记录。

 二、人文护理执行要点

1. 通过沟通交流，对患者进行心理疏导。

2. 根据患者具体病情，耐心细致地为患者及其家属进行宣教。

3. 关注患者主诉，让患者表达意愿，及时解决问题。

4. 运用人文护理关怀患者，为患者建立信任感、安全感及归属感。

 三、人文护理沟通技巧

护士："大家好，我是责任组长小张，今天召集大家来听听关于咽及颌面部脓肿疾病的健康讲座。不知道大家对于这个疾病有多少了解？"

患者甲："这个我们还真不清楚。"

护士："咽部脓肿常见的病因如邻近组织的炎症、邻近组织的脓肿、咽侧壁受异物或器械的损伤引起的感染、经血流和淋巴系统引起的感染等。最常见的症状是咽痛及颈深部疼痛，可伴反射性耳痛、牙关紧闭、张口困难、高热畏寒等，严重者有呼吸困难的症状。而颌面部脓肿主要是由口腔颌面部感染形成的，有红、肿、热、痛和功能障碍等感染的共有特征，但口腔颌面部因其解剖生理特点使感染的发生、发展及预后有特殊性。"

患者甲："要是没有积极治疗会有什么后果？"

护士："若咽部及颌面部的脓肿没有及时治疗，随着感染的加重，会引起全身症状，还会影响呼吸，造成窒息，甚至会导致死亡。"

患者乙："听起来挺可怕的。"

护士："每种疾病的出现都代表身体功能的损伤，如不及时救治，只会越来越严重。咽部及颌面部脓肿以全身和局部治疗为主，对于轻度感染者仅用局部治疗即可治愈，即保持清洁，减少活动和不良的刺激；感染严重者需要全身的抗感染治疗。脓肿形成后需要进行切开引流，使脓液、坏死感染物迅速排出，减少毒素的吸收，减轻局部肿胀、疼痛及张力，缓解对呼吸道和咽腔的压迫，避免发生窒息；防止感染向邻近间隙蔓延，防止向颅内、纵隔和血液扩散。而切开引流需要有以下指征：①发病时间，牙源性感染 3～4 天，腺源性感染 5～7 天，经抗生素治疗后，仍高热不退、白细胞总数及中性粒细胞计数明显增高者；②局部肿胀、疼痛明显者；③局部有凹陷性水肿伴有波动感，或穿刺抽出脓液者；④腐败坏死性感染者，应早期广泛切开引流；⑤脓肿已破溃，但引流不畅者；⑥脓肿已累及多间隙，出现呼吸困难及吞咽困难者。"

患者丙："那切开引流后就会好了吗？"

护士："切开引流后还需要全身的抗感染治疗，引流必须通畅。要动态观察引流的量、颜色、敷料的情况，以及患者的全身情况。如果没有发生伤口的感染，则注意劳逸结合，增强体质，提高机体免疫力，饮食方面也需要特别注意，禁食坚硬、辛辣、刺激的食物。"

患者甲："我是 3 天前切开引流了脓肿，现在我感觉疼痛没有之前明显，敷料也不脏了。今早医生说我恢复得还可以，过不了几天就可以出院了。"

护士："那您出院后也需要注意锻炼、注意饮食，别感冒了。记得勤漱口，还要记得按时来复查。"

患者甲："行！"

护士："我这儿有咽部及颌面部脓肿相关知识的健康手册，大家可以拿来看看，有助于更加了解并更好地预防疾病。大家还有什么疑问吗？我为大家解答。"

患者甲："现在没有，有的时候再说吧！谢谢。"

护士："下面，我就来互动一下，了解大家掌握的情况。并请大家在健康教育单上签名。"（护士核对患者腕带与健康教育单信息确认无误）

患者乙："好，我们签。"（患者们在健康教育单上签字）

四、相关专业知识

脓肿切开引流术注意事项包括以下几方面。

1. 切口部位应在脓肿低位，有利于引流通畅。

2. 尽可能在口内引流，必须在面部作切口引流者，应顺着皮纹方向或在面部比较隐蔽处作切口，减少愈合后留疤的风险。如在颌下区、耳屏前或耳后区等部位作切口。

3. 注意避开重要解剖结构，避免损伤重要的神经、血管，避免造成大出血、面瘫、多涎等并发症。

4. 切口长度应视脓肿大小、深浅和部位而定，原则上不超过脓肿边界以外，切口内、外径应等大，才有利于引流通畅。

5. 手术操作应准确、快速、轻柔，忌挤压，表浅脓肿也可经表面麻醉实施手术。用尖刀刺破脓肿后，再向两侧扩大切口以利引流；深部脓肿应作穿刺；若为多间隙感染，逐个分离脓腔，置入引流管进行引流；颌周间隙脓肿引流时，应将部分肌肉附着处切断，以便引流通畅。同时探查骨面是否粗糙，有无死骨形成。牙源性感染应切开相应区域的骨膜，才能做到彻底引流。

6. 口内切开脓肿用橡皮片引流；口外切开浅层脓肿用橡皮条引流，深部脓肿用凡士林纱条或橡皮管引流。术后根据引流脓液的多少，确定换药次数，脓多勤外科换药。脓肿缩小变浅、无分泌物时，则停放引流物，用油纱布保护创口，促进愈合。

第十三节　睡眠呼吸暂停综合征患者人文护理沟通技巧

 一、人文护理质量标准

1. 护士仪表整洁，举止端庄，微笑真诚自然、亲切和善，主动问候、表达关心，善于沟通、热情服务、善始善终。
2. 患者及家属对宣教内容表示理解和满意。
3. 患者及家属能熟悉宣教内容，患者在健康教育单上签字确认。
4. 宣教完毕责任护士及时、准确记录。

 二、人文护理执行要点

1. 通过沟通交流，对患者进行心理疏导。
2. 根据患者具体病情，耐心细致地为患者及其家属进行宣教。
3. 关注患者主诉，让患者表达意愿，及时解决问题。
4. 运用人文护理关怀患者，为患者建立信任感、安全感及归属感。

 三、人文护理沟通技巧

护士："李叔叔，您好，我是您的责任护士小张，您手术后 2 天了，今天感觉怎么样？"

患者："还行，感觉比手术刚下来的时候好多了。"（护士核对患者腕带与护理记录单信息，确认无误）

护士："我刚为您仔细检查了一下伤口情况，没有什么大碍。如果您方便的话，我现在为您巩固关于睡眠呼吸暂停综合征术后自我照护小知识，您看可以吗？"

患者："可以的，谢谢你了小张。"

护士："不客气！您手术后首先需要调整睡眠，由于您手术前都是戴呼吸机休息，现在，您需要从心理上和生理上尽快适应无呼吸机睡眠。第二，保持愉悦的心情，避免过度劳累和精神紧张、焦虑。第三，您需要建立一个规律的生活习惯，早睡早起，膳食合理。术后饮食建议以半流质或流质软食为主，减少伤口的牵拉。术后 2 ~ 4 周内要禁食酸、辛辣等刺激性及坚硬食物，以免刺激伤口造成出血。您还需要每天多喝水，这样有助于机体新陈代谢。天气变凉时需要及时增加衣物，避免着凉、感冒和感染。当然，保持口腔清洁卫生也是非常重要的，请您在饭前、饭后、晨起、睡前勤漱口；若您感觉痰中带血，请您立即呼叫告知我们，我们将会为您第一时间处理。您觉得我都讲明白了吗？"

患者："讲明白了，很清楚，谢谢你小张。"

护士："另外，您在术后可能会出现饮食误呛、鼻腔反流的现象，一般会在术后 2 周内消失。面对这种情况时不必惊慌。手术后呼吸障碍改善需要 1 ~ 2 个月效果才比较显著，6 ~ 12 个月疗效才稳定。您出院后一定要定期随访并监测心脏功能、血压、体重等，控制饮食，加强锻炼，减轻体重；戒除烟酒，饮食方面禁油炸等高热量食物。夜间休息时避免使用镇静药，调整睡眠时的体位为侧卧位。如果使用镇静类药物不宜从事驾驶、高空作业等有潜在危险的工作，以免发生意外。"

患者："好的。"

护士："由于您有高血压、糖尿病，您还得规律服药，并观察服药后的效果。我查看了您入院到现在的血压情况，您入院时的血压是 170/99 mmHg，医生给您诊疗建议使用降压药后，您最近的血压趋于稳定。收缩压，也就是高压为 120 ~ 145 mmHg，舒张压，即低压为 79 ~ 95 mmHg。住院期间由我们提醒您吃降压药，您回家后千万不能忘记了。血压高的危害不用我说您应该很清楚了吧？血糖您控制得还算可以，坚持服药。您别看表面上睡眠呼吸暂停综合征和血糖好像没有太大的关联，其实它们两者相互作用。一方面，睡眠呼吸暂停低通气综合征可诱发、加重 2 型糖尿病。因为缺氧，体内多种激素水平会发生变化，胰岛素的降糖能力减弱，身体对葡萄糖的利用率下降，血糖升高。睡眠质量下降，白天嗜睡、活动减少，消耗降低，可能导致体重进一步增加，同时也增加了 2 型糖尿病的患病风险。另一方面，2 型糖尿病也可诱发或加重睡眠呼吸暂停低通气综合征。在 2 型糖尿病患者中，肥胖体型十分常见，而肥胖者的上颌、咽喉周边有过多的脂肪堆积，使得气道更容易狭窄、塌陷，咽壁收缩扩张能力下降，导致打鼾。所以您回家后要注意从锻炼减肥开始健康生活了。"

患者："我知道，小张，你就放心吧！我不会忘记的。一定按时吃药并坚持锻炼，保证有一个好的体格。就是你刚刚讲的疾病知识我怕忘记。"

护士："没关系，我一会儿给您一份健康手册，您可以慢慢看看。"

患者："好的，谢谢你小张，服务太周到了。"

护士："您客气了！李叔叔，您的满意就是我们最大的心愿。这里有一张健康教育单，请您在这一栏签一下字。也是对我们宣教质量的肯定。"

患者："好的，我对你们工作很认可，我马上签。"

（护士递给患者蓝黑色笔，患者签字确认）

四、相关专业知识

阻塞性睡眠呼吸暂停低通气综合征：是在睡眠时上气道塌陷阻塞引起的呼吸暂停和通气不足，伴有鼾声、睡眠结构紊乱，频繁发生血氧饱和度下降及白天嗜睡等症状，具体是指成年人在 7 小时的睡眠时间内，发生口鼻气流周期性中断 30 次以上，每次呼吸暂停时间为 10 秒以上，睡眠过程中呼吸气流强度较基础水平降低 50% 以上，并有动脉血氧饱和度下降 ≥ 4%，呼吸暂停低通气指数 > 5 次 / 时。

第十四节　喉的急性炎症患者人文护理沟通技巧

一、人文护理质量标准

1. 护士仪表整洁，举止端庄，微笑真诚自然、亲切和善，主动问候、表达关心，善于沟通、热情服务、善始善终。

2. 患者及家属对宣教内容表示理解和满意。

3．患者及家属能熟悉宣教内容，患者在健康教育单上签字确认。

4．宣教完毕责任护士及时、准确记录。

 二、人文护理执行要点

1．通过沟通交流，对患者进行心理疏导。

2．根据患者具体病情，耐心细致地为患者及其家属进行宣教。

3．关注患者主诉，让患者表达意愿，及时解决问题。

4．运用人文护理关怀患者，为患者建立信任感、安全感及归属感。

 三、人文护理沟通技巧

护士："崔阿姨，您好！您还记得我是谁吗？"

患者："记得啊，你是我的责任护士小张。"

护士："崔阿姨，您记性可真好，我来看看您今天的情况，治疗了几天感觉怎么样？"

患者："这几天输了消炎药后好多了，我感觉都可以出院了。"（护士核对患者腕带与信息，确认无误）

护士："是的，从您复查的喉镜报告看恢复得很理想。您现在有时间吗？我向您科普一下急性会厌炎的相关知识。"

患者："好啊，我现在没事。"

护士："崔阿姨，不知道您对这个疾病有多少了解？"

患者："我不是很了解。"

护士："这个疾病是以声门上区会厌黏膜受累为主的急性喉部炎症，是喉科急重症之一。它起病急，发展迅速，易发生显著水肿和脓肿。严重时会因会厌堵塞气道而引起窒息死亡。这个疾病的出现主要是严重的细菌或病毒感染、喉部外伤、过敏等导致的。"

患者："我前几天感冒了，吃药后也不见好转。喉咙最开始是疼痛，并没有想到会这么严重。现在想想都后怕，而且住院的时候已经感觉有呼吸困难的情况了。"

护士："是的，按照呼吸困难的分类。您的症状已经呈现出Ⅱ度呼吸困难了。所以，您一住院我们就根据医嘱立即为您使用激素做雾化、做皮试，尽早开始抗生素治疗。一般喉部炎症对激素和抗生素还是很敏感的，只要治疗及时，预后还是很好的！我给您讲一些基本的自我照护事项吧。毕竟三分治疗，七分护理。"

患者："好。"

护士："首先，您需要充足的休息，最好取半坐卧位或坐位休息。其次，多饮水，应以高热量、易消化的流质或半流质清淡饮食为主，忌辛辣、硬、刺激性食物。饭前、饭后均要勤漱口，保持口腔清洁；在用药过程中，要注意观察药物的疗效，有无过敏反应和不良反应。尤其是使用抗生素前后1周您不能服用含酒精的食物，避免出现双硫仑样反应。"

患者："好。"

护士："最重要的一点，请务必关注呼吸道的通畅。您了解本病的特点及危险性，配合我们治疗与护理很重要。一旦呼吸困难，您又不在医疗区，那后果不堪设想。因此，严禁随意离开病房，以免发生意外情况。这个疾病会引起喉部疼痛，您注意少发音、轻咳嗽，以利声带休息，疼痛剧烈时可遵医嘱使用镇痛药。您和家属也不要过度担心，相信医护团队。我们在您的床头柜上备了一个气管切开包，主要是为更为严重的呼吸困难做准备，以便于实施急救。所以您不要把它放到柜子里，也不要把包装袋打湿，使它处于备用状态，以备不时之需。我刚刚讲的您清楚了吗？"

患者："小张，你讲得很好、很仔细，而且你们日常的工作也是这样做的，所以我才好得这么快。"

护士："崔阿姨，您还是不要掉以轻心，您一定要知道本病的危害性。一旦复发，须及时就诊。在您出院后还是要多注意不要感冒，有症状时及时就医。"

患者："好的，这次经历让我明白不管什么疾病，不及时治疗，再小的问题都会变成大问题的。"

护士："崔阿姨，您明白就好了，待会儿我给您一份疾病宣教健康手册，您空了可以看看。我这还有健康教育单，麻烦您签字确认一下。"

患者："好，我没有笔。"

护士："我马上给您。"

（护士递给患者蓝黑色笔，患者签字确认）

四、相关专业知识

喉的急性炎症：是主要累及声门区的喉黏膜急性卡他性炎，又称急性声门下喉炎，是成年人呼吸道常见急性感染性疾病之一。可单独发生，也可继发于急性鼻炎、急性咽炎或急性传染病，以声嘶、喉痛为主要症状。如不及时治疗，可并发喉梗阻而危及生命。本病多继发于感冒、受凉或疲劳致机体抵抗力下降，吸入粉尘和有害气体、发声不当或过度烟酒刺激、喉部外伤亦可诱发本病。根据呼吸困难的程度，可以分为四个级别。一度：安静时无呼吸困难，活动时出现；二度：安静时有轻度呼吸困难，活动时加重，但不影响睡眠和进食，无明显缺氧；三度：明显吸入性呼吸困难，喉鸣音重，三凹征明显，缺氧和烦躁不安，不能入睡；四度：呼吸极度困难，严重缺氧和二氧化碳增多，嘴唇苍白或发绀、血压下降、二便失禁、脉细弱，进而昏迷、心力衰竭，治疗需要明确病因，对症治疗。

第十五节　喉的慢性非特异性炎症患者人文护理沟通技巧

一、人文护理质量标准

1. 护士仪表整洁，举止端庄，微笑真诚自然、亲切和善，主动问候、表达关心，善于沟通、热情服务、善始善终。

2. 患者及家属对宣教内容表示理解和满意。

3. 患者及家属能熟悉宣教内容，患者在健康教育单上签字确认。

4. 宣教完毕责任护士及时、准确记录。

二、人文护理执行要点

1. 通过沟通交流，对患者进行心理疏导。

2. 根据患者具体病情，耐心细致地为患者及其家属进行宣教。

3. 关注患者主诉，让患者表达意愿，及时解决问题。

4. 运用人文护理关怀患者，为患者建立信任感、安全感及归属感。

三、人文护理沟通技巧

护士："叔叔、阿姨们好，今天是我们每周一次的科普教育日，今天将由我为大家讲解喉的慢性非特异性炎症的相关知识。我叫张××，大家可以叫我小张。"

患者甲："小张，你好。"

护士："不知道大家对该病有哪些认识呢？"

患者乙："我是因为说不出话、声音嘶哑才住院的。本来我觉得没什么大不了的，多休息休息就好了。但是，医生说我是声带息肉。小张啊，什么是声带息肉？"

护士："谢谢这位患者的开场发言。声音嘶哑的根本问题就在声带。声带是主要的发声器官，声带息肉好发于声带游离缘前中段，为半透明、白色或淡红色、表面光滑的肿物，以单侧多见，也可双侧同时发生。声带息肉主要的治疗手段是手术治疗。还有一种喉的慢性非特异性疾病即声带小结，在坐也有临床诊断为声带小结的患者。那什么是声带小结呢？它是双侧声带前、中 1/3 交界处对称性小结样的突起，主要治疗手段是通过合理用嗓，使声带充分休息，小结可自行消失。合理用嗓的概念其实很抽象，具体可以借助发音训练来改善。通过 3 个月的发音训练，改变错误的发声习惯，可成功治愈。但对于不可逆又较大的声带小结，且伴有明显声嘶症状者也只有手术才能治疗。"

患者甲："手术后是不是就能完全好呢？不会变哑吧？"

护士："声带小结和声带息肉都属于高复发性疾病，在治疗后要注意保护嗓子，掌握正确的发音。同时，应避免长时间用嗓或高声喊叫，戒烟酒、忌辛辣刺激性的食物，预防上呼吸道感染。感冒期间尽量少说话，使声带充分休息。手术治疗后避免剧烈咳嗽，术后饮食以流质温凉为主。特别注意术后降音说话，使声带充分休息，减轻声带充血水肿。至于您刚才提到的变哑是不会发生的，手术主要解决声音嘶哑的问题。所以大家不用担心。"

患者乙："那复发了怎么办？又做手术吗？"

护士："发现有复发迹象，医生会根据您的情况优先选择药物保守治疗。复发的原因其实很多，与术后保养、职业、情绪、病变范围及手术方式有关。因此，良好的嗓音康复训练与生活方式对减少复发有积极的意义。"

患者丙："我懂了，我之前有很大的误区。以为术后禁声有利于恢复，现在通过你的讲解清楚了，总结一下就是要多休息、少说话、轻声说话。对吗？"

护士："这位患者说得非常好，其他的叔叔、阿姨明白我刚才讲的了吗？"

患者丁："懂了。你有没有纸质版的说明，我身边的好多人都有这样的症状，我想给我家人、朋友也多看看。"

护士："有的，待会儿大家可以在健康教育栏里面取相关资料。如果今天的科普教育大家收获很大，也没有提问了，请大家在这个健康教育单上签字，这也是教育反馈的一种方式。"

患者甲："拿来吧，我签。小张，你讲得特别好。"（护士核对患者腕带与健康教育单，确认无误）

护士："谢谢叔叔的夸奖！这是我们应该做的。"

四、相关专业知识

声带小结：主要为发声易疲倦和间歇性声嘶。每当发高音时出现、病情发展时声嘶加重，由间歇性变为持续性，发较低音调时也会出现声嘶。

声带息肉：主要为声嘶，因声带息肉的大小、形态、部位不同，音质发生变化、嘶哑程度也不同。轻者为间歇性发声易疲劳，音色粗糙，发高音困难；重者声音严重沙哑，甚至完全失声。

第十六节　喉肿瘤患者人文护理沟通技巧

一、人文护理质量标准

1．护士仪表整洁，举止端庄，微笑真诚自然、亲切和善，主动问候、表达关心，善于沟通、热情服务、善始善终。

2．患者及家属对宣教内容表示理解和满意。

3．患者及家属能熟悉宣教内容，患者在健康教育单上签字确认。

4．宣教完毕责任护士及时、准确记录。

二、人文护理执行要点

1．通过沟通交流，对患者进行心理疏导。

2．根据患者具体病情，耐心细致地为患者及其家属进行宣教。

3．关注患者主诉，让患者表达意愿，及时解决问题。

4．运用人文护理关怀患者，为患者建立信任感、安全感及归属感。

三、人文护理沟通技巧

护士："林叔叔，昨天您手术结束已经很晚了，今天我来看看您。您感觉怎么样？"

患者在纸板上写：感觉还好，就是不习惯。现在发不出声音，只能写字了。（护士核对患者腕带与手术记录单，确认无误）

护士："我看一下您的颈部伤口，敷料干燥，引流液比较少。今天精神挺好的，如果您身体允许的话，我现在为您和家属讲解一下关于喉癌的照护须知，您看可以吗？"

（护士认真地检查绷带松紧度，仔细地查看伤口敷料有无渗出）

患者写下：好，你讲，我听我看。正好我儿子在，他也可以听听，多了解了解。

护士："第一，您手术后要把心理调整到最佳状态。无论从心理上还是从生理上，您需要接受手术后无声的状态。第二，需要保证充足的睡眠以促进恢复。第三，您现在是鼻饲流质饮食。为了解决肠内营养供给，我建议由专业的营养科团队来制订您的搭配方案。营养科专职营养师会根据您的具体情况，给您配制最佳膳食康复计划。每次将食物注入胃管的时候由我们来操作，您及家属只需要通知我们。虽然您没有经口进食，仍然需要保持口腔清洁，请您勤漱口。第四，您颈部的伤口敷料要保持清洁、干燥。男士需要勤刮胡须，减少伤口感染概率。若伤口处有新鲜血液、渗液、局部红肿疼痛等异常情况，请您立即呼叫告知我们，我们将会第一时间为您处理。根据您的伤口恢复情况，主治医生会为您拆掉绷带并逐渐拆除缝线，我们按需要为您吸痰换药。您觉得我都讲明白了吗？"

患者家属："讲明白了，很清楚，谢谢你！"

护士："由于现在林叔叔说不了话，家属您得多点耐心啊。"

患者家属："好的。"

护士："林叔叔，现在您主要是靠颈部的气管导管来完成呼吸，所以，颈部造瘘口的护理是十分重要的。您本人和家属都需要掌握气道护理相关知识，我现在给您讲讲。第一，您不能用东西堵塞颈部造瘘口，您的床头柜上有心电监护仪，动态测量您的血氧饱和度，如果低于90%代表有缺氧的表现，需要我们做及时处理。第二，气道湿化可以有效减少痰液堵塞气道的风险。如果您是老烟民，那么您的痰液可能会更多一点。第三，进门处有一个温湿度计测量仪，我们会勤关注，为您营造良好的治疗环境。病房内的加湿器可以有效控制室内湿度，并保持在55%～65%。室内湿度不足会导致气道干燥，影响痰液咳出。如果痰液黏稠不易咳出，那我们会通过气道灌注湿化加吸痰的方法来解决该问题。第四，建议您掌握深部咳痰的方法。现在开始，林叔叔您需要学会正确咳嗽、咳痰。跟着视频一起试试，先深呼吸，吸气并蓄足力量咳嗽，既可以咳出痰液，也能使肺部功能得到锻炼。"

护士："若您觉得有痰且咳嗽常伴有伤口疼痛，我们还可以先帮助您松动痰栓。来，家属您看我是怎样松痰拍背的。照着我的方法试一试……对，就是这样。林叔叔，您咳嗽的时候也不能太用力，因为您的颈部伤口还在恢复中。若外力太大，可能会导致颈部切口出血。我们会根据您的具体情况，制订换药的频次，保持伤口的清洁、干燥，有利于伤口的快速恢复。"

患者写下：那我这个样子出去别人肯定会用异样的眼光看我，哎。（护士握握患者的手，指出奖励卡）

护士："林叔叔，我们先定一个小目标。今天我们先学学深部咳痰。外出时，我们戴一个围脖就不影响您帅气的外形了。"

患者写下：不都一个样吗？

护士："林叔叔，您不能这么想啊。手术虽然让您暂时失去声音，但是也让您更珍视健康。您隔段时间照照镜子，多看看您的造瘘口恢复情况，肯定会一天比一天好的。这样您的生活质量会一天天提高，您说对吧？"（握一握患者的手）

患者家属："是啊，您就放心吧。我们大家都与您一起努力，别担心！护士，我想问下，那我爸以后还能发音吗？"

护士："他做的是全喉切除术，目前有3种方法可以帮助林叔叔恢复发音功能。第一种是食管发音，是最经济、简便的方法。食管发音是经过训练后，患者把吞咽进入食管的空气经咽和口腔动作调节构成语言。这个方案有个缺点，是发音断续，不能讲长句。第二种是电子喉发音，主要是讲话时将发音器置于患者颏部或颈部，利用音频振荡器产生声音，但是声音欠自然。第三种是通过外科手术在气管后壁与食管前壁之间行造瘘，插入发音钮。发音的机制是当患者吸气后，堵住气管造瘘口，使其呼出的气体通过单向阀进入食管上端和下咽部，产生振动而发音，患者配合口腔、舌、牙齿、嘴唇的动作形成语言。这些发音训练需要等伤口恢复后慢慢练习，不要急于一时。至于具体的方案选择需要林叔叔先迈过这个阶段再计划。"

患者家属："哦，那就好，谢谢你护士。"

护士："不客气，这是我应该做的。我一会儿给您一份关于这个疾病详细的健康手册，您可以慢慢看看。"

患者家属："好的，谢谢你，你的服务太周到了。"

护士："您客气了！您的满意就是我们最大的心愿。希望林叔叔早日康复。这里有一张健康教育单，请您在这一栏签字，对我们的宣教内容进行确认。"

患者家属："好的，我对你们工作很肯定！我马上签。"

（护士递给患者家属蓝黑色笔，患者家属签字确认）

 四、相关专业知识

根据肿瘤发生的部位，喉癌大致可分为以下四种类型，各型临床表现不一。

1. **声门上癌**　约占30%，在我国东北地区多见。肿瘤大多原发于会厌喉面根部，早期无特异症状，仅有咽部不适、痒感或异物感等，不易引起患者注意。声门上癌分化差、发展快，早期易出现颈淋巴结转移。癌肿向深层浸润或出现较深溃疡时，可有喉咽痛，并可放射到同侧耳部。

2．声门癌　最为多见，约占60%，一般分化较好，转移较少。早期症状为声音改变，起初为发音易疲倦或声嘶，时轻时重。随着肿瘤增大，声嘶逐渐加重，或者出现发声粗哑，甚至失声。呼吸困难是声门癌的另一常见症状，常为声带运动受限或固定，或者肿瘤组织阻塞声门所致。

3．声门下癌　即位于声带平面以下、环状软骨下缘以上部位的癌肿，最少见。因位置隐蔽，早期无明显症状，检查不易发现。当肿瘤发展到相当程度时，可出现咳嗽、痰中带血、声嘶和呼吸困难等。

4．贯声门癌　又称跨声门癌。是指原发于喉室，跨越两个解剖区，即声门上区及声门区的癌肿。癌组织在黏膜下广泛浸润扩展，以广泛浸润声门旁间隙为特征。由于肿瘤位置深且隐蔽，早期症状不明显，出现声嘶时，常已有声带固定，而喉镜检查仍未能窥见肿瘤。随着肿瘤向声门旁间隙扩展，浸润和破坏甲状软骨时可引起咽喉痛。

第十七节　侧颅底肿瘤患者人文护理沟通技巧

 一、人文护理质量标准

1．护士仪表整洁，举止端庄，微笑真诚自然、亲切和善，主动问候、表达关心，善于沟通、热情服务、善始善终。

2．患者及家属对宣教内容表示理解和满意。

3．患者及家属能熟悉宣教内容，患者在健康教育单上签字确认。

4．宣教完毕责任护士及时、准确记录。

 二、人文护理执行要点

1．通过沟通交流，对患者进行心理疏导。

2．根据患者具体病情，耐心细致地为患者及其家属进行宣教。

3．关注患者主诉，让患者表达意愿，及时解决问题。

4．运用人文护理关怀患者，为患者建立信任感、安全感及归属感。

 三、人文护理沟通技巧

护士："蔡阿姨，您明天要手术了，紧张吗？"

患者："说不紧张是假的，但是我相信你们的技术。"

护士："您现在有空吗？我给您讲讲围术期相关知识吧。更新知识后您也许能更好地配合治疗，不再患得患失了。"

患者："好，我有空的。"（护士核对患者腕带与手术医嘱，确认无误）

护士："您病变的区域是侧颅底。侧颅底是以鼻咽顶壁为中心，向前外经翼腭窝达眶下裂前端，向后外经颈静脉窝到乳突后缘两条假想线之间的三角区。（拿出解剖模型指出所在位置）侧颅底肿瘤好发于中年女性，生长缓慢。有家族发生倾向，可双侧病变。因一般始发于中耳，故早期出现中耳症状，实际病变可能已经超出中耳腔，可压迫颈静脉球体邻近的颅神经，出现相应症状体征。您还记得您最开始有些什么症状吗？"

患者："最开始就是耳朵里面响，听力不好。"

护士："是的，这个疾病最开始是会有这样的症状。除了您说的症状外，侧颅底肿瘤还会在外耳道检查时发现鼓膜完整，在其后下方可见淡红色或蓝色肿物影，有时将鼓膜下部推起，并有搏动。当用鼓气耳镜检查时，加压后见鼓膜变白色，搏动消失。还会有耳漏、颈静脉孔综合征。因此，该疾病的诊断和治疗均存在较大的困难。"

患者："我之前去过好几家医院，都没有诊断出我到底是怎么回事。还好到你们医院来了，不然不知道会拖成什么样子。"

护士："蔡阿姨，您放心。我们一定会尽最大的努力让您康复的，围术期需要我们一起努力。"（握一握患者的手）

患者："是的，我把所有的信任都寄托在你们身上了。"

护士："谢谢您的信任。（握一握患者的手）手术虽然有风险，但是我们医疗组术前会严密进行风险防范的。风险点主要有以下几个。一是脑神经损伤，侧颅底肿瘤切除手术可伤及所在区域脑神经，术中我们会进行全程监护，可有效预防脑神经损伤，一旦发生，医疗团队会及时进行神经吻合或根据相应颅神经损伤程度进行术后治疗或处理。二是局部组织缺失或脑膜缺失，可用人工修复材料或自体阔筋膜来修补，广泛的组织缺失则可通过转移皮瓣加以修复。三是有脑脊液漏发生的风险。根据脑脊液漏出部位还可分为脑脊液鼻漏、脑脊液耳漏及脑脊液伤口漏。术后少量脑脊液漏多可通过高头位卧床、降低颅压、禁止擤鼻和合理应用抗生素等促其自愈。脑脊液漏量大时无法自愈，可能会采取腰池引流或手术修补。四是术后疼痛，可以应用镇痛药干预或手术处理。常用手术方法有神经切断术、管襻减压和某些定向性手术。"

患者："只要这些症状可以好转，都不是问题。我也理解我的手术挺大的，这些我都能接受。"

护士："您放心，我们会科学、全面、个性化地制订相应的措施。目的只有一个：确保您的手术安全与康复质量。我一会儿给您一份健康手册，您可以慢慢看看。"

患者："好的，谢谢你小程，服务太周到了。"

护士："您客气了！蔡阿姨，您的需要就是我们工作的方向。这里有一张健康教育单，请您在这一栏签名，代表对我们工作的认可。"

患者："好的，我对你们工作很认可，我马上签。"

（护士递给患者蓝黑色笔，患者签字确认）

四、相关专业知识

侧颅底肿瘤切除的手术进路主要有颞下窝进路和中颅底进路。

1. 颞下窝进路 可全程暴露在岩骨内的颈内动脉，有利于控制静脉窦出血；可按照病变部位对面神经实施改道，有利于开阔进路与防止面神经损伤。适用于侵犯咽区、咽鼓管区和神经血管区的肿瘤。

2. 中颅底进路 适用于侵犯听道区、关节区和颞下区的肿瘤。

6

第六章　口腔颌面外科常见疾病患者人文护理沟通技巧

第一节　窝沟封闭患者人文护理沟通技巧

 一、人文护理质量标准

1. 护士仪表整洁，举止端庄，微笑真诚自然、亲切和善，主动问候、表达关心，善于沟通、热情服务、善始善终。

2. 患者及家属对宣教护理服务表示理解和满意。

3. 患者及家属能熟悉宣教内容并能遵照执行；让患者及家属在健康教育单上签字确认。

4. 宣教完毕及时、准确记录。

 二、人文护理执行要点

1. 通过沟通交流，对患者进行心理疏导。

2. 根据患者具体病情，耐心细致地为患者及其家属进行宣教。

3. 关注患者主诉，让患者表达意愿，及时解决问题。

4. 运用人文护理关怀患者，为患者建立信任感、安全感及归属感。

三、人文护理沟通技巧

（一）案例分享

口腔科门诊，黎××，男性，6岁，ID号：××××××

诊断：替牙期深窝沟

治疗名称：窝沟封闭

治疗医生：刘××

配合护士：卓××

（患者进入诊室后，护士耐心地指导进入诊室的患者，带领患者熟悉就诊环境和仪器设备，护士面带微笑、热情亲切地为患者介绍自己和治疗医生）

护士： "您好，请问您是黎××小朋友的妈妈吗？"（如是长辈使用尊称）

患儿家属： "是的，我是黎××的妈妈。"

护士： "您好，我是口腔科护士，我叫卓××。黎××，你可以叫我卓阿姨，这是我的工作牌。"

护士： "黎××妈妈，稍后将由我来负责他治疗的护理工作，现在我想向您了解一下孩子的基本情况，同时也向您介绍一下治疗相关的内容和注意事项。"

（护士面带微笑，用轻松愉快的口吻了解患者的基本情况）

护士："黎××，阿姨问你，你为什么躲在妈妈的背后呀？"

患儿："阿姨，我害怕，我害怕看牙。"

护士："黎××，我们先不看牙，先玩一会儿，好不好？"

（护士首先带领患儿在诊室内参观，让患儿了解检查的基本流程并熟悉环境，还可通过卡通画、动画片、儿童画册、小玩具、小故事、牙齿模型、奖励小礼物等诱导患儿的配合行为，与患儿建立友善信任的护患关系）

护士："黎××，你听过小马过河的故事吗？"

患儿："妈妈给我讲过这个故事。"

护士："那你从这个故事中学到了什么，可以告诉阿姨吗？"

患儿："这个故事告诉我们什么事情只有自己亲自尝试了才可以知道自己是否有实力完成一件事情。"

护士："黎××说得太对了，阿姨知道你是个勇敢的孩子，等会儿妈妈在门口等你，阿姨陪着你好吗？"

患儿："阿姨，妈妈可以陪在我的身边吗？"

护士："阿姨答应你，只要你配合医生的治疗，妈妈可以留在你的身边，好吗？"

患儿："好的，阿姨，我一定配合治疗。"

护士："黎××妈妈，请问您是通过什么途径知道孩子需要做窝沟封闭的？"

患儿家属："上次带孩子补牙的时候，医生告知我等孩子恒牙完全萌出的时候就带孩子来做窝沟封闭。"

护士："黎××妈妈，那请问您了解什么是窝沟封闭吗？"

患儿家属："不知道，你能给我讲解一下吗？"

护士："好的，因为孩子的窝沟比较深，细菌和食物残渣积聚在窝沟里，不易被清除，很容易引起龋坏。窝沟封闭是通过不去除本身的牙体组织，在窝沟上涂布一层东西，保护牙齿不受细菌和食物残渣的影响，增强牙齿抗龋能力，从而达到预防龋病的作用。"

（护士详细地向患儿家属介绍窝沟封闭治疗的目的）

患儿家属："哦！原来是这样，我大概明白了，谢谢你！"

护士："不客气，这个治疗正常情况下大约半小时就能结束，请耐心等待，不要担心！"

患儿家属："好的，有你们在我就放心了。"

护士："黎××妈妈，等会儿进入诊室后请勿大声讲话、随意走动、随地吐痰，不能触碰仪器设备，请听从医务人员安排，好吗？"

患儿家属："好的，卓护士。"

护士："黎××妈妈，治疗前要认真和医师确认治疗方案、治疗风险并签字，请您认真阅读一下'窝沟封闭治疗知情同意书'，若没有疑问请在同意书上签您的名字，并写上您与患儿的关系。若有不明白的地方，您可以随时告知我。请问我为您讲解明白了吗？"

（患者签同意书时，护士耐心细致地为其答疑解惑）

患儿家属："卓护士，我听明白了，同意书我已经签好了，请问接下来我应该干什么？"

护士："黎××妈妈，这是孩子的缴费治疗单，请到门诊三楼收费窗口缴费，请保存好绿联收据。"

（护士向患儿家属讲解到收费窗口的路线及收费窗口具体位置）

患儿家属："好的，麻烦你帮我照看一下孩子，我缴完费马上回来，可以吗？"

护士："好的。"

护士："黎××，你是一个男子汉，等会医生给你治疗的时候好好配合医生好吗？"

患儿："好的阿姨。"

护士："黎××，医生在治疗时你不要用口呼吸，用鼻子呼吸。你跟着阿姨练习一下，好吗？"

患儿："阿姨，我一定好好学。"

（护士耐心地教患儿用鼻呼吸）

护士："黎××，刚刚阿姨教你的动作你学会了吗？"

患儿："阿姨，我已经会了，放心吧！"

护士："黎××，等会儿如果有什么不舒服，千万不要乱动或去抓医生的手，要举左手示意，我们会马上停下来，不然的话，很容易伤到你，知道吗？"

患儿："阿姨，这是左手，待会儿举左手。"（患儿举起左手）

护士："黎××真棒！"（护士微笑对患儿竖起拇指）

护士："黎××妈妈，治疗中光固化照射时灯光对患儿眼睛有刺激，我们需要孩子紧闭双眼或者戴护目镜。如果有什么不明白的，可以随时咨询我，好吗？"

（护士为患儿戴上护目镜，并告知患儿照射过程中不能随意取下，以免灼伤眼睛）

患儿家属："好的，知道了，孩子今天早上吃了早餐对治疗有影响吗？"

护士："窝沟封闭治疗可以正常饮食，不必空腹。孩子平时身体怎么样？还有什么特殊情况是我们目前不知道的吗？治疗前必须如实告知医师，以免治疗过程中有意外情况发生。"

患儿家属："除了偶尔小感冒外，没有其他疾病。"

护士："黎××妈妈，您还有什么不清楚吗？"

患儿家属："没有了，你已经说得很清楚了。"

护士："黎××，阿姨给你拿一个软软的牙齿，等会治疗过程中你可以握住它，有它陪着你，就不会感觉紧张了。"（护士拿一个疏解心理压力的牙齿玩具给患儿）

（在治疗过程中，护士对患儿不仅要全程陪伴、及时进行有效的沟通交流，更要掌握患儿的心理活动，以提供正确的心理疏导。在护士的细心陪伴和耐心鼓励下，黎××勇敢地顺利完成了口腔治疗）

护士："黎××，治疗已经结束了，你刚刚的配合非常棒，对于你出色的表现，阿姨决定送给你一个小礼物——玩具小牙齿，开心吗？"

（对于配合的患儿，可以奖励其想要的玩具或想看的动画片）

患儿："开心，谢谢阿姨！"（患儿露出开心、快乐的神情）

护士："黎××的治疗已经顺利结束了，再观察一会儿如果没有特殊情况您就可以带他回家了。"

患儿家属："好的。"

护士："黎××，你和妈妈在外面玩一会儿，阿姨后面还有很多小朋友需要治疗，如果有什么不舒服，及时到这里来找阿姨，行吗？"

患儿："好的阿姨。"

护士："黎××妈妈，孩子回家之后还有一些事情需要您注意。①窝沟封闭治疗后，需要禁食2小时，24小时内禁食硬物，避免频繁咀嚼硬物与黏性食物，如：年糕、汤圆、蚕豆等；吃适量的粗纤维食物，如：芹菜、荞麦、大豆等；要控制含糖多的饮食和饮料，如：可乐、雪碧等；进食后进行口腔清洁；睡前、饭前不吃零食和饮料。②术后数天内发现封闭的牙齿咬合过高或吃东西时疼痛，请及时就诊处理。③术后发现封闭材料脱落或部分脱落，请及时就诊。④完成封闭的牙齿需定期，即3~6个月复查，医生会观察封闭保留情况，大块脱落时应重做封闭。⑤采用Bass刷牙法：先刷上、下牙的外侧面，再刷内侧面和咀嚼面。上牙从上往下刷，下牙从下往上刷。尽量选择软毛的小圆头牙刷，同时配合使用牙线及冲牙器等器具，刷牙时间需要3分钟左右，早晚各一次，用温水刷牙。家长一定要协助孩子刷牙，刷完牙后检查孩子牙齿是否刷干净。如有疑问可以随时请拨打电话：×××××××××。"

（对于婴幼儿父母，可嘱其戴指套牙刷帮助孩子刷牙；对于年长儿父母，嘱其监督孩子认真刷牙，刷牙后让孩子对着镜子仔细检查是否还有食物残渣、软垢等致龋物质残留，最后父母再仔细检查一遍。让父母和孩子认识到刷牙的质量直接影响牙齿的好坏）

（治疗后，护士向家属介绍门诊工作时间及科室电话；告知患儿家属下次复诊的时间及注意事项，注意饮食和口腔卫生，并将治疗后健康宣教内容及科室电话制成温馨提示卡交到患儿家属手中，并递给患者蓝黑色笔，让家属在健康教育单上签字确认）

（二）电话随访

护士："您好，我是 ×× 医院口腔科护士卓 ××，请问是黎 ×× 妈妈吗？"

患儿家属："是的。"

护士："您好！您还记得我吗？今天给您来电，一方面是想了解黎 ×× 在窝沟封闭治疗后是否有异常的情况出现；另一方面是征求您对我们口腔科工作的一些意见或建议。"

患儿家属："好的。"

护士："今天是黎 ×× 做窝沟封闭治疗的第 2 天，请问他回家后都还好吗？"

患儿家属："孩子就是吃东西有些不方便，他说咬不到东西。"

护士："这可能是咬合过高造成的，您不要太担心，您最近有时间吗？可以带黎 ×× 过来让医生给孩子调试一下就行了。其他还有什么不舒服的吗？"

患儿家属："是这样啊！那我就放心了，那我明天带他过来，好吗？"

护士："好的，那除此之外，您对我们口腔科的工作有什么意见或者建议吗？如口腔科的环境、工作人员的技术和态度等，以利于我们不断改进、不断提高，才能为更多的患者提供优质服务。"

患儿家属："孩子回来之后总说卓阿姨和医生都特别好，治疗时一直陪他聊天，还握住他的手，给他擦脸上的脏东西，最后还送礼物给他。谢谢你们对孩子的照顾。"

护士："不客气，谢谢您的反馈！那请问您还有其他什么意见吗？"

患儿家属："没有了！虽然是个小治疗，但毕竟是孩子嘛！不光他害怕，作为家长的我们也是真的很紧张，口腔科医务人员不光把孩子安抚得很好，也没有忘了照顾家长的感受，总体来说真的挺好。"

护士："谢谢您的肯定，我们会争取做得更好。那今天就这样，耽误您时间了。给您的治疗后温馨提示卡上面有我们科室电话，有任何问题，也欢迎您致电。黎 ×× 妈妈，再见！"

患儿家属："再见，小卓护士！"

（待患者挂掉电话后，护士再轻放电话）

四、相关专业知识

1．窝沟封闭是用高分子材料把牙齿的窝沟填平，使牙面变得光滑易清洁。一方面，窝沟封闭后窝沟内原有的细菌断绝了营养来源，逐渐死亡；另一方面，外面的细菌不能再进入，是预防窝沟龋的一个重要措施。

2．窝沟封闭预防龋病的方法主要用于儿童与青少年新萌出的恒磨牙。第 1 恒磨牙的封闭以 6 ～ 7 岁为宜，前磨牙（双尖牙）、第 2 恒磨牙以 12 ～ 13 岁为宜，对口腔卫生不良的儿童，虽然年龄较大或牙齿萌出口腔时间较迟，可放宽窝沟封闭年龄。

3．不能配合医生操作的儿童，或者尚未完全萌出被牙龈覆盖的牙齿者暂不做窝沟封闭。

4．窝沟封闭治疗步骤为核对检查→清洁牙面→酸蚀→冲洗和干燥→涂布封闭剂并固化→检查。

5．认真观察患者病情变化，若发生异常情况，及时报告医生，配合进行椅旁急救处理。

6．严格遵守无菌操作原则，一次性用物一人一用一更换，重复用物应一人一用一灭菌。

7．窝沟封闭成功的标志是封闭剂完整。进行窝沟封闭治疗的患者在治疗后的 3 ～ 6 个月复诊一次。每年做口腔常规检查时，应同时检查窝沟封闭的牙齿有无封闭剂脱落的情况，从而及时给予修补。

第二节　一次性根管治疗患者人文护理沟通技巧

 一、人文护理质量标准

1. 护士仪表整洁，举止端庄，微笑真诚自然、亲切和善，主动问候、表达关心，善于沟通、热情服务、善始善终。
2. 患者及家属对宣教护理服务理解和满意。
3. 患者及家属能熟悉宣教内容并遵照执行；让患者及家属在健康教育单上签字确认。
4. 宣教完毕及时、准确记录。

 二、人文护理执行要点

1. 通过沟通交流，对患者进行心理疏导。
2. 根据患者具体病情，耐心细致地为患者及其家属进行宣教。
3. 关注患者主诉，让患者表达意愿，及时解决问题。
4. 运用人文护理关怀患者，为患者建立信任感、安全感及归属感。

三、人文护理沟通技巧

（一）案例分享

口腔科门诊，李××，女性，68 岁，ID 号：×××××××
诊断：A1B1 根尖周囊肿
治疗名称：A1B1 一次性根管治疗
治疗医生：邓××
配合护士：曹××
（患者进入诊室后，护士耐心地指导进入诊室的患者，带领患者熟悉就诊环境和仪器设备，护士面带微笑、热情亲切地为患者介绍自己和治疗医生）
护士："您好！请问您叫什么名字？"（如是长辈使用尊称）
患者："我叫李××。"
护士："李阿姨，首先自我介绍一下，我是口腔科门诊护士曹××，这位是您的治疗医生邓××。治疗开始前我先为您讲解治疗前的相关注意事项，在治疗时您就不会那么迷茫和紧张了。"
患者："好的，那谢谢你了！"
护士："李阿姨，等会进入诊室后请勿大声讲话、随意走动、随地吐痰，不能触碰仪器设备，请听从医务人员安排，好吗？"
患者："好的，小曹护士。"
护士："李阿姨，请问您是否患有高血压、糖尿病、心脏病及其他全身性疾病？是否空腹？"
（护士详细询问患者的基本情况，确保治疗安全顺利进行）
患者："我平时身体都挺好的，没有什么大问题，吃过早餐了。"

护士："李阿姨，治疗前要认真和医师确认治疗方案、治疗风险并签字。请您认真阅读一下'一次性根管治疗知情同意书'，若没有疑问请在同意书上签您的名字，若您有不明白的地方，可以随时告知我，好吗？"

（患者签同意书时，护士耐心细致地为其答疑解惑）

患者："小曹护士，同意书我已经签好了，请问接下来我应该干什么？"

护士："李阿姨，这是您的治疗和检查项目，包括血常规、凝血功能、血糖、X线（或CT）等的缴费单，我陪同您到门诊三楼收费窗口缴费，好吗？"

（护士搀扶患者到收费窗口缴费）

护士："李阿姨，这是您的绿联发票联，请保存好。"

患者："好的。"

护士："李阿姨，待会医生在治疗的时候您不要用口呼吸，要用鼻子呼吸，避免误咽、误吸，好吗？"

患者："好的曹护士。"

护士："李阿姨，您能做给我看一下吗？"

……

护士："嗯，您做得很好，待会治疗时呼吸就没问题了！"

护士："李阿姨，待会治疗过程中，您千万不要随意摆动头部，如有不适举左手示意，以免乱动损伤软组织，知道吗？"

患者："知道了，我会好好配合医生的。"

护士："李阿姨，治疗过程中如果有口水，您可以举左手示意，我会及时进行吸唾，以确保治疗更安全、更顺利。"

患者："好的。"

护士："李阿姨，治疗中光固化照射时灯光会对您的眼睛有刺激，您需要紧闭双眼或者戴护目镜。如果有什么不明白的，可随时咨询我，好吗？"

（护士协助患者佩戴护目镜，告知患者照射过程中不能随意取下，以免灼伤眼睛）

患者："好的，谢谢你！"

护士："您平时身体怎么样？还有什么特殊情况是我们目前还不知道的吗？治疗前必须如实告知医师，以免治疗过程中有意外情况发生。"

患者："嗯！今天早上我血压也稍微有点高，昨天晚上想到要来医院看牙我就没休息好，会不会有影响啊？"

护士："李阿姨，我给您测一下血压，如果血压高的话您只能把血压控制平稳了再来进行根管治疗，您看行吗？"

患者："好的曹护士。"

护士："李阿姨，麻烦您手臂伸出来，我帮您测量血压，可以吗？"

患者："好的，曹护士，一听测血压，我有点紧张。"（护士协助患者卷衣袖至肘上10 cm）

护士："李阿姨不要害怕，我会一直陪着您的。"（护士轻拍患者肩膀或抚摸患者手）

患者："谢谢你！"

护士："李阿姨，您的血压是146/92 mmHg，有点偏高，我建议您在休息室休息30分钟，我再为您测量血压，您看可以吗？"

患者："好的，曹护士，可能刚刚我比较紧张，让我平复一下心情再测吧！"

护士："李阿姨，30分钟到了，麻烦您手臂伸出来，我再帮您测量一下血压，可以吗？"

患者："好的，麻烦你了。"（护士协助患者卷衣袖至肘上10 cm）

护士："不客气。李阿姨，您的血压是138/86 mmHg，可以进行治疗，不过您一定要放松心情！"

患者:"好的。"

护士:"如果您还有什么疑问可以咨询我和医生。"

患者:"没有什么不明白的,你已经说得很清楚了。"

(手术过程中,护士不仅要全程陪伴患者,还要与患者进行有效沟通,以掌握患者的心理活动,从而为其提供正确的心理疏导。在护士的细心陪伴和耐心鼓励下,李阿姨顺利完成了根管治疗)

护士:"李阿姨,治疗已经顺利结束了,您刚刚表现得很好,治疗中有什么不舒服吗?"

患者:"没有,谢谢你们!"

护士:"您在休息室休息一会儿,再观察半个小时,如果没有特殊情况您就可以回家了。如有不适,请按呼叫器,我也会不定时来巡视您的。"

(护士面带微笑,用轻松的语言告知患者呼叫器的位置以及使用方法)

患儿:"好的,曹护士。"

护士:"李阿姨,回家之后还有一些事项需要您注意。①饮食方面:治疗后2小时内避免患侧咀嚼;治疗后避免吃过冷、过热的刺激性食物;治疗后避免用患牙咬过硬的食物。②口腔保健:养成良好的卫生习惯,要特别注意口腔卫生,如果牙齿没有刷干净,就会有食物残渣、软垢、色素等残留,在口腔细菌长期作用下会出现牙龈红肿、出血、牙龈炎、牙周病、牙齿脱矿、龋坏等。早、晚至少刷牙两次,每日三餐及吃零食后漱口;选择刷头较小的软毛牙刷;使用Bass刷牙法,彻底清洁牙齿各面;禁止吸烟;每半年要做一次常规口腔检查。③根管治疗后不适的处理:治疗后1～2周内出现隐痛属正常现象,若有剧烈疼痛请到附近医院或来我院就诊;遵医嘱使用消炎药;牙根充血后出现牙龈长疱请及时电话联系复诊。④患牙及颞颌关节要适当休息,避免大张口或过度打哈欠。⑤注意患牙保护:根管治疗后患牙牙体组织变脆,容易崩破,建议及时进行冠修复。如果还有其他疑虑,请拨打电话:×××××××××。"

(治疗后,护士向患者或家属介绍门诊工作时间及科室电话;告知患者或家属下次复诊的时间及注意事项,注意饮食和口腔卫生,并将治疗后健康宣教及科室电话制成温馨提示卡交到患者或家属手中,并请患者在健康教育单上签字)

(二) 电话随访

护士:"您好,我是××医院口腔科护士曹××,请问是李××阿姨吗?"

患者:"是的。"

护士:"李阿姨,您好!您还记得我吗?我是小曹护士。今天给您来电,一方面是想了解您在根管治疗后是否有异常的情况出现;另一方面是征求您对我们口腔科工作的一些意见或建议。"

患者:"记得,你好曹护士。"

护士:"李阿姨,今天是您根管治疗后的第2天,请问您回家后都还好吗?"

患者:"其他都很好,晚上牙齿还是有点隐隐作痛。"

护士:"李阿姨,您不要太担心,由于机械设备与药物的刺激,机体会产生轻度的不适感,是机体的正常反应,会在2～3日后缓解,可遵医嘱服用消炎镇痛药,若有明显的不适或剧烈疼痛要及时就诊,明白了吗?"

患者:"明白了,我马上把消炎药和止痛药吃上,这样就可以缓解我现在这个状况了吗?"

护士:"是的。除此之外,您对我们口腔科的工作有什么意见或者建议吗?如口腔科的环境、工作人员的技术或态度等,这样我们才能不断改进,不断的提高,才能为更多的患者提供优质服务。"

患者:"你们都特别好,既负责又有耐心,治疗前不厌其烦地给我测量几次血压,治疗中一直陪我聊天,说一些鼓励我的话,还握住我的手,拍片的时候陪同我一起,术后给我擦脸上的脏东西,最后送我离开,谢谢你们对我的照顾,我会铭记于心的。"

护士："不客气，谢谢您的肯定，我们会争取做得更好。那请问您还有其他什么意见吗？"

患者："我有个小小的建议，就是看病等候的时间太长了，能不能采取什么办法来缩短候诊时间呢？"

护士："李阿姨，您的提议很好！对于您提的建议，我们正在逐步完善，通过医生初诊制、预约制、制订标准就诊流程等来解决。请问还有其他建议吗？"

患者："其他你们都做得挺好的，我要给你们竖大拇指，点赞！"

护士："谢谢您的赞赏，那今天就这样，耽误您时间了。之前发给您的治疗后温馨提示卡上面有我们科室电话，有任何问题，也欢迎您致电。再见，李阿姨！"

患者："再见，小曹护士！"

（待患者挂完电话后，护士再轻放电话）

 四、相关专业知识

1．一次性根管治疗是指在一次就诊期间完成根管清洁、成形和充填等所有程序，最早用于前牙外伤性意外露髓的处理。随着根管治疗新技术、新设备的发展，一次性根管治疗逐渐成为一种常规治疗方法。

2．一次性根管治疗主要适用于牙外伤、牙髓炎、根尖周炎、牙髓外露等。

3．有红、肿、热、痛等急性炎症表现者、根管暗影较大且无瘘道形成者、根管结构复杂者等不宜进行一次性根管治疗。

4．一次性根管治疗治疗步骤为核对检查→术区局部消毒→术区局部麻醉→术区隔离→根管预备→根管消毒→根管充填。

5．对于极度紧张和害怕的患者，若无氧化亚氮（笑气）相关的禁忌证，可给予氧化亚氮下联合根管治疗。

6．治疗中分散患者的注意力。治疗进入每一个新环节就要告知患者接下来进行的操作内容，以帮助患者缓解焦虑、增强治疗信心、消除患者对手术的恐惧心理。若发生异常情况，及时报告医生，配合进行椅旁急救处理。

7．严格遵守无菌操作原则，一次性用物一人一用一更换，复用器械一人一用一灭菌。

8．一次性根管治疗后嘱患者注意饮食和口腔卫生，若发生不适，出现剧烈疼痛等情况，应及时就诊。

第三节　冠修复患者人文护理沟通技巧

 一、人文护理质量标准

1．护士仪表整洁，举止端庄，微笑真诚自然、亲切和善，主动问候、表达关心，善于沟通、热情服务、善始善终。

2．患者及家属对宣教内容表示理解和满意。

3．患者及家属能熟悉宣教内容；并让患者在健康教育单上签字确认。

4．宣教完毕及时、准确记录。

二、人文护理执行要点

1．通过沟通交流，对患者进行心理疏导。

2．根据患者具体病情，耐心细致地为患者及其家属进行宣教。

3．关注患者主诉，让患者表达意愿，及时解决问题。

4．运用人文护理关怀患者，为患者建立信任感、安全感及归属感。

 三、人文护理沟通技巧

（一）案例分享

口腔科门诊，万××，男性，42岁，ID号：××××××

诊断：A1根管治疗后

治疗名称：A1冠修复

治疗医生：张××

配合护士：刘××

（患者进入诊室后，护士耐心地指导进入诊室的患者，带领患者熟悉就诊环境和仪器设备，护士面带微笑、热情亲切地为患者介绍自己和治疗医生）

护士："您好，请问您叫什么名字？"（如是长辈使用尊称）

患者："我叫万××。"

护士："万先生，首先自我介绍一下，我是口腔修复科护士刘××，这位是您的治疗医生张××。治疗开始前我先为您讲解治疗的相关注意事项，在治疗时您就不会那么迷茫和紧张了。"

患者："好的，那谢谢你了！"

护士："万先生，您对冠修复有了解吗？"

患者："刘护士，我是一名高三的教师，工作比较忙，根本没有时间去了解这些，您能为我讲解一下吗？"

护士："好的，冠修复是使用牙科材料制作的修复体覆盖全部牙冠，它是牙体缺损的主要修复方法。根管治疗后的牙齿失去了牙髓腔中神经、血管、淋巴等营养供应，使得牙齿本身变得比较脆、易断裂。如果不做牙冠保护，有可能会引起牙齿劈裂，一旦牙齿劈裂，只能拔除。所以，根管治疗后的牙齿通常会做牙冠来加以保护。您了解了吗？"

（护士向患者详细介绍根管治疗及冠修复的相关内容）

患者："我大概了解了，谢谢你的讲解。"

护士："万先生，等会儿进入诊室后请勿大声讲话、随意走动、随地吐痰，不能触碰仪器设备，请听从医务人员安排，好吗？"

患者："好的小刘护士。"

护士："万先生，请问您是否患有高血压、糖尿病、心脏病及其他全身性疾病？是否空腹？"

（护士详细询问患者的基本情况，确保治疗安全顺利进行）

患者："我每年体检结果都很好，没发现有这些疾病。"

护士："您在治疗前要认真和医师确认治疗方案、治疗风险并签字，请您认真阅读一下'冠修复治疗知情同意书'，若没有疑问请在同意书上签您的名字，若有不明白的地方，您可以随时告知我，好吗？"

（患者签同意书时，护士耐心细致地为其答疑解惑）

患者："小刘护士，同意书我已经签好了，请问接下来我应该干什么？"

护士："万先生，这是您的治疗和检查项目，包括 X 线、CT 等的缴费单，请您到门诊三楼收费窗口缴费，保存好绿联发票，好吗？"

（护士向患者讲解收费窗口的路线及具体位置）

患者："好的小刘护士。"

护士："万先生，待会儿医生在治疗的时候您不要用口呼吸，不能随意转动头部，不要吞咽，防止冠或者液体误咽、误吸，好吗？"

患者："好的。"

护士："在治疗过程中，您千万不要随意摆动头部，如有不适请举左手示意，以免乱动损伤软组织，好吗？"

患者："知道了，我会好好配合医生的。"

护士："治疗过程中如果有口水，您可以举左手示意，我会及时进行吸唾，确保医生能够更好地给您操作。"

患者："好的！"

护士："万先生，治疗中光固化照射时灯光会对您的眼睛有刺激，您需要紧闭双眼或者戴护目镜。如果有什么不明白的，可随时咨询我，好吗？"

（护士协助患者佩戴护目镜，告知患者照射过程中不能随意取下，以免灼伤眼睛）

患者："好的，知道了，但我感觉治疗的这颗牙齿还有点隐隐作痛，对冠修复治疗有影响吗？"

护士："万先生，通过刚刚拍摄的 X 线片可以看出您的根尖没有炎症，情况很好。如果您确实还感觉不舒服的话，我建议您再观察几天再来做冠修复，可以吗？"

患者："刘护士，我口腔不舒服是不是与我昨天吃了很烫的东西有关？"

护士："万先生，您先在椅位上休息，请用杯子里面的水漱口，我请张医生帮您检查一下口腔情况，好吗？"（护士轻扶患者上椅位，协助患者漱口）

患者："好的，谢谢你！"

（医生耐心仔细地为患者检查口腔，评估疼痛情况）

医生："万先生，刚刚我检查了您的口腔，需要做冠这颗牙齿的邻牙牙龈有点红肿，可能和您昨天吃太烫的东西有关。"

患者："张医生，那我今天可以进行冠修复治疗吗？学生马上要高考了，我的时间也很紧张，我希望今天就能进行此项治疗，可以吗？"

护士："万先生，您不用担心，您目前的这个问题对您进行今天的治疗是没有影响的，回去只要注意口腔卫生、禁辛辣食物、遵医嘱使用漱口水，发炎的牙龈就会好起来的。"（护士轻拍患者的手和肩）

患者："我能，我一定遵照你说的做！"

护士："万先生，您平时身体怎么样？还有什么特殊情况是我们目前还不知道的吗？治疗前必须如实告知医师，以免治疗过程中有意外情况发生。"

患者："我平时都特别注意身体健康，不管从饮食方面还是运动方面都是采用了很健康的方式，每年学校组织的体检我都有做，结果没什么问题。"

护士："真好，要是每个人都像您一样，我们医务人员也会轻松不少，您就是众多患者当中的一个榜样！"

患者："谢谢夸奖！"

护士："万先生，待会儿在修复的整个过程中，可能会有轻微不适，您切勿紧张，若有什么不适可举左手示意，切记头和手都不要乱动。请问我为您讲解明白了吗？"

患者："我听明白了，放心，我一定好好配合医生。"

护士："万先生，如果您还有什么疑虑可以咨询我和医生，好吗？"

患者："没有什么不明白的，你已经说得很清楚了。"

（在治疗过程中，护士不仅要全程陪伴患者，还要与患者进行有效沟通和交流，以掌握患者的心理活动，从而为其提供正确的心理疏导。在护士的细心陪伴和耐心鼓励下，万先生顺利完成了冠修复治疗）

护士："万先生，整个修复过程都非常顺利，您配合得非常棒！"

患者："谢谢你们！"

护士："您在休息室休息一会儿，没有特殊情况您就可以回家了，如有不适，请按呼叫器，我也会不定时来巡视的，行吗？"

（护士面带微笑，用轻松的语言告知患者呼叫器的位置以及使用方法）

患者："好的，刘护士。"

护士："万先生，回家之后还有一些事项需要您注意。饮食方面：①修复冠是用树脂粘接剂粘接在牙体上，由于粘接剂经过固化才能硬化，固化期间有一定的膨胀性，所以戴冠初期有轻微不适感，这一现象在戴冠后 1～2 天消失；而粘接剂固化需要一定时间，所以戴冠 3 小时内勿用戴冠侧牙咀嚼，24 小时内戴冠的牙只能咀嚼软食。②修复冠不同于天然牙体组织，修复后不宜咬过硬的食物，如脆骨、蚕豆、豌豆、牛肉干等。口腔清洁方面：保持良好的口腔卫生习惯，如果牙齿没有刷干净，口腔内会残留有食物残渣、软垢、色素等，在口腔细菌长期作用下会出现牙龈红肿、出血、牙龈炎、牙周病、牙齿脱矿、龋坏等。①刷牙时间方面，早、晚至少刷牙两次，每日三餐及吃零食后漱口。②牙刷的选择方面，选择刷头较小的软毛牙刷。③关于刷牙方法，使用 Bass 刷牙法，彻底清洁牙齿各面。④正确使用牙线、牙间隙刷、冲牙器等清洁工具，修复冠出现食物嵌塞应及时用牙线或冲牙器清洁邻面，必要时就诊，否则食物的压迫会导致牙龈发炎。治疗后若发生不适，出现剧烈疼痛等情况，应及时就诊。如果您还有其他疑虑，请拨打电话：×××××××。"

（治疗后，护士向患者或家属介绍门诊工作时间及科室电话；告知患者或家属下次复诊的时间及注意事项，注意饮食和口腔卫生，并将治疗后健康宣教及科室电话制成温馨提示卡交到患者或家属手中，并请患者或家属在健康教育单上签字）

（二）电话随访

护士："您好，我是 ×× 医院口腔科护士刘 ××，请问是万 ×× 先生吗？"

患者："是的。"

护士："万先生，您好！您还记得我吗？我是小刘。今天给您来电，一方面是想了解您在冠修复后是否有异常的情况出现；另一方面是征求您对我们口腔科工作的一些意见或建议。"

患者："记得，你好！小刘护士。"

护士："今天是您冠修复的第 2 天，请问您回家后都还好吗？"

患者："其他都很好，就是感觉口腔里面多了东西，有点不习惯。"

护士："万先生，您不要太担心，刚开始可能有点不习惯，要有一定的适应阶段。还有其他不适吗？"

患者："我觉得回来吃东西有些不方便，做冠修复得地方有点高，不知道是不是我心理作用呢？"

护士："这可能是咬合过高造成的，您不要太担心，您最近抽时间过来医生给您调试一下就行了。其他还有什么不舒服的吗？"

患者："好的，其他都挺好的，谢谢你！"

护士："不客气，那除此之外，您对我们口腔科的工作有什么意见或者建议吗？如口腔科的环境、工作人员的技术或者态度等，这样我们才能不断改进，不断提高，才能为更多的患者提供优质的服务。"

患者："你们的服务真是太到位啦！治疗前扶我上椅位、协助我漱口等都很细心，治疗中一直陪我聊天，说一些鼓励我的话，在我紧张、害怕的时候还不停地安慰我，治疗后给我擦脸上的脏东西，最后还送我离开。谢谢你们对我的理解和包容。"

　　护士："不客气，谢谢您的反馈。那请问您还有其他什么意见吗？"

　　患者："没啦！这次看牙给我的体验挺好，我就感觉自己不是来看病的，而是来享受的。"

　　护士："谢谢您的肯定，我们会争取做得更好。今天就这样，耽误您时间了。给您的治疗后温馨提示卡上面有我们科室电话，有任何问题，欢迎您致电。万先生，再见！"

　　患者："再见，小刘护士！"

　　（待患者挂掉电话后，护士再轻放电话）

四、相关专业知识

　　1. 冠修复主要适用于牙体缺损严重、需要加高或者恢复咬合、牙髓治疗后无症状等患者。

　　2. 根管治疗后的牙齿，有的原本龋齿严重，牙质缺损很多，或者因根管治疗要将牙髓腔打开，以便于将牙髓腔清除干净，因而使牙本质丧失一些齿质。且做完根管治疗的牙齿，失去了牙髓腔中神经、血管、淋巴等营养供应，使得牙齿本身变得比较脆、易断裂。而牙齿在饮食时咬合需要承受力量，前牙通常要承受 10 ~ 30 kg 力量，后牙则承受 50 ~ 70 kg 的力量。如果不做牙套保护，有可能会引起牙齿劈裂，一旦牙齿劈裂，只能拔除。所以，根管治疗后的牙齿通常会做牙套来加以保护。

　　3. 对于青少年，恒牙尚未发育完全、牙髓腔较大者，牙体过小无法取得足够的固位形和抗力形者，严重深覆、咬合紧而无法预备出足够的空间者等，不宜进行冠修复。

　　4. 冠修复治疗步骤为核对检查→牙体预备→排龈→制取印模→制作临时冠比色→临时管粘接→冠粘接。

　　5. 对于极度紧张和害怕的患者，若无氧化亚氮相关的禁忌证，可给予氧化亚氮下联合冠修复。

　　6. 治疗中分散患者的注意力，治疗进入每一个新环节就要告知患者接下来要进行的操作内容，以帮助患者缓解焦虑、增强治疗信心，消除患者对治疗的恐惧心理。若发生异常情况，及时报告医生，配合进行椅旁急救处理。

　　7. 严格遵守无菌操作原则，一次性用物一人一用一更换，复用器械一人一用一灭菌。

　　8. 嘱患者冠修复后注意饮食和口腔卫生，若发生不适，出现剧烈疼痛等情况，应及时就诊。

第四节　牙拔除术患者人文护理沟通技巧

一、人文护理质量标准

　　1. 护士仪表整洁，举止端庄，微笑真诚自然、亲切和善，主动问候、表达关心，善于沟通、热情服务、善始善终。

　　2. 患者及家属对宣教内容表示理解和满意。

　　3. 患者及家属能熟悉宣教内容，并让患者在健康教育单上签字确认。

　　4. 宣教完毕及时、准确记录。

二、人文护理执行要点

1. 通过沟通交流，对患者进行心理疏导。
2. 根据患者具体病情，耐心细致地为患者及其家属进行宣教。
3. 关注患者主诉，让患者表达意愿，及时解决问题。
4. 运用人文护理关怀患者，为患者建立信任感、安全感及归属感。

三、人文护理沟通技巧

（一）案例分享

口腔科门诊，姚 ××，女性，76 岁，ID 号：××××××

诊断：A8C8 智齿

手术名称：A8C8 拔除术

治疗医生：马 ××

配合护士：钟 ××

（患者进入诊室后，护士耐心地指导初次进入诊室的患者，护士面带微笑、热情亲切地为患者介绍自己和治疗医生）

护士："您好，请问您叫什么名字？"（如是长辈使用尊称）

患者："我叫姚 ××。"

护士："姚阿姨，首先自我介绍一下，我是口腔外科护士钟 ××，这位是您的治疗医生马 ××。手术开始前我先为您讲解手术的相关注意事项，在手术时您就不会那么迷茫和紧张了。"

患者："好的，那谢谢你了！"

护士："姚阿姨，等会儿进入诊室后请勿大声讲话、随意走动、随地吐痰，不能触碰仪器设备，请听从医务人员安排，好吗？"

患者："好的钟护士。"

护士："请问您是否患有高血压、糖尿病、心脏病及其他全身性疾病？是否空腹？"

（护士详细询问患者的基本情况，确保治疗安全顺利进行）

患者："我平时身体都挺好的，没有什么大问题，吃过早餐了。"

护士："姚阿姨，治疗前要认真和医师确认治疗方案、治疗风险并签字，请您认真阅读'牙拔除术知情同意书'，若没有疑问请在同意书上签您的名字，若有您不明白的地方，可以随时询问我，好吗？"

（患者签同意书时，护士耐心细致地为其答疑解惑）

患者："小钟护士，同意书我已经签好了，请问接下来我应该干什么？"

护士："姚阿姨，这是您的治疗和检查项目，包括血常规、凝血功能、血糖、X 线、CT 等的缴费单，我陪同您到门诊三楼收费窗口缴费，好吗？"

（护士搀扶患者到缴费窗口缴费）

患者："太感谢你了钟护士！"

护士："不客气，姚阿姨，这是您的绿联发票请保存好。"

患者："好的。"

护士："待会儿医生在治疗的时候您不要用口呼吸，要用鼻子呼吸，避免误咽、误吸，好吗？"

患者："好的钟护士。"

护士："姚阿姨，等会儿治疗过程中，您千万不要随意摆动头部，如有不适举左手示意，以免乱动损伤软组织，知道吗？"

患者："知道了，我会好好配合医生的。"

护士："治疗过程中如果有血液和口水流入咽喉部，您可以举左手示意，我会及时进行吸唾，确保医生能够更好地给您操作。"

患者："好的钟护士。"

护士："治疗中光固化照射时灯光会对您的眼睛有刺激，您需要紧闭双眼或者戴护目镜。如果有什么不明白的，可随时咨询我，好吗？"

（护士协助患者佩戴护目镜，告知患者在照射过程中不能随意取下，以免灼伤眼睛）

患者："好的，知道了。我今天早上吃了早餐对手术有影响吗？"

护士："牙拔除术前就是要吃东西，不能空腹。您平时身体怎么样？还有什么特殊情况是我们目前还不知道的吗？治疗前必须如实告知医师，以免治疗过程中有意外情况发生。"

患者："好的，我今天早上测了血糖有点高，对手术有影响吗？"

护士："姚阿姨，您今天早上测的血糖值您还记得吗？"

患者："空腹血糖好像是 8.5 mmol/L。"

护士："等会我再给您测一下血糖，如果血糖高的话您只能先把血糖控制在一定范围了再来进行拔牙，你看行吗？"

患者："好的钟护士。"

护士："姚阿姨，麻烦您把手伸出来，我帮您测量血糖，可以吗？"

患者："好的。"

护士："您不要害怕，我会一直陪着您的。"（护士轻拍患者肩膀或抚摸患者手）

患者："谢谢你！"

（护士在测量血糖时，尽量与患者交谈以分散患者的注意力，减轻其紧张的情绪）

护士："姚阿姨，您的血糖是 9 mmol/L，偏高，您今天早上吃过早饭了吗？"

患者："我听说拔牙不能空腹，就吃了早餐。"

护士："您不用担心，这是餐后血糖。您今天早上吃了控制血糖的药吗？"

患者："吃了，就是饭前 30 分钟口服的降糖药。"

护士："好的，姚阿姨，我建议您在休息室休息 30 分钟，我再为您测量一次血糖，您看可以吗？"

患者："好的钟护士。"

……

护士："姚阿姨，30 分钟到了，麻烦您把手伸出来，我再帮您测量一下血糖，可以吗？"

患者："好的，麻烦你了。"

护士："不客气。您的血糖是 7.5 mmol/L，可以进行手术，不过您一定要放松心情呀！"

患者："好的。"

护士："姚阿姨，如果您还有什么疑虑可以咨询我和医生。"

患者："没有什么不明白的，你已经说得很清楚了。"

（在手术过程中，护士不仅要全程陪伴患者，还要与患者进行有效沟通和交流，以掌握患者的心理活动，从而为其提供正确的心理疏导。在护士的细心陪伴和耐心鼓励下，姚阿姨顺利地完成了拔牙手术）

护士："姚阿姨，手术已经顺利结束了，您刚刚的配合非常棒！"

患者："谢谢你们！"

护士："您在休息室休息一会儿，再观察半个小时，如果没有特殊情况您就可以回家了，如有不适，请按呼叫器，我也会不定时来巡视您的。"

（护士面带微笑，用轻松的语言告知患者呼叫器的位置以及怎样使用）

患者： "好的钟护士。"

护士： "姚阿姨，回家之后还有一些事项需要您注意。①您一共咬了两个止血棉球，棉球紧咬40分钟到1小时后全部弃去。②拔牙后24小时不能刷牙、漱口，以免破坏拔牙窝内血凝块，影响伤口愈合。③拔牙后不要用舌舔吸伤口或反复吐唾液、吸吮拔牙窝，以免增加口腔负压，破坏血凝块引起出血。④拔牙后2小时可进食，食物宜温、软、细、凉，不宜吃过热、过硬的食物，以免造成出血，避免患侧咀嚼。⑤拔牙后1～2天口水内带血属正常现象，如若有大量出血情况请到附近医院或来我院就诊。⑥牙拔除后可能会出现肿胀、疼痛、开口困难、吞咽不适等现象，拔牙当天可冰敷，并遵医嘱使用抗生素、镇痛药。如果您服用镇痛药后疼痛评估在2级以上，则需要及时复诊。一定不能忍痛，因为忍痛会掩盖您的病情，也会让您不舒适。（护士双手递上疼痛评估卡片，详细解释并教会患者进行疼痛评估）⑦右侧下面智齿缝合了一针，请于1周后拆线。术后需要保持良好的口腔卫生。如果还有其他疑虑，请拨打电话：××××××××。"

（护士向患者或家属介绍门诊工作时间及科室电话，告知患者或家属下次拆线的时间及注意事项，注意饮食和口腔卫生，并将治疗后健康宣教及科室电话制成温馨提示卡交到患者或家属手中，并请患者或家属在健康教育单上签字）

（二）电话随访

护士： "您好，我是××医院口腔科护士钟××，请问是姚××阿姨吗？"

患者： "是的。"

护士： "姚阿姨，您好！您还记得我吗？我是小钟。今天给您来电，一方面是想了解您在牙拔除术后是否有异常的情况出现；另一方面是征求您对我们口腔科工作的一些意见或建议。"

患者： "记得，你好小钟护士。"

护士： "今天是您拔牙术后的第2天，请问您回家后都还好吗？"

患者： "其他都很好，就是麻药劲过了，晚上有点痛。"

护士： "姚阿姨，您不要太担心，拔牙后是可能会有点感觉！请问医生给您开的镇痛药您吃了吗？"

患者： "就是昨天晚上痛的时候我吃了一颗，今天还没有吃。"

护士： "姚阿姨，您今天进行疼痛评估了吗？"

患者： "评估了，中度。"

护士： "您还需要继续吃镇痛药，直到疼痛评估为轻度。"

患者： "哦！是这样啊。"

护士： "姚阿姨，您对我们口腔科的工作有什么意见或者建议吗？如口腔科的环境、工作人员的技术或者态度等，这样我们才能不断改进，不断提高，才能为更多的患者提供优质的服务。"

患者： "你们都特别好，既负责又有耐心，手术前不厌其烦地给我测量几次血糖，术中一直陪我聊天，说一些鼓励我的话，还握住我的手，术后给我擦脸上的脏东西，最后还送我离开。谢谢你们对我的照顾，这次看牙真让我体会到了什么才是享受。"

护士： "不客气，谢谢您的反馈。那请问您还有其他什么意见吗？"

患者： "没啦！虽然是个小手术，开始我还是挺紧张的，是你们的一言一行安抚着我、感动着我。"

护士： "谢谢您的肯定，我们会争取做得更好。那今天就这样，耽误您时间了。之前发给您的治疗后温馨提示卡上面有我们科室电话，有任何问题，也欢迎您致电。姚阿姨，再见！"

患者： "小钟护士，再见！"

（待患者挂掉电话后，护士再轻放电话）

四、相关专业知识

1．牙拔除术是运用全身或局部麻醉，通过手术的方法，将不能行使功能的牙拔除，是治疗某些牙病的最终手段。

2．牙拔除术适用于无法治愈的严重牙体组织龋坏及根尖周病；影响咀嚼功能的错位牙、多生牙、异位牙；乳牙滞留影响恒牙萌出；智齿阻生反复发炎；影响智齿修复、正畸治疗计划而需要拔除的牙齿；放疗前需要拔除的牙齿；病灶牙等。

3．严重的心脏病、高血压、造血系统疾病、糖尿病、肝肾疾病、未得到控制的甲亢患者，急性炎症期患者，长期使用抗凝药患者，短期内接受放疗患者，妊娠期前后3个月及月经期患者等不宜拔牙。

4．牙拔除术治疗步骤为核对检查→术区局部消毒→术区局部麻醉→切开→翻瓣去骨→分牙→拔除患牙→拔牙创面处理→术后处理。

5．对于极度紧张和害怕的患者，若无氧化亚氮相关的禁忌证，可给予氧化亚氮联合拔牙。

6．治疗中分散患者的注意力，治疗进入每一个新环节就要告知患者接下来要进行的操作内容，以帮助患者缓解焦虑、增强手术信心、消除患者对手术的恐惧心理。若发生异常情况，及时报告医生，配合进行椅旁急救处理。

7．严格遵守无菌操作原则，一次性用物一人一用一更换，复用器械一人一用一灭菌。

8．嘱患者拔牙后注意饮食和口腔卫生，遵医嘱服用消炎及镇痛药，若出现大出血、剧烈疼痛等情况应及时就诊。

9．教会患者进行自我疼痛评估。疼痛分级（5级）：0级为无痛；1级为轻度疼痛，有疼痛但可忍受，生活正常，睡眠无干扰；2级为中度疼痛，疼痛明显，不能忍受，要服用镇痛药，睡眠受干扰；3级为重度疼痛，疼痛剧烈，不能忍受，需用镇痛药，睡眠受严重干扰；4级为剧痛，无法忍受。

第五节　固定矫治器粘接术患者人文护理沟通技巧

 一、人文护理质量标准

1．护士仪表整洁，举止端庄，微笑真诚自然、亲切和善，主动问候、表达关心，善于沟通、热情服务、善始善终。

2．患者及家属对宣教内容表示理解和满意。

3．患者及家属能熟悉宣教内容，并让患者在健康教育单上签字确认。

4．宣教完毕及时、准确记录。

 二、人文护理执行要点

1．通过沟通交流，对患者进行心理疏导。

2．根据患者具体病情，耐心细致地为患者及其家属进行宣教。

3．关注患者主诉，让患者表达意愿，及时解决问题。

4．运用人文护理关怀患者，为患者建立信任感、安全感及归属感。

三、人文护理沟通技巧

（一）案例分享

口腔科门诊，马××，女性，40岁，ID号：×××××
诊断：牙列不齐
治疗名称：固定矫治器粘接术
治疗医生：王××
配合护士：彭××
（患者进入诊室后，护士耐心地指导进入诊室的患者，带领患者熟悉就诊环境和仪器设备，护士面带微笑、热情亲切地为患者介绍自己和经治医生）

护士："您好，请问您叫什么名字？"（如是长辈使用尊称）

患者："我叫马××。"

护士："马女士，首先自我介绍一下，我是口腔正畸科护士彭××，这位是您的经治医生王××。治疗开始前我先为您讲解正畸治疗的相关注意事项，在治疗时您就不会那么迷茫和紧张了。"

患者："好的，那谢谢你了！"

护士："马女士，您对固定矫治器了解吗？"

患者："彭护士，我现在既要工作又要带孩子，根本没有时间去了解这些，能为我讲解一下吗？"

护士："好的。正畸固定矫治器由托槽、颊面管或带环、弓丝、结扎丝或结扎橡皮圈、其他矫治附件构成，通过粘接剂将矫治附件固定在牙齿上，通过弓丝与牙齿上的矫治附件发生关系来矫治牙齿。正畸固定矫治器具有固位良好、矫治功能较完善、体积小、佩戴舒适、不影响发音、矫治力作用持续稳定等优点。您了解了吗？"

（护士详细向患者讲解正畸固定矫治器相关内容）

患者："我大概了解了，谢谢你的讲解。"

护士："马女士，等会儿进入诊室后请勿大声讲话、随意走动、随地吐痰，不能触碰仪器设备，请听从医务人员安排，好吗？"

患者："好的小彭护士。"

护士："请问上次王医生给您做了牙周治疗，您现在刷牙的时候还会有出血的现象发生吗？"

（护士详细询问患者的出血情况，确保后期治疗安全顺利进行）

患者："现在已经没有出血的情况了。"

护士："马女士，请您躺在椅位上，我帮您检查一下口腔情况，好吗？"

患者："好的。"（护士协助患者上椅位）

护士："您的口腔状况维护得很好，牙齿无色素、软垢等，牙龈也无红肿。"

患者："太好了！"

护士："马女士，治疗前要认真和医师确认治疗方案、治疗风险并签字，请您认真阅读一下'固定矫治器粘接术知情同意书'，若没有疑问，请在同意书上签您的名字，若您有不明白的地方，可以随时咨询我。"

（患者签同意书时，护士耐心细致地为其答疑解惑）

患者："小彭护士，同意书我已经签好了，请问接下来我应该干什么？"

护士："马女士，这是您的治疗和检查项目，包括X线、CT等的缴费单，请您到门诊三楼收费窗口缴费，保存好绿联发票。"

（护士向患者讲解收费窗口的路线及具体位置）

患者："好的小彭护士。"

护士："马女士，待会儿医生在治疗的时候您不要用口呼吸，不能随意转动头部，不要吞咽，防止液体或托槽误咽、误吸，好吗？"

患者："好的。"

护士："治疗中如有不适请举左手示意，以免乱动而损伤软组织。"

患者："知道了，我会听从你们的指挥。"

护士："马女士，治疗中如果有口水，您可以举左手示意，我会及时进行吸唾，确保医生的治疗更安全、更顺利。"

患者："好的！"

护士："治疗中光固化照射时灯光会对您的眼睛有刺激，您需要紧闭双眼或者戴护目镜。如果有什么不明白的，可随时咨询我，好吗？"

患者："好的，知道了。"

（护士协助患者佩戴护目镜，告知患者在照射过程中不能随意取下，以免灼伤眼睛）

护士："马女士，上次告诉您在粘接托槽前要刷牙，请问您刷牙了吗？"

患者："呀！忘了。而且我今天没有带牙刷，怎么办？"

护士："没有关系，我们这里有备用的一次性牙刷和牙膏，您稍等，我马上为您取来。"

（护士为临时需要刷牙的患者配备一次性牙刷、牙膏）

患者："好的，小彭护士，怎么感觉自己来到了星级宾馆呢？"

护士："您能有这样的感受也是对我们的认可，希望接下来的治疗也能给您带来这样的感受。马女士，您平时身体怎么样？还有什么特殊情况是我们目前还不知道的吗？治疗前必须如实告知医师，以免治疗过程中有意外情况发生。"

患者："好的，昨天晚上想到今天要到医院来粘接托槽我就没休息好，现在头还有点晕，会不会影响啊？"

护士："马女士，如果您今天实在不舒服的话，我们可以改约一个您方便的时间再来粘接托槽，您看行吗？"

患者："我不想改约时间了，我就想尽快把矫治器粘好，这样才能使我早日有一副整齐美丽的牙齿。"

护士："好吧！要不我带您到休息室休息会儿，休息好了再为您进行治疗，可以吗？"

患者："没事，我现在感觉好多了，可能是刚到诊室有点紧张的缘故吧！"

（护士轻轻触摸患者的手和肩，给予其鼓励）

护士："马女士，您先在椅位上休息一会儿，用杯子里面的水漱口，待会在粘接的整个过程中，可能会有轻微不适，您切勿紧张，若有什么不适可举左手示意，切记头不要乱动，手不要乱动。请问我为您讲解明白了吗？"

（护士轻扶患者上椅位，协助其漱口）

患者："我听明白了，一定听从你们的指挥。"

护士："如果您还有什么疑虑可以咨询我和医生，可以吗？"

患者："没有什么不明白的，你已经说得很清楚了。"

（在治疗过程中，护士不仅要全程陪伴患者，还要与患者进行有效沟通和交流，以掌握患者的心理活动，从而为其提供正确的心理疏导。在护士的细心陪伴和耐心鼓励下，马女士顺利地完成了固定矫治器粘接治疗）

护士："马女士，整个粘接过程都非常顺利，您配合得非常棒！"

患者："谢谢你们！"

护士："您在休息室休息一会儿，如果没有特殊情况您就可以回家了，如有不适，请按呼叫器，我也会不定时来巡视您的。"

（护士面带微笑，用轻松的语言告知患者呼叫器的位置以及怎样使用）

患者："好的彭护士。"

护士："马女士，回家之后还有一些事项需要您注意。

饮食方面：托槽粘接在牙面上，如果使用较大的咀嚼力会使其脱落或损坏，重新粘接附件会延长治疗时间，因此，正确的饮食习惯可以缩短治疗时间和提高治疗效果。①禁止用前牙咬东西，如吃面食类食物应掰成小块，水果，苹果、梨、桃等须切成小块食用。②避免进食过黏、过硬、带骨、带壳及带核的食物，过黏食物如年糕、汤圆、口香糖等，过硬食物如花生、蚕豆等，带骨和带壳食物应剔骨、剔壳后食用，如排骨、鸡翅、鸡腿、鸭脖、兔头、螃蟹等，带核的食物，如枣、李子、话梅、坚果类等应去核后食用。③忌温差太大的食物或饮料，这些食物易引起附件变形。

牙齿清洁方面：尽可能使用正畸专用牙刷清洁牙齿，养成良好的卫生习惯，佩戴牙套的患者在治疗过程中要特别注意口腔卫生，如果牙齿没有刷干净，牙面及托槽周围会有食物残渣、软垢，在口腔细菌长期作用下会出现牙龈红肿、出血、牙龈炎、牙周病、牙齿脱矿、龋坏等。①刷牙时间：早、中、晚三餐后，进食零食后，复诊前一定要刷牙。每次刷牙的时间不少于 3 分钟。②牙刷的选择：选择刷头较小，刷毛中等硬度或正畸专用牙刷。③刷牙方法：使用 Bass 刷牙法，彻底清洁牙齿各面。

严格执行医生下达的医嘱：①按医生的指导佩戴辅助装置，头帽、面弓、橡皮圈等。②正畸治疗过程中不要自行加力或增加橡皮圈的数量，否则会引起牙齿疼痛、牙齿移动速度下降等。

请按预约时间定期复诊，根据医生的上班时间和您的具体情况，预约好复诊时间。如果您临时有事请在上班时间打电话改约时间，否则不能取得预期效果，会延长疗程。遇到以下几种特殊情况应及时与医生联系改约复诊时间：①初次粘接矫治器或复诊后出现剧烈疼痛。②托槽脱落、弓丝折断等。③弓丝、结扎丝刺伤黏膜，造成黏膜损伤。

您还需要了解的其他内容如下。①牙齿疼痛问题：初戴矫治器后，牙齿可能有轻度不适或疼痛，3 ~ 7 天后就可减轻或消失，如有其他严重不适，请及时就诊。②黏膜损伤问题：最初佩戴矫治器可能因托槽摩擦口腔黏膜，造成黏膜损伤而形成溃疡。可选用正畸黏膜保护蜡，也可将口香糖或棉球置于托槽与口唇黏膜之间以减少摩擦。如有溃疡发生，可使用漱口水联合溃疡散等药物缓解疼痛，一般 1 周可以自愈。③牙齿松动问题：整个正畸治疗就是牙齿移动的过程，而牙齿在一定程度内的松动是牙齿移动过程中的正常表现，最终移动到治疗预期的位置后，将会重建良好的咬合关系。

如果您还有其他疑虑，请拨打电话 ×××××××××。"

（治疗后，护士向患者或家属介绍门诊工作时间及科室电话；告知患者或家属下次复诊的时间及注意事项，注意饮食和口腔卫生，并将治疗后健康宣教及科室电话制成温馨提示卡交到患者或家属手中，并请患者在健康教育单上签字）

（二）电话随访

护士："您好，我是 ×× 医院口腔科护士彭 ××，请问是马 ×× 女士吗？"

患者："是的。"

护士："马女士，您好！您还记得我吗？我是小彭。今天给您来电，一方面是想了解您在佩戴矫治器后是否有异常的情况出现；另一方面是征求您对我们口腔科工作的一些意见或建议。"

患者："记得，你好小彭护士。"

护士："今天是您佩戴矫治器的第 2 天，请问您回家后都还好吗？"

患者："其他都很好，就是感觉口腔里面多了东西，有点不习惯。"

护士："马女士，您不要太担心，刚开始佩戴可能有点不习惯，要有一定的适应阶段。其他还有什么不舒服的吗？”

　　患者：“今天早上我吃了一个汤圆，不小心弄掉了一颗托槽，都怪我不听医生的话才导致这样的结果，该怎样处理呢？”

　　护士：“没事，您不要自责，下次记住医生的话就行，您把托槽保留好，复诊时携带，我会马上通知您的经治医生与您另约时间尽快过来粘好，您看行吗？”

　　患者：“好的，谢谢你！”

　　护士：“不客气。那除此之外，您对我们口腔科的工作有什么意见或者建议吗？如口腔科的环境、工作人员的技术或态度等，这样我们才能不断改进、不断提高，才能为更多的患者提供优质的服务。”

　　患者：“你们想得太周全了，还为我们患者准备牙刷、牙膏，协助我漱口等都很细心，术中一直陪我聊天，还握住我的手，说一些鼓励我的话，术后给我擦脸上的脏东西，最后还送我离开。谢谢你们对我的理解和包容。”

　　护士：“不客气，谢谢您的反馈。那请问您还有其他什么意见吗？”

　　患者：“没啦！虽然是个小治疗，开始我还是挺紧张的，是你们的一言一行安抚着我、感动着我。”

　　护士：“谢谢您的肯定，我们会争取做得更好。那今天就这样，耽误您时间了。发给您的治疗后温馨提示卡上面有我们科室电话，有任何问题，也欢迎您致电。马女士，再见！”

　　患者：“小彭护士，再见！”

　　（患者挂掉电话后，护士再轻放电话）

 四、相关专业知识

　　1．固定矫治器粘接治疗主要适用于儿童和成年人，最佳矫正时间是乳牙全部替换完成，12岁左右。治疗疗程为1年半至2年。

　　2．严重牙周病患者不宜进行固定矫治器粘接治疗。

　　3．固定矫治器粘接治疗步骤为核对检查→牙面清洁→牙面酸蚀→托槽定位→粘托槽→弓丝结扎。

　　4．治疗中分散患者的注意力，治疗进入每一个新环节告知患者接下来要进行的操作内容，以帮助患者缓解焦虑、增强治疗信心、消除患者对治疗的恐惧心理。若发生异常情况，及时报告医生，配合进行椅旁急救处理。

　　5．严格遵守无菌操作原则，一次性用物一人一用一更换，复用器械一人一用一灭菌。

　　6．嘱患者在固定矫治器粘接治疗后注意饮食和口腔卫生，严格执行医生的医嘱，若出现剧烈疼痛、黏膜损伤、附件脱落等情况及时就诊。

第六节　牙种植体植入术患者人文护理沟通技巧

一、人文护理质量标准

　　1．护士仪表整洁，举止端庄，亲切和善，主动问候、表达关心，善始善终。

　　2．患者及家属对宣教内容表示理解和满意。

　　3．患者及家属能熟悉宣教内容，并让患者在健康教育单上签字确认。

　　4．宣教完毕及时、准确记录。

二、人文护理执行要点

1. 通过沟通交流，对患者进行心理疏导。
2. 根据患者具体病情，耐心细致地为患者及其家属进行宣教。
3. 关注患者主诉，让患者表达意愿，及时解决问题。
4. 运用人文护理关怀患者，为患者建立信任感、安全感及归属感。

三、人文护理沟通技巧

（一）案例分享

口腔科门诊，李 ×，男性，45 岁，ID 号：× × × × × ×

诊断：D6 缺失

手术名称：D6 种植术

手术医生：万 × ×

配合护士：董 × ×

（患者进入种植室准备间后，护士耐心地指导初次进入种植室的患者戴一次性手术帽，并将所有头发包裹在手术帽里，穿病员服、戴鞋套进入种植室。护士面带微笑、热情亲切地为患者介绍自己和手术医生）

护士："您好！请问您叫什么名字？"（如是长辈使用尊称）

患者："我叫李 ×。"

护士："李先生，首先自我介绍一下，我是口腔种植科护士董 × ×，这位是手术医生万 × ×。手术开始前，我先为您讲解手术相关的注意事项，在手术时您就不会那么迷茫和紧张了。"

患者："好的，那谢谢你了！"

护士："李先生，待会进入诊室后请勿大声讲话、随意走动、随地吐痰，不能触碰仪器设备，请听从医务人员安排，好吗？"

患者："好的小董护士。"

护士："请问您是否患有高血压、糖尿病、心脏病及其他全身性疾病？是否空腹？"（若为女性，询问是否处于月经期、妊娠期、哺乳期）

（护士详细询问患者的基本情况，确保治疗安全顺利进行）

患者："我平时身体都挺好的，就是牙齿不好，已吃过早饭了。"

护士："李先生，治疗前要认真和医生确认治疗方案、治疗风险并签字，请您认真阅读一下'牙种植术知情同意书'，若没有疑问请在同意书上签您的名字，有什么疑虑可以咨询我和医生，好吗？"

（患者签署知情同意书时，护士耐心地为患者答疑解惑）

患者："小董护士，同意书我已经签好了，请问接下来我应该干什么？"

护士："李先生，通过您上次做的血常规、凝血象、心电图、HIV、梅毒、乙肝表面抗原、丙肝抗原抗体、X 线、CT 等检查及输血前检查可以看出，您的身体状况挺好的。等会儿手术过程中不要紧张，好吗？"

患者："好的小董护士。"

护士："手术前我首先为您测量一下生命体征，您看行吗？"

患者："没问题，听从安排！"

护士："李先生，不用担心，您的血压、体温、血氧饱和度这些都很正常。"

患者："那我就放心了，手术中我一定好好配合你们！"

护士："进入手术室前请将您的手机及贵重物品交给您的家属保管。"

患者："好的，知道了，谢谢你！"

护士："李先生，待会儿黏膜消毒时采用鼻呼吸，颌面部消毒时请闭眼、采用口呼吸，以减轻消毒液的刺激，您听清楚了吗？"

患者："听清楚了。"

护士："已经给您消毒好了，您千万不能用手触摸颈部及以上位置，不然会引起交叉感染。一旦发生，结果是很严重的！"

患者："这么严重啊！我一定会记住的。"

护士："李先生，在医生手术的时候您不要用口呼吸，要用鼻呼吸，避免误咽、误吸，好吗？"

患者："好的小董护士。"

护士："治疗中如有不适请用左手肘部轻触器械护士，以免乱动损伤软组织，知道吗？"

患者："知道了，我会听从你们的指挥。"

护士："如果口腔中有口水或血液，您可以举左手示意，器械护士会及时进行吸唾，以确保手术安全、顺利。"

患者："好的！"

护士："李先生，如果您还有什么不明白的，可随时咨询我，好吗？"

患者："没有什么不明白，你已经说得很清楚了。"

护士："您平时身体怎么样？还有什么特殊情况是我们目前还不知道的吗？手术前必须如实告知医师，以免手术过程中有意外情况发生。"

患者："我每天都在锻炼身体，身体棒得很，就是这颗牙齿一直困扰着我。"

护士："好的，李先生，您这种困扰很快就会消失的，要有信心呀！"

患者："当然有，谢谢你们！"

（手术过程中，护士不仅要全程陪伴患者、进行有效的沟通交流，还要监测患者的生命体征和意识状况，及时、准确地掌握患者的病情变化，以提供正确的护理措施。在护士的细心陪伴和耐心鼓励下，李先生顺利地完成了种植手术）

护士："李先生，手术已经顺利结束了，整个手术过程您配合得很好，让我为您擦去治疗过程中留在脸上的水迹、血迹，请问是否有头晕等不适？"

（护士轻轻擦去患者脸上的水迹、血迹等污迹）

患者："没有，谢谢你们！"

护士："李先生，您先在椅位上休息一会儿，等会儿我带您去拍CT，以确定种植体植入的位置是否到位，好吗？"

患者："好的。"

（护士搀扶患者到CT室进行CT的拍摄）

护士："拍完CT后请您在休息室休息一会儿，再观察半个小时，如果没有特殊情况您就可以回家了，如有不适，请按呼叫器，我也会不定时巡视您的。"

（护士面带微笑，用轻松的语言告知患者呼叫器的位置以及使用方法）

患者："好的。"

护士："李先生，回家之后还有一些事项需要您注意。①种植术后24小时内使用冰袋外裹毛巾间断冰敷手术部位外的脸颊，以减轻肿胀出血。②种植术后2小时可进食，食物宜温、软、细、凉，不宜吃过热、过硬的食物，以免造成出血，避免患侧咀嚼，进食后先用清水漱口，再用漱口液含漱30秒，以防创口感染。③种植术后24小时不能刷牙、漱口，以免伤及牙龈，导致创口出血，影响伤口愈合。④种植术后不要用舌舔吸伤口或反复吐唾液、吸吮创面，以免增加口腔负压，破坏血凝块引起出血。⑤种植术后 1 ～ 2 天口水内带血属正常现象，如若有大量出血情况请到附近医院或来我院就诊。⑥左下种植牙位给予缝合，请于 1 周后拆线。⑦种植术后可能会出现肿胀、疼痛、开口困难、吞咽不适等现象，请遵医嘱使用抗生素、镇痛药。如果您服用镇痛药后疼痛评估在中度以上，则需要及时复诊。一定不能忍痛，因为忍痛会掩盖您的病情，也会让您不舒适。（护士双手递上疼痛评估卡片，并耐心细致地教会患者进行疼痛的自我评估）⑧种植术后禁烟酒 3 个月以上。⑨种植体植入后 3 ～ 6 个月复诊，行冠修复。冠修复后 6 个月进行种植体维护，以后每年 1 种植体维护 1 次，如有不适随诊。⑩保持良好的口腔卫生。如果您还有其他疑虑，请拨打电话：×××××××。"

（术后，护士向患者或家属介绍门诊工作时间及科室电话；告知患者或家属下次拆线的时间及注意事项，注意饮食和口腔卫生，并将治疗后健康宣教及科室电话制成温馨提示卡交到患者或家属手中，并请患者在健康教育单上签字）

（二）电话随访

护士："您好，我是 ×× 医院口腔科护士董 ××，请问是李 × 先生吗？"

患者："是的。"

护士："李先生，您好！您还记得我吗？我是小董。今天给您来电，一方面是想了解您在种植术后是否有异常的情况出现；另一方面是征求您对我们口腔科工作的一些意见或建议。"

患者："记得，你好小董护士。"

护士："今天是您种植术后的第 2 天，请问您回家后都还好吗？"

患者："都很好，就是左下脸部有点肿胀，不知道要持续几天才能消肿啊？"

护士："李先生，您不要太担心，水肿会在 72 小时左右逐渐缓解的。"

患者："好的，谢谢你还亲自打电话来咨询我的情况，我很感动！"

护士："李先生，这是我们应该做的，其他还有什么不舒服的吗？"

患者："其他都挺好的。"

护士："好的。那除此之外，您对我们口腔科的工作有什么意见或建议吗？如口腔科的环境、工作人员的技术或者态度等，这样我们才能不断改进、不断提高，才能为更多的患者提供优质的服务。"

患者："你们都特别好，既负责又有耐心，术中一直陪我聊天，还握住我的手，鼓励我，术后给我擦脸上的脏东西，最后还送我离开，谢谢你们对我的照顾。下次我什么时候来复诊呢？"

护士："李先生，这些您不用担心，我会提前给您打电话，通知您复诊的时间。"

患者："这样的话那太好了，谢谢你！"

护士："不客气，那请问您还有其他什么意见吗？"

患者："董护士，我有个小建议，就是漱口的那个小水杯你们不是提前为我们准备好了吗？能不能当着患者的面更换呢？"

护士："李先生，您提的建议很好，我们会立即改进的。"

患者："这样的话我们患者看着放心，用着也舒心！"

护士："谢谢您提的建议，我们会争取做得更好。那今天就这样，耽误您时间了。发给您的治疗后温馨提示卡上面有我们科室电话，有任何问题，也欢迎您致电。李先生，再见！"

患者："小董护士，再见！"

（患者挂断电话后，护士再轻放电话）

四、相关专业知识

1．种植牙是将替代天然牙根的种植体植入颌骨，获取类似于牙固位支持的修复体。较好地恢复了咀嚼、美观及发音功能，能有效保存骨量，延缓牙槽骨的吸收。

2．牙种植术适用于游离端缺失不能制作固定义齿、多个牙缺失不愿意接受可摘义齿、牙槽嵴严重吸收过分低平、余留自然牙不足以支持缺失牙固定修复等患者。

3．血液病（如血友病、再生障碍性贫血、白血病伴凝血功能障碍）；心血管疾病（如高血压、心脏病等）；其他慢性疾病（如严重糖尿病、肺结核、肝肾疾病等）；其他急性疾病（如急性传染病、口腔黏膜急性炎症、口腔恶性肿瘤）；代谢障碍；精神疾病；不能忍受或配合；全身健康情况较差、妊娠期前后3个月及月经期等患者不宜进行牙种植术。

4．牙种植术治疗步骤为核对检查→清洁口腔→消毒铺巾→穿无菌手术衣→戴无菌手套→铺无菌单→连接仪器→局部麻醉→切口→翻瓣→种植窝制备→种植体植入→缝合。

5．对于极度紧张和害怕的患者，若无氧化亚氮相关的禁忌证，可给予氧化亚氮下联合牙种植术。

6．治疗中分散患者的注意力，治疗进入每一个新环节就要告知患者接下来进行的操作内容，以帮助患者缓解焦虑、增强手术信心，消除患者对手术的恐惧心理。若发生异常情况，及时报告医生，配合进行椅旁急救处理。

7．严格遵守无菌操作原则，一次性用物一人一用一更换，复用器械一人一用一灭菌。

8．嘱患者在种植术后注意饮食和口腔卫生，遵医嘱服用消炎及镇痛药，若出现大出血、剧烈疼痛等情况应及时就诊。

9．教会患者进行疼痛自我评估。

第七节 颈部淋巴结病变患者入院人文护理沟通技巧

 一、人文护理质量标准

1．护士仪表整洁、举止端庄，真诚微笑、主动问候，表达关心、善于沟通。

2．患者及家属对宣教内容表示理解和满意。

3．患者及家属能熟悉并尽快适应医院环境。

4．患者及家属能了解医院规章制度；保证患者安全。

5．患者及家属能熟悉颈部淋巴结病变的相关知识，并让患者在健康教育单上签字确认。

6．宣教完毕及时、准确记录。

 二、人文护理执行要点

1．亲切、主动地为患者介绍医院环境、主治医生、护士以及同室病友。

2．根据患者的具体病情，耐心细致地为患者及其家属进行疾病宣教。

3．关注患者主诉，让患者表达意愿，及时为其解决问题。

4．运用人文护理关怀患者，为患者建立信任感、安全感及归属感。

三、人文护理沟通技巧

病房，张 ××，女性，48 岁，ID 号：××××××

诊断：左颈部淋巴结病变

主治医生：张 ××

责任护士：汪 ××

护士： "您好！感谢您对我们的信任，选择到我们科住院治疗，我们全体医护人员将竭诚为您服务！我是您的责任护士汪 ××，您可以叫我小汪。您从入院到出院的整个过程都将由我负责，您有任何问题都可以告诉我，我会尽力为您解决。如果我不在，也可以联系其他护士。您的主治医生是张 ××，关于您的病情和治疗方案他会详细地和您沟通。我们科室主任是何 ××，护士长是邹 ××，我们会努力使您满意。请把您的腕带拿出来，让我来为您佩戴。请再告诉我一下您的姓名和年龄，好吗？"

（护士面带微笑，热情亲切地为患者介绍自己、主治医生、科室领导等）

患者： "张 ××，48 岁。"

（护士核对患者信息无误后将腕带戴于患者的左手腕，调好松紧度后固定）

护士： "好的，张女士，腕带上面记录着您的住院信息，在您检查和治疗时需要进行身份核对，住院期间您千万不能私自摘下。这个腕带是防水的，不会影响您的日常活动。另外，您的指甲长了，需要修剪一下……"

患者： "好的，没问题。"

护士： "请问您是做什么工作的？"

患者： "我在一家会计事务所当律师。"

护士： "您这次是因为什么原因入院呢？"

患者： "我左颈部长了一个包块，已经好几个月了，最近感觉在增大。"

护士： "您感觉包块疼吗？"

患者： "不觉得疼。"

护士： "好的，张女士，我们会动态关注您包块的情况。"

患者： "好的，真是谢谢你们了！"

护士： "不客气！这是我们应该做的。接下来我需要采集一些关于您的资料，希望您能配合。"

患者： "好的。"

护士： "请问您有宗教信仰吗？"

患者： "没有。"

护士： "请问您有药物过敏史吗？"

患者： "暂时没有发现对什么药物过敏。"

护士： "您有高血压、糖尿病、心脏病以及肺部疾病吗？现在有服药吗？"

患者： "我有高血压 3 年了，自己在吃药，血压控制得很好。"

护士： "请问您服用的是什么药物呢？"

患者： "我服用的是硝苯地平。"

护士： "好的，我会告知您的主治医生。请问您抽烟、喝酒吗？平时二便、睡眠都正常吗？"

患者： "我平常不抽烟、不喝酒，大小便都是正常的。"

护士： "现在让我为您介绍一下病区环境，帮助您熟悉一下，好吗？"

患者： "好的。"

护士： "现在的位置是护士站，是护士办公的地方，您若有事可以和这里的护士联系。这间是治疗室，通常是不允许患者进入的，请您理解与配合。这间是换药室，是医生为患者换药、做简单治疗的地方。这边是活动室，有微波炉可以免费使用，请勿使用金属器具或长时间煮饭、炖汤。走廊的尽头有开水器，24 小时都供应开水，但请小心烫伤。请跟我往这边走……这是我们的办公区域，这是主任办公室，这间是教授办公室，这是医生办公室，您的主治医生张医生的办公桌在这里。您住 12 床，现在我带您去病房，请带好自己的随身物品。我看您这个包挺重的，我帮您分担一下。"

（护士面带微笑带领患者熟悉病区环境和仪器设施，配合手势指引）

患者："好的，谢谢！"

（护士带领患者来到病房，热情地为患者介绍病房环境和设施物品的使用，熟练地将床上覆盖的消毒薄膜取下，协助患者放置随身物品）

护士："张女士，这是您的床位，床单、被褥、枕套都是新换的，请放心使用，如果脏了我们会及时更换。旁边的床头柜上可以放一些您的生活必需用品，多余的物品请收好放在柜子里，尽量保持床头柜上干净整洁。柜子旁边有拉杆，可以晾晒毛巾，其他需要晾晒的衣物可以晾晒在走廊尽头的阳台上，病房内请您不要随意晾晒衣物，保持病房的整洁，大家住得也舒心。病房有独立卫生间，您要穿防滑拖鞋，注意安全，避免滑倒，卫生间配备了报警按钮，出现紧急情况可以使用，我们会及时赶到！"

患者："行，谢谢你了！这是我第一次住院，换了地方我睡不着，我可以先回家住几天，临近手术了再回来吗？"

护士："张女士，住院期间为了保证您的安全是不能私自离院的，如果您在院外出现意外情况是很危险的。您就安心在这里住下，病房里有电视，您休息的时候也可以看看电视，顺便给您介绍一下您旁边的室友叫王××，您也可以和您的病友聊聊天，熟悉一下新环境。您就把这里当成自己的家一样。如果您实在有急事需要外出的话，要经过您的主治医生同意并签署请假条，注明离院和归院时间，路上一定要注意安全。最好通知您的家属来接您，好吗？"

患者："我明白了，谢谢你小汪。但我还是有一点紧张，家属晚上能留下来陪我吗？"

护士："您放轻松。我评估您的身体状况还不错，自理能力也完全没问题，所以术前就不需要留陪护了，术后再通知您的家属来照顾您。想收起陪护床时，提着中间那根带子拉起来，就可以将它当成椅子了。一定注意不要把手夹伤，使用时间是 21:00 至早上 8:00，白天治疗时，请您一定要把床拉起来，把被子叠好放进柜子里。您看我们病房的空间本来就不大，白天需要进行操作，所以请您配合一下我们的工作，好吗？"

（护士轻抚患者肩膀或握住患者手，缓解其紧张状态）

患者："好的，没问题。"

护士："现在让我为您讲解一下这个疾病需要注意的地方。面颈部的淋巴结和淋巴管极为丰富，是由多数小淋巴管所组成，共同构成区域性淋巴回流通路，成为面颈部的重要防御系统之一。淋巴结的硬度在正常情况下与软组织相似，不易触及，在有急性炎症时会有明显的压痛，但是您也不需要紧张。首先，我们要养成良好的生活习惯，保持良好的心态、稳定的情绪，拥有健康的饮食习惯，平时多吃蔬菜、水果，少吃辛辣、刺激性食物，宜吃高蛋白质、不饱和脂肪酸含量高的食物以及高维生素的食物，忌食酒精以及海鲜等食物，提高自身免疫力。定时出去呼吸新鲜空气，远离烟雾、酒精、药物、辐射、农药、噪声、挥发性的有害气体、有害有毒重金属等。请问我为您讲解清楚了吗？有什么不懂的地方可以随时问我。"

患者："好的小汪，我清楚了。我暂时没有什么不清楚的地方，以后有问题再问你。"

护士："好的。今天 15:00 左右我会在病房为您做心电图，22:00 以后请不要吃东西、喝水，明晨 6:30 左右护士会到病房为您抽血。周一到周五早上 08:00 至 09:00，医生会组织床旁查房，另外，每周二 16:00 会组织科室大查房，请您合理安排时间。那您先坐下来休息一会儿，我通知您的主治医生到病房来看您。这里有入院相关知识手册，您可以再看一下，然后请您帮我在健康教育单上签字，好吗？您的签字确认是对我们工作的肯定。"

患者："好的小汪。"（护士递给患者蓝黑色笔，患者签字确认）

护士："那我先去忙了，有什么需要可以找我。"

患者："好的，你先去忙吧！"

四、相关专业知识

1. 面颈部的淋巴结和淋巴管极为丰富，是由多数小淋巴管组成，共同构成区域性的淋巴回流通路，成为面颈部的重要防御系统之一。淋巴结的硬度在正常情况下与软组织相似，不易触及，急性炎症时所触及的淋巴结有明显压痛。因此，淋巴结对炎症和肿瘤的诊断、转移、治疗及预后均有重要的临床意义。

2. 临床表现　全身症状有畏寒、发热、头痛、乏力、全身不适及食欲缺乏等。原发感染病灶可有咽痛、吞咽疼痛、喉痛、咳嗽、牙痛症状。局部症状有一侧或双侧颈部淋巴结肿大，压痛明显，质软，表面光滑，可活动。肿大淋巴结的数目及大小不一，多为蚕豆到拇指大小。重者局部常有红肿、发热、疼痛。慢性淋巴结炎急性发作时症状同急性淋巴结炎。经抗感染治疗后淋巴结缩小，但仍可摸到，可活动，无压痛。

3. 临床表现、超声及实验室检查有助于鉴别诊断，必要时可行淋巴结活检细针抽吸细胞学检查或切除肿大的淋巴结做病理检查以明确诊断。

4. 急性淋巴结炎初期，患者需要安静休息，全身应用抗生素，局部用物理疗法。慢性淋巴结炎一般不需要治疗，但有反复急性发作者应寻找病灶，予以清除。

第八节　颌骨囊肿患者人文护理沟通技巧

一、人文护理质量标准

1. 护士仪表整洁、举止端庄，真诚微笑、主动问候，表达关心、善于沟通。
2. 患者及家属对宣教内容表示理解和满意。
3. 患者及家属能掌握高血压相关知识。
4. 患者及家属能熟悉颌骨囊肿疾病的相关知识，并让患者在健康教育单上签字确认。
5. 宣教完毕及时、准确记录。

二、人文护理执行要点

1. 根据患者的具体病情，耐心细致地为患者及其家属进行疾病宣教。
2. 关注患者主诉，让患者表达意愿，及时为其解决问题。
3. 运用人文护理关怀患者，为患者建立信任感、安全感及归属感。

三、人文护理沟通技巧

病房，张××，男性，56岁，ID号：××××××

诊断：颌骨囊肿

主治医生：张××

责任护士：汪×

护士： "您好，我是您的责任护士，我叫汪×，您也可以叫我小汪。在您住院直至出院这段时间，您有任何问题或者建议都可以来找我，如果我不在，您也可以找其他护士。请问能告诉我您的姓名和年龄吗？"

患者： "张××，56岁。"

护士： "好的，张老师我再核对一下您的腕带。现在为您讲解一下关于您病情的一些相关知识及健康宣教、饮食指导好吗？"

患者： "好的。"

护士： "张老师，请问您既往有什么疾病吗？"

患者： "我有10年的高血压病史，不过不要紧，都没有什么问题。"

护士： "那您平时自己监测血压吗？医生有开具什么药物控制血压吗？"

患者： "都十几年了，没什么变化，平时自己在家监测，血压高就吃一颗硝苯地平片。"

护士： "张老师，您这样是不对的。现在您听我仔细给您讲解一下高血压的相关知识。高血压是以动脉血压增高为主要特征，高压≥140 mmHg，低压≥90 mmHg，伴有心、脑、肾等器官损伤的疾病。高血压常见有头晕、头痛、疲劳、心悸等症状，所以您一定要重视！定期门诊随访，遵医嘱规律服药，如果出现血压突然升高，并伴恶心、呕吐、剧烈头痛、心悸，甚至视物模糊，应立即卧床休息，及时服降压药，稳定情绪，不要紧张。如果服药和休息后病情无好转，应及时拨打120急救。您还需要合理膳食，控制能量的摄入，多吃复合碳水化合物，如淀粉、糙米、玉米、小米等，而葡萄糖以及蔗糖都属于单糖类，易引起血脂升高。少食多餐，晚餐应少而清淡。补充蛋白质，大豆蛋白可以预防脑卒中的发生。限制钠盐的摄入，每日摄入的食盐量应低于6克，普通啤酒瓶盖去掉胶垫后，一平盖食盐即为6克。建议进食低动物脂肪、低胆固醇饮食，选择植物油烹饪，可多吃海鱼，海鱼含有不饱和脂肪酸，可以防止血管破裂，对防止高血压并发症有一定的作用。多吃新鲜蔬菜、水果，禁烟、浓茶、咖啡以及辛辣、刺激食品。您平时还需要做一些适当的运动，以轻、中度锻炼耐力为目标的有氧运动为宜，可以选择快走、散步、慢跑、游泳、跳健身操、爬山、打太极拳等，运动中有任何不适，应立即停止。除此之外，您还应避免劳累、紧张、刺激，保持排便通畅，多吃含膳食纤维的食物促进胃肠蠕动，避免直立性低血压，从坐位起立或从仰卧位起立时，动作应尽量缓慢。我要为您讲解的就是这些，请问您清楚了吗？还有什么想要了解的吗？"

患者： "好的小汪，我清楚了。"

护士： "好，那我现在再给您普及一些颌骨囊肿的相关知识，让您更了解自己的病情。"

患者： "好的。"

患者： "张老师，颌骨囊肿是口腔颌面外科常见的一种疾病，是指在颌骨内出现一个含有液体的囊性肿物，逐步增大，颌骨膨胀破坏。根据发病原因可分为牙源性及非牙源性两大类。牙源性即囊肿由成牙组织或牙演变而来。非牙源性囊肿则可由胚胎发育过程中残留于颌骨内的上皮发展形成，如面裂囊肿；亦可为损伤所致的血外渗性囊肿以及动脉瘤样骨囊肿等，而您就属于前者。"

患者： "是这样啊！真是太感谢你了小汪。"

护士： "没关系，都是我应该做的。那您好好休息，有什么不懂的问题可以来问我，我非常乐意为您服务。"

（护士递给患者蓝黑色笔，患者在健康教育单上签字确认）

四、相关专业知识

临床表现：颌骨囊肿常发生于青壮年，可发生在颌骨的任何部位。颌骨进行性无痛性肿大，进展缓慢，多无自觉症状，较大者可扪诊有乒乓球样压弹感，常有牙的病变或缺牙。穿刺抽出草黄色液体，镜下可见胆固醇结晶。角化囊肿的囊液为乳白色角化物或皮脂样物。

第九节　颌下腺肿瘤患者人文护理沟通技巧

 一、人文护理质量标准

1. 护士仪表整洁、举止端庄，真诚微笑、主动问候，表达关心、善于沟通。
2. 患者及家属对宣教内容表示理解和满意，并在健康教育单上签字。
3. 患者及家属能理解并配合洁牙操作。
4. 患者及家属能熟悉颌下腺肿瘤疾病的相关知识。

二、人文护理执行要点

1. 亲切、主动地为患者介绍洁牙目的以及简单操作的操作流程。
2. 根据患者的具体病情，耐心细致地为患者及其家属进行疾病宣教。
3. 关注患者主诉，让患者表达意愿，及时为其解决问题。
4. 运用人文护理关怀患者，为患者建立信任感、安全感及归属感。

三、人文护理沟通技巧

病房，王××，女性，60岁，ID号：××××××
诊断：颌下腺肿瘤
主治医生：张××
责任护士：汪×
护士："王阿姨您好！我是护士小汪，您还记得我吗？"
患者："小汪啊，我当然记得你。"
护士："王阿姨，我再核对一下您的腕带。根据您现在的检查情况，您没有手术禁忌，主治医生安排了您明天进行手术。因为是做口腔内手术，为了保证术区周围的清洁以及预防术后感染，您今天还要进行一项术前准备——洁牙。请问您之前有过洁牙史吗？"
患者："没有。"
护士："您有植入心脏起搏器吗？有凝血功能障碍的情况吗？"
患者："都没有。"
护士："那请您躺在牙科椅上，我现在把牙科椅调整到合适的位置……这样可以吗？"（护士轻扶患者上椅位）

患者："可以。"

护士："让我先看看您的口腔情况。"

患者："好的。"

（护士先给患者铺好防水巾于颈下，再打开照射灯，从下往上移动，避免直射眼睛。用口镜从患者的第 2 磨牙处打开，通过直接或间接的视野来观察患者的口腔情况）

护士："王阿姨，我现在要打开口腔照射灯，可能有点儿刺眼，请您闭眼，我给您遮挡一下……无义齿、无牙齿松动、口腔无溃疡。您口腔整体清洁情况不错，但还是有牙结石的存在，现在我来帮您清除它，好吗？"

（应在远离患者视线时先打开照射灯，再把灯缓慢移至患者正上方，减少对患者眼睛的刺激，必要时可以为患者佩戴眼罩）

患者："好的。"

护士："洁牙的时间在 30 ~ 60 分钟，请问您现在需要上洗手间吗？"

患者："不需要，但是这是我第一次洁牙，心里还是有些害怕。"

（护士可轻抚患者肩膀或抚摸患者手来消除其紧张感）

护士："王阿姨，您不用担心。洁牙过程中我会根据您的情况调整操作的节奏，会让您得到适当休息。洁牙是通过超声波的震动冲洗使牙周牙垢、牙结石、牙菌斑得到彻底清除，使牙龈炎得到恢复，防止牙周疾病的发生，只会有微微酸痛的感觉，但是可以忍受。牙结石脱落后，暴露出牙龈偶尔还会有出血的情况，这些都是正常的。请您先含漱 3 ~ 5 分钟的过氧化氢溶液，可以防止出血以及预防感染。过程中如果出现不适的感觉，请举手示意我，好吗？"

患者："我明白了，谢谢你小汪！"

护士："王阿姨，您配合得很好。现在牙齿已经为您清洁干净了，洁牙后 1 周内避免进食冰冷或太热的食物，尽量避免进食带有色素的食物，如可乐、咖啡、浓茶等。洁牙后的牙齿会对冷热敏感而使牙齿感到酸痛，此症状只是暂时的，通常 1 周左右就会消失。若酸痛症状一直存在，可以考虑使用抗过敏牙膏，一般使用 1 个月会有改善。"

患者："好的，没问题。但是我吐口水怎么会有红血丝啊？"

护士："王阿姨，您先不要着急，请听我耐心为您讲解。洁牙后如口水或漱口时有淡红色的血丝，是正常现象，一般 3 天就不会再有出血的现象了。如出血严重请告知医护人员，我们会尽快为您处理的。"

患者："好的小汪，我清楚了。那我洁牙之后可以漱口吗？"

护士："王阿姨，当然可以，但动作一定要轻柔。洁牙后虽然使牙齿变干净了，但若因此忽略清洁，牙结石很快就会再长起来。建议您 1 年做一次洁牙护理。"

患者："好的。我明天就要做手术了，我还是有一些担心与紧张。"

护士："王阿姨，您放轻松，我们科室的医生有很丰富的临床经验，不必担心，现在我再为您讲解一些关于您疾病的相关知识作为了解，好吗？"

患者："好的，那麻烦你了。"

护士："颌下腺肿瘤是一种发生于颌下区的口腔肿瘤，分为良性肿瘤和恶性肿瘤。不同肿瘤的性质诊断需要靠病理检查。诊断明确后，我们就要治疗。颌下腺良性肿瘤与恶性肿瘤的治疗方法和手段也存在差异。良性肿瘤预后比较好，一般来说，如果肿瘤很小，没有恶变的倾向，可以观察，但有些需要手术切除；恶性肿瘤如果有手术机会，都需要手术切除，还需要进行术后的一些放化疗等治疗。术后饮食方面应注意清淡饮食，进食容易消化的食物，勿吃辛辣、刺激性食物，注意戒烟、戒酒，多吃蔬菜和水果等富含维生素的食物，以及优质蛋白、低脂食品。注意保持口腔卫生，早晚刷牙，餐后漱口。请问我为您讲解清楚了吗？您还有什么需要了解的吗？"

患者："我清楚了，谢谢你小汪，让我增长了知识。"

护士："您现在还有其他不舒服的地方吗？"

患者："没有不舒服，感觉清爽了许多。"

护士："那我为您取下防水巾，扶您回病房吧！如果有任何不适请告诉我，感谢您的配合。"

（护士递给患者蓝黑色笔，患者在健康教育单上签字确认）

 四、相关专业知识

1．颌下腺肿瘤（tumor of submaxillary gland）　是一种发生于颌下区的口腔肿瘤，为涎腺肿瘤之一，60%为恶性。恶性颌下腺肿瘤中以腺样囊性癌较多见，其次为黏液表皮样癌，两者占颌下腺肿瘤的一半以上。

2．临床表现　颌下肿块、疼痛、有脓性分泌物自导管口溢出。

3．检查　B超、CT和磁共振。其中，B超价格最低、没有放射性，是最常用的方法。B超检查必须双侧对比以确认腺内占位病变。

4．治疗　手术切除。手术原则是将肿瘤及整个腺体完整切除，如高度怀疑为恶性肿瘤，需要扩大切除范围。若肿瘤切除范围充分，肿瘤病变局限，一般不需再行放射治疗。

5．术后观察重点　患者主诉，有无呼吸困难、吞咽困难；伤口出血情况以及肿胀情况。床旁备负压吸引器和气管切开包。

第十节　颞下颌关节强直患者人文护理沟通技巧

 一、人文护理质量标准

1．护士仪表整洁，举止端庄，微笑真诚自然、亲切和善，主动问候、表达关心，善于沟通、热情服务、善始善终。

2．患者及家属对宣教内容表示理解和满意。

3．患者及家属能熟悉术后宣教内容并掌握开口训练的方法，并让患者在健康教育单上签字确认。

4．宣教完毕及时、准确记录。

二、人文护理执行要点

1．讲解疾病知识内容的时候要体现人文护理关怀。

2．培养患者与护士的信任感，取得患者配合。

3．关注患者主诉，让患者表达意愿，及时为其解决问题。

4．根据患者术后具体病情，重点讲解术后注意事项。

5．指导患者掌握开口训练的方法，理解并掌握注意事项。

 三、人文护理沟通技巧

病房，李××，男性，30岁，ID号：××××××

诊断：颞下颌关节强直

主治医生：张 ××

责任护士：程 ×

护士："李先生您好！我是您的责任护士小程，还记得我吗？"

（护士应面带微笑、核对患者信息，语气温柔，音量适中）

患者："记得，昨天你给我做的入院宣教，很细致。"

护士："谢谢您的夸奖，接下来的日子里我将继续为您服务。今天是入院第 2 天了，您的检查已经完成，正在等待结果。您现在有时间吗？我想跟您聊聊关于颞下颌关节强直的相关知识，您看可以吗？"

患者："求之不得啊！我正迷糊着呢，得了这个病，怎么好好的就张不开嘴了！"

护士："这些其实都是有迹可循的。您之前工伤导致了开放性骨折，骨折手术康复后伤口处瘢痕挛缩导致您现在张口困难。考虑到您是骨折术后，强直性质应该为关节外强直，就是在关节外上下颌骨间皮肤、黏膜或深层组织发生了瘢痕挛缩，被称为颌间挛缩或关节外强直。"

患者："我还是第一次听说，这种疾病怎么治疗？能治好吗？"

护士："您这样的情况一般都需要采用手术治疗，通过手术和后期的功能锻炼是可以恢复张口的。根据您现在的病变范围和强直程度，医师为您选择了全麻下行手术。因为您是外伤瘢痕挛缩导致的外关节强直，手术主要是切断和切除颌间挛缩瘢痕，凿开颌间粘连的骨质，从而恢复开口度。术后我会为您讲解手术注意事项的，这样讲您能理解吗？"

患者："理解的，小程，你这样讲清楚了，我就没那么担心了。治疗交给你和医师我放心！"

护士："感谢您的理解与配合！"

（手术后）

护士："李先生，手术后您感觉怎么样了？有没有什么不舒服的地方？"

患者："就是感觉手术的地方有点儿疼，小程我问你，我能吃东西吗？吃些什么伤口才长得好、长得快啊？"

护士："您术后的创口需要加压包扎固定，所以如果您的创口感觉到轻微疼痛但不影响日常生活，您可以考虑看看书或者听听音乐转移注意力，从而减轻疼痛感；如果不能耐受并且影响到日常生活的话，请及时告知医师酌情给您使用镇痛药。这里有一个疼痛评估卡，是图画加文字说明，能够很直观地表示出疼痛的分数或者等级。我给您一张疼痛评估卡，如果不清楚的您可以问我，也有助于疼痛分数的自我鉴别。（护士为患者讲解疼痛评估卡的用法）关于进食的问题，您现阶段适宜进清淡、营养、易消化的流质饮食，例如米浆、鱼汤、高汤炖蛋、牛奶、果蔬汁等，尽可能少量多餐，补充优质蛋白。当然您也需要禁食辛辣、刺激性食物，并且食物的温度不宜过高，过热的食物容易加剧肿胀、疼痛，甚至引起出血。考虑到口腔清洁问题，如果您可以进食少渣易清洗口腔的食物，那就更好了。"

患者："饮食方面没有太大问题，我家离医院比较近，我爱人会为我准备好的！就是我问题比较多，总是麻烦小程，真是不好意思！"

护士："您客气了，这都是我应该做的！您的爱人照顾您非常上心，也很仔细，饮食交给她您放心，我也放心！您一定会很快就好起来的，加油！您要有信心。"

护士："解决了饮食的问题，接下来我想跟您分享一下口腔卫生为什么在术后那么重要，以及怎样在张口困难的情况下做好口腔清洁以避免感染。您看现在有时间吗？"

患者："好的，你给我讲讲吧！现在牙刷也伸不进去，不刷牙漱口我也怕感染。怎么做比较好呢？"

护士："您暂时还不能使用牙刷刷牙，请使用我为您准备的漱口水。每次进食后先用清水含漱，去除多余的食物残留，再使用漱口水进行浸泡，要使漱口水充分触及口腔内黏膜，浸泡 3～5 分钟即可达到抑菌的效果。吐出漱口水以后无需再使用清水洗去残余药液。其实方法很简单，接下来我会协助您漱口的，请放心！"

（漱口水上标注使用方法，交给患者并协助其使用）

患者："你真是太细心了，面面俱到！"

（术后1周）

护士："李先生，您现在康复情况非常好，术后7天伤口已基本愈合，可以开始进行功能锻炼了。通过张口练习进行功能锻炼，以加强肌肉、关节的活动，避免术后张口受限。首次张口训练会在医师的指导下进行，根据您的病情需要选择的器械是开口器。刚开始训练的时候，可能会感觉到疼痛不适，请务必坚持！"

患者："训练的时候小程你也在吗？有事我好问你，我还是有些担心，听说很痛！"

护士："如果您需要的话，随时呼叫我，乐意为您效劳。"

护士："那么接下来我给您讲讲详细的训练方法和注意事项，了解清楚以后，您安心训练，康复指日可待。第一，术后7～10天开始训练张口，训练时将开口器较窄的一端置于磨牙。刚开始开口程度不宜过大，避免手术伤口裂开或引起出血。随着训练的循序渐进可以逐渐加大开口器张开角度，如果您感觉疼痛不能忍受，请及时告知我或医师，可以酌情进行调整。第二，术后10天您需要开始正常、规律的训练，每天训练时间可以自行安排，但是保障每日训练5次以上，每次5～10分钟。以被动张口至有疼痛感为宜，左、右两侧交替训练，每次训练时间为15～20分钟。第三，张口训练不可以求速成，应当逐渐增大开口度，您的目标是开口度至少练习到35毫米。第四，开口训练是持续漫长的过程，您至少要训练6个月，一般情况下您需要6～12个月才可以在不应用开口器的情况下达到35毫米开口度的训练目标。第五，您有可能在练习期间已经出院，请一定要定期复查，一般在术后3个月、6个月复查，有条件的情况下您也可以考虑配合颞下颌关节的理疗。若有其他的问题，您也可以随时跟我联系！"

患者："好的，我明白了，谢谢。"

（护士递给患者蓝黑色笔，患者在健康教育单上签字确认）

四、相关专业知识

颞下颌关节强直是指关节及关节周围组织器质性病变造成开口困难或完全不能开口。主要症状：开口困难，发育畸形。病因：主要由外伤、瘢痕、炎症、放射治疗引起。根据病因可分为关节内强直、关节外强直和混合性关节强直。关节内强直是一侧或两侧关节内发生改变，最后造成关节内的纤维性或者骨性粘连，也称为真性关节强直。关节外强直是病变位于关节外上下颌间皮肤、黏膜或深层肌肉组织，形成颌间瘢痕挛缩，也称为假性关节强直。

关节内强直临床表现：①开口困难；②面下部发育障碍、畸形；③颌关系紊乱；④髁突活动减弱或消失；⑤X线检查显示髁突、关节窝和关节间隙影像模糊或消失。关节外强直临床表现：①开口困难；②口腔或颌面部瘢痕挛缩或缺损畸形；③髁突活动减弱或消失；④X线检查显示髁突、关节窝和关节间隙清晰可见。

治疗方式：一般都采用外科手术。疾病预后：无论何种类型的颞下颌关节强直，术后复发问题均尚未完全解决。根据国内外资料来看，复发概率为10%～55%；关节内强直与关节外强直的复发概率大致相仿；混合性关节强直的远期疗效更差。复发因素很多，目前观点不一致，一般认为和以下因素有关：①年龄；②病因；③切骨的量；④插补物的作用；⑤骨膜对复发的作用；⑥术后开口练习；⑦关节强直程度和手术操作。

第十一节 口腔颌面部软组织损伤患者人文护理沟通技巧

 一、人文护理质量标准

1. 态度端正礼貌，亲切耐心，语言清晰易懂。
2. 患者理解并满意疾病康复知识宣教，在健康教育单上签字。
3. 倾听患者诉求，进行心理护理。
4. 护士及时记录患者信息并为回访做准备。

 二、人文护理执行要点

1. 倾听患者诉求，缓解患者情绪，针对性进行疾病宣教。
2. 培养信任感，建立良好的护患关系，进行心理护理。
3. 取得患者配合，让患者参与康复护理。
4. 为回访做准备，评估患者康复及心理情况。

 三、人文护理沟通技巧

病房，李××，女性，40岁，ID号：××××××
诊断：口腔颌面部软组织损伤
主治医生：丁××
责任护士：程×
（晨间查房）
护士："李女士早上好！昨晚您睡得好吗？"（面带微笑，语言温和，查对信息）
患者："怎么可能睡得好，昨晚辗转反侧，我担心啊！"
护士："您能跟我说说您担心的事情吗？"（眼神诚恳）
患者："程护士！我丈夫说我脸上的伤口很长、很深，流了好多血，能不能治好？我会不会脸上留下瘢痕？我好怕啊！"
（护士可站于患者一侧轻抚手臂安抚患者。呈倾听面容，增加眼神交流）
护士："李女士，事情已经过去了，您现在在医院很安全了。您的创口出血多、肿胀明显是因为颌面部软组织的特点就是皮肤薄而嫩、富有弹性。其实，您的运气真的非常好，车祸只是单纯的颌面部软组织损伤，并没有发生骨折。通常车祸伤患者都是复杂的多发伤，需要大量人力、财力和时间去治愈。单纯颌面部软组织损伤的发生率约占颌面部损伤的65%，根据损伤原因和伤情的不同可分为擦伤、挫伤、切割伤、刺伤、挫裂伤及火器伤等。您颌面部的软组织损伤属于交通事故所致的切割伤，可能是被撞碎的车窗玻璃划伤。CT结果也显示是软组织损伤，没有骨折。这种切割伤的特点就是皮肤和软组织有裂口，创缘整齐。您的主治医生是一位经验丰富并且非常有责任心的医师。他的美容缝合技术非常好，处理过很多类似的病例，效果都是比较好的，患者们对他赞誉有加，请您放心！"
患者："那我什么时候做手术，尽快处理吧！手术怎么做？手术是不是越早做越好？"
护士："李女士，为了安全，手术还是要在完成了相关的检查之后进行。现在您的检查结果出来了，没有手术禁忌证，马上就可以进行清创缝合手术。我跟您讲解一下整个清创缝合手术的流程。首先，您的主治医师会为您冲洗伤口，损伤您颌面部软组织的玻璃并不是无菌的，细菌在进入创口 6 ~ 12 小时内，多停留在损伤组织的表面，来不及大量繁殖，通过机械的冲洗可以清除，也可以通过冲洗或者纱布、棉球的反复擦洗，尽可能清除泥沙或玻璃碎片等异物。然后医师会为您清理创口，原则上尽可能保留颌面部组织，除去已经坏死的组织，一般尽量将创伤边缘略加修整，当然您的创口边缘是整齐的，不用修复皮瓣，相对比较简单。最后进行缝合，您受伤就来医院就诊是比较妥当和及时的，一般来说，受伤后24 ~ 48 小时均可进行伤口的清创缝合。超过 48 小时的患者，只要创口没有明显的化脓感染或组织缺损坏死，在充分清创后，仍是可以进行缝合处理的。整个流程我讲解的还清楚吗？您有疑问可以咨询我！"

　　患者："手术讲解很清楚了！那万一我脸上留下瘢痕怎么办？小程，我还这么年轻，以后可怎么见人啊？"

　　护士："您的护理诊断中就有这么一条，自我形象紊乱：瘢痕。考虑到您的创口在脸上，我们仔细为您考虑了美观的问题。从手术方面，我们科医生采用先进美容缝合技术，使用的是定制的极细的可吸收美容缝合线，两者兼具的情况下会大大减少瘢痕的产生。从预防瘢痕挛缩方面，考虑到个体差异的问题，伤口愈合拆线后，如果您还是有瘢痕形成的倾向，可以涂抹防止瘢痕形成的药物，也可以使用预防瘢痕形成的贴膜。从去除已形成的瘢痕方面，可以去美容科做激光美容治疗瘢痕，通过特定波长的激光照射来均匀地去除挛缩的局部表皮及浅层真皮，从而达到去除瘢痕的目的。您放心！您这么年轻，我们会为您考虑周全的。"

　　患者："那我手术后需要注意些什么？怎样才能养好伤口呢？"

　　护士："您软组织损伤缝合好后，医生会为您进行加压包扎。刚开始使用弹力绷带可能会有一些不适，加压包扎固定后，请不要去拉扯使之松脱或者移位。绷带的压迫有两个作用，一是加压包扎止血，二是防止形成血肿，希望您能配合，可以做到吗？"

　　患者："我可以！"

　　护士："很好！如果能得到您的配合，康复起来会效果更好。"（鼓励的眼神）

　　患者："谢谢程护士，有什么需要我配合的请尽管说，我一定尽力！"

　　护士："那我接着跟您讲讲康复的注意事项可以吗？"

　　患者："好的。"

　　护士："在康复期间，伤口周围的皮肤瘀青、肿胀都是正常的，其后会缓慢消退；卧床时适当抬高床头，或多下床活动均可促进肿胀消退；疼痛的情况时有发生，特别是活动时，如果疼痛影响正常生活，请及时告知医师酌情使用镇痛药。天气炎热，请您注意不要剧烈活动出汗，伤口被汗液浸湿容易感染；尽量不要用手去拉扯包扎好的敷料，如果敷料松脱请立即通知我们；洗漱的时候不要让水浸湿敷料。宜进清淡、温凉软食，例如：稀粥、水蒸蛋、肉糜汤、蔬菜羹、鱼羹等，避免过度咀嚼使伤口疼痛；禁食辛辣、刺激性食物，禁烟酒。1 周以后伤口基本愈合，医生将不再用敷料覆盖伤口，需要每天使用 75%乙醇溶液涂抹伤口进行清洁消毒。以上的注意事项比较多，如果有记不太清楚的地方您可以随时咨询我！"（讲解时适当停顿，留取时间等患者理解）

　　患者："好的，我尽量记住，记不住我会询问你的！"

　　护士："您没有其他问题的话，就好好休息一下，我待会儿再来看您！"

　　（护士递给患者蓝黑色笔，患者在健康教育单上签字确认）

四、相关专业知识

1. 口腔颌面部软组织损伤常见并发症：腮腺导管断裂；面神经断裂；颌面部骨折。

2. 在治疗口腔颌面软组织损伤时，应先明确患者是否合并其他组织损伤，尽可能在早期对断裂的腮腺及神经进行缝合，早期吻合腮腺导管，尽可能避免腮腺导管瘘、腮腺腺体瘘等严重并发症。骨折手术应在创面肿胀消退后进行。

第十二节 急性化脓性腮腺炎患者人文护理沟通技巧

一、人文护理质量标准

1. 语言清晰易懂。
2. 患者理解疾病特点及注意事项。
3. 患者理解外周静脉留置针的使用并对护理满意。
4. 维护外周静脉留置针并记录。

二、人文护理执行要点

1. 培养信任感，患者理解治疗时间长并配合。
2. 注意人文护理，倾听患者诉说缓解压力，进行心理护理。
3. 让患者参与治疗过程，及时收集反馈意见并进行调整。
4. 及时记录并观察右腮腺区肿胀情况。

三、人文护理沟通技巧

病房，李××，女性，42岁，ID号：×××××××
诊断：急性化脓性腮腺炎
主治医生：丁××
责任护士：程×
护士："李女士，遵医嘱马上要为您输注消炎药了，请把腕带给我看一下。"
患者："小程，你是我的责任护士，你告诉我实话这个病严重吗？我右边脸肿起来了，又痛又烫，嘴巴张不开，吃不了东西，还时不时发热。这病真的能治好吗？"
护士："李女士，感谢您的信任，请您不必太过担心，只要您配合治疗是能够康复出院的。您没有严重的全身性疾病，也不是术后感染或外伤引起，我跟主治医师沟通过了，结合病史、临床症状和实验室检查结果，还是考虑为一般慢性腮腺炎急性发作导致的急性化脓性腮腺炎。完善相关检查后，检查结果提示脓肿形成，主治医师已经安排您在全麻下行脓肿切开引流术。您术后以静脉输液抗感染治疗为主，严格的药物规范使用对康复非常重要，希望您能理解。抗感染药物需要每8小时使用一次，可能会对您的生活带来一定的不便。"
（护士除了语言、语气平和坚定，还可以通过直视患者眼神，轻抚患者手臂等肢体语言建立患者治疗疾病的信心）
患者："能治就好，那我就安心了，我一定会配合治疗的！"
（术后第1天）
护士："李女士，您好，手术后感觉怎么样？"

（护士面带微笑，语气轻柔）

患者："没有以前那么疼了，但是右边纱布已经湿透了，怎么渗出来那么多啊？会不会有问题？"

护士："您的肿胀情况通过切口的引流已经有所缓解了，所以疼痛也会得到缓解。纱布敷料会容易湿透是因为手术后医生在您的手术切口最低的位置放置了引流条，它的作用是保持脓腔引流通畅，促进愈合。您想想，脓液引流出来以后是不是会好得比较快呢？刚开始这几天引流出的脓液会比较多，您的主治医师每天都会为您换药、冲洗脓腔。当然，只要纱布敷料渗透了，我们会随时为您更换，保持敷料的干燥、清洁也是康复的一部分，有需要您可以直接呼叫我。"

患者："那肯定脏东西流出来了会好得快一些！小程你这么说我就懂了。"

护士："如果您有不清楚的地方随时可以咨询我，解除了心底对于疾病及治疗的疑惑，才能更积极配合治疗，早日康复出院。"

患者："对啊，未知的才是最可怕的。谢谢你小程，你真好。"

护士："您太客气了！"

（为患者进行输液治疗）

护士："李女士您好，先前跟您沟通过抗感染的药物需要每8小时进行一次静脉输液，您还记得吗？"

患者："记得的，不知道原理是什么，一起输液不一样吗？"

护士："不一样，您使用的药物半衰期是8小时，简单来说就是使用后8小时效果就缓慢降低了，这个时候就需要再次进行药物的静脉输注来维持药效。"

患者："懂了！小程听你的。"

护士："因为您每天要输液3次，输液工具我为您选择了留置针，留置针穿刺成功后可以留置约96小时，如果没有红肿、疼痛、外渗或阻塞，则可以保留更长时间。它的优点是可以减少反复穿刺给血管带来的损伤，也可以减少穿刺为您带来的疼痛不适，在输液期间您可以自由活动，不用担心针尖穿破血管造成药物渗漏，您看可以吗？"（展示留置针，让患者加深理解）

患者："可以，这么看来留置针对于每天要输液3次的我来说正合适，你考虑得很周到啊，小程！"

护士："应该的，这是我们的责任。"

（输液结束后）

护士："李女士，您今天的液体已经输完了，如果有不适请及时告诉我好吗？"

患者："好的，有不适我会告诉你的，小程。"

护士："接下来您有时间吗？我想为您讲解一下留置针的维护，可以让留置针的使用时间延长。"

患者："有时间，你给我讲讲吧。"

护士："留置针未使用的时候，我会用纱布覆盖并妥善固定避免意外拔管。您需要注意留置针的位置不能蘸水，不可以提重物，尽量不要长时间下垂，每天要适当地活动手部，预防血栓。如果出现了敷料卷边、针头渗血渗液、导管内回血或穿刺点疼痛等，请及时告知我，待查看后我会酌情给予处理。请问我讲得还清楚吗？有没有不明白的地方？"

患者："很详细，另外，我想问吃饭、看书没有问题吗？"

护士："日常活动没有问题的，您可以放心！"

患者："那真是太好了，谢谢你了小程！"

护士："不客气，那您休息，我待会儿再来看您。"

（患者在健康教育单上签字）

四、相关专业知识

1. 急性化脓性腮腺炎多见于有严重的全身性疾病者，或者大手术造成的大量体液流失、脓毒血症、长期高热、脱水等。此类原因造成全身及腮腺局部免疫力低下，口腔内致病菌逆行感染至腮腺而发病。一般慢性腮腺炎急性发作可发生急性化脓性感染，儿童复发性腮腺炎、慢性阻塞性腮腺炎等急性发作时也可以发生急性化脓性感染，但各自病因不同，表现及治疗方法也不同。

2．急性化脓性腮腺炎需要与流行性腮腺炎、咀嚼肌间隙感染、腮腺区淋巴结炎进行鉴别诊断。

第十三节　牙龈癌患者人文护理沟通技巧

一、人文护理质量标准

1．护士仪表整洁、举止端庄，真诚微笑、主动问候，表达关心、善于沟通。

2．患者及家属对宣教内容表示理解和满意。

3．患者能消除紧张与不安，稳定情绪。

4．患者及家属能熟悉牙龈癌的相关知识，并让患者在健康教育单上签字确认。

5．宣教完毕及时、准确记录。

二、人文护理执行要点

1．根据患者的具体病情，耐心细致地为患者及其家属进行疾病宣教。

2．关注患者主诉，让患者表达意愿，及时解决问题。

3．运用人文护理关怀患者，为患者建立信任感、安全感及归属感。

三、人文护理沟通技巧

病房，王××，女性，65岁，ID号：××××××

诊断：牙龈癌

主治医生：张××

主管护士：汪×

护士："王阿姨，您好！您还记得我吗？"

患者："我记得你，你是小汪。"

护士："王阿姨，您记性真好，那您昨晚睡得好吗？"（核对患者信息）

患者："不太好，这是我第一次住院。而且我还是很担心我的病情，听医生说过几天要做手术，我很紧张，而且治这个病肯定要花很多钱吧，真不想拖累我的儿女们，我现在不知道该怎么办，一想起这些我就睡不着。"

护士："王阿姨，您先不要着急，听我慢慢给您讲。牙龈癌通常是属于较高分化程度的鳞癌，主要是溃疡型，简单来讲就是恶性程度较低，生长速度慢。在发病的初期，癌细胞浸润颌骨与牙槽突，损害骨质，引发疼痛，导致牙齿的松动及张口困难，从而影响进食。不过阿姨您之前做了活检，诊断已经明确了，您属于癌症早期，所以需要做牙龈切除术和牙槽突切除术。根据数据统计，手术治疗后牙龈癌患者5年生存率大于60%，所以您不用太担心。并且我们科的医生已经做了很多例牙龈癌的相关手术，有着非常丰富的临床经验，请您放心！"

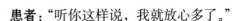

患者："听你这样说，我就放心多了。"

护士："王阿姨，您家里有几个儿女？"

患者："我有两个儿子，一个女儿。"

护士："王阿姨可真有福气，有这么多儿女在身边，您就不用担心没人照顾了。而且您看他们还很孝顺，买这么多好吃的给您。但是您一定得注意，避免进食辛辣、刺激性、硬的食物，食物应营养丰富均衡、清淡、易消化，而且饭前、饭后都应用漱口水漱口。漱口水的使用方法很简单，在口腔内含漱 3～5 分钟吐掉就可以了。"（指导患者漱口的方法）

患者："好的小汪。"

护士："而且您不用担心费用问题，您是居民医保，国家是可以报销一部分的。"

患者："那真是太好了！但是我平时在病房里除了睡觉也不知道干什么。"

护士："王阿姨，您可以打开电视看电视或拿出手机听音乐，而且您同病室的室友也是一个活泼开朗的人，我相信你们一定有很多话可以聊。"

患者："听你这样说起来，感觉还不错，我要去试一试。"

护士："您就是要转移您的注意力，去做一些自己喜欢的事情，不要光想着自己的病情。您调整好心态，配合治疗，会好的。"

患者："真是太感谢你们了！"

护士："不用谢，这都是我们应该做的，王阿姨，请在这张健康教育单上签名，谢谢您的配合！那您好好休息，有什么需要可以随时找我们，我们很乐意为您分忧。"

四、相关专业知识

1. 牙龈癌是口腔癌中多见的疾病之一，主要为鳞状细胞癌。牙龈癌的发生可能与口腔卫生不良、不良牙体或义齿有一定关系，一般下颌牙龈癌较上颌牙龈癌多见，好发于 50～70 岁，男性多于女性，常发生于后牙区。目前病因尚不明确，但长期慢性刺激是一个重要的因素。如果经常食用过热或辛辣食物，发生上牙龈癌的概率会增加很多。牙龈癌不但引起牙齿松动、张口困难，影响进食，造成营养缺乏，还可发生转移，造成颈部淋巴结肿大，危及生命。

2. 手术治疗是有效的根治方法，术前、术后辅以放射治疗、化学治疗及免疫治疗，可有效提高治疗效果。

3. 注意事项　避免压迫、撞击术区，用柔软的牙刷刷牙，每餐后漱口。保持积极乐观的情绪，避免焦虑、恐惧心理。及早进行功能修复锻炼，以恢复正常的语言及进食功能。出院后定期复查，若发现结节肿块，及时就诊。

第十四节　颊黏膜癌患者人文护理沟通技巧

一、人文护理质量标准

1. 护士使用浅显易懂的语言进行宣教，必须有人文关怀。

2. 患者及家属理解护理宣教内容并满意。

3. 患者通过口腔护理宣教掌握口腔清洁的方法。

4．护士及时进行记录并复评疼痛效果。

 二、人文护理执行要点

1．使用人文用语，肢体语言体现人文关怀。

2．根据患者疾病及个体差异进行重点宣教。

3．关注患者反馈信息，根据患者诉求及时调整宣教方法与内容。

4．从建立信任感开始，做好心理护理。

5．复评确认宣教效果，查漏补缺。

 三、人文护理沟通技巧

病房，王××，女性，56岁，ID号：××××××

诊断：颊黏膜癌

主治医生：张××

责任护士：程×

护士："王女士，我是您的责任护士小程。我查对一下您的腕带。请您张口，让我为您检查一下口腔情况，啊……看起来您的口腔清洁情况良好，张口没有明显受限，左颊部黏膜有一处0.5 cm×1 cm的破溃，没有出血。请问您张口时牵拉左颊部有没有感觉到疼痛呢？"

（为患者检查口腔情况时需要提前准备好小型手电筒、手套及棉签，整个操作过程要保持动作轻柔）

患者："对的，我平时也不怎么痛，但是嘴张大就会感觉有点痛，所以不敢用力张口，咀嚼的时候碰到也会痛。"

护士："王女士，考虑到患者的疼痛对治疗、康复及生活都有巨大影响，所以我科成立了无痛病房。您入院后每天我们都会重新进行疼痛的评估，如有突发剧烈疼痛的情况请您及时告知我们好吗？这样我们也能及时上报医生，遵医嘱使用药物缓解您的疼痛。"

患者："好的，我一定好好配合。偶尔也会因为疼痛不怎么想吃东西，能解决疼痛问题就太好了。"

护士："王女士，请问您对您的疾病了解多少呢？"

（护士询问语气温柔委婉，言语关切）

患者："之前在其他医院取了活检，结果提示我这是癌变。听说你们这里比较权威，我就马上过来入院治疗了，关于疾病的相关知识我还不太了解。"

护士："王女士，请您放心！我们一定会尽心为您治疗的，那我现在就为您讲解一下这个疾病的相关知识，好吗？"

（为增强患者信心及安抚患者情绪，女性患者可以采用握手等肢体接触；男性患者在不方便肢体接触的情况下，一定要直视患者眼睛，要温柔且坚定，切忌眼神飘忽不定）

患者："好的。"

护士："颊黏膜癌是指原发于颊黏膜的癌性病变，是常见的口腔癌之一，常发生于磨牙区附近。治疗主要是以手术为主，小的颊黏膜鳞癌可以采用放射治疗。颊黏膜癌多表现为溃疡型，类似口腔溃疡经久不愈，您的病变位置就位于左颊部。早期溃疡面不会感觉到明显的疼痛。病变继续发展或继发感染时，可伴有轻中度疼痛。当颊肌、咀嚼肌受侵犯时，可出现张口受限并渐进性加重。"

患者："哦，原来是这样，那我这个病是什么原因引起的呢？"

护士："颊黏膜癌的发病多与不良机械性刺激有关，如后牙锐利边缘、残冠、残根及不良修复体刺激等。就现在的情况看来，您的原发灶直径在1厘米以下且表浅，需要在全麻下行局部扩大切除术，遗留创面可拉拢缝合或皮瓣移植。说了这些，想必您会非常忧心，但是我们科室每年会收治很多类似疾病的患者，现在的技术也是非常成熟的。请您对我们、对您自己要有信心，疾病并不可怕，我们一起战胜它，好吗？"

（注意肢体语言，给患者信心）

患者："我相信你们，谢谢你程护士！"

护士："王女士，您的相关检查已经完善，没有手术禁忌证，确定为您安排了明天的手术。您现在有时间吗？我需要跟您讲解一些术前相关的注意事项。"

患者："可以的，我有时间。"

护士："您明天的手术完成后需要留一名陪护，您看您的哪位家属在这里照顾您，我需要给他也一起讲解一下术后的相关注意事项。"

患者："好的，这位是我丈夫，姓李，麻烦小程你一起讲吧。"

护士："不麻烦的！讲解过程中有不明白的可以随时问我。"

患者："好的！"

护士："王女士，您要注意保证充足的睡眠，多下床活动，增强体质，做好个人卫生，但是要注意保暖、预防感冒，避免呼吸道分泌物过多影响全麻插管。另外要强调的是，女士月经期间凝血功能会有所下降，要避免手术治疗，如果您有感冒症状或月经来潮，请一定及时告知我，我会跟医生联系调整您的手术时间。"

患者："我现在没有来月经，也没有感冒，可以手术。"

护士："王女士，因为您的手术是全身麻醉，请您今天晚餐进清淡、易消化的食物，22：00以后就不能吃东西、不能喝水了，任何东西都不能再进入胃内。这一点很重要，是为了避免手术中、手术后呕吐导致的呼吸道阻塞，所以需要您配合一下。"

患者："好的，我一定配合，谢谢你！"

护士："您太客气了！那么您还有什么问题需要问我的吗？"

患者："没有了，你讲得很详细了，谢谢！"

护士："李先生，王女士明天做完手术回到病房，前6个小时不能睡觉，需要您在旁边和她说话，分散她的注意力。"

家属："好的，我会陪着她，有不懂的我会来请教你们，谢谢你！"

（术后当天）

护士："王女士，您现在已经安全返回病房了，手术很顺利，我们医护人员和家属都在您的身边，请您不用紧张。您现在不方便说话，请抬一下您的左手表示您意识清楚。"

（患者抬左手，核对患者腕带信息，护士根据患者的生命体征、回应、反馈判断患者苏醒良好，意识恢复正常）

护士："接下来6个小时您暂时还不能睡觉，我会请家属提醒您的，请您坚持一下，加油！请您张口，我为您查看一下左颊部的伤口敷料固定及口腔内术区的出血情况。因为手术完成后左颊部固定了碘仿纱条进行压迫止血，所以您要尽量减少说话，避免牵拉伤口导致出血或疼痛。现在口内没有明显渗血，请不要吮吸伤口，也不要用舌去顶敷料，以免导致其松脱引起出血。如果口内有分泌物请轻轻吐出即可，如果你无法自行吐出，我们就会帮您把分泌物吸出来，其他的注意事项我已经跟您的家属交代清楚了，我们也会密切巡视、关注您的情况，请放心！"

（护士操作要轻柔，避免刺激术区引起患者疼痛或伤口出血。患者点头）

护士："王女士，接下来我会为您检查胃管的位置及固定情况，现在胃管连接负压吸引器，是为了将术中您无意识吞下的血性分泌物引流出来，避免晚些时候您进食出现恶心、呕吐。引流完毕我会取下负压吸引器再为您注食。需要您配合的是，不要拉扯胃管、让胃管打折。"

（患者点头）

护士："王女士，请您尽量减少说话，这是为您准备的笔和纸，您可以将问题写在纸上与我们沟通交流。手术后您的颜面部肿胀会很明显，可能会有明显的痛感，也可能会发热，如果您的疼痛影响到您的睡眠，或者出现以上症状时请及时告知。另外，我们已经评估了您的情况，遵医嘱给予您镇痛、抗感染及消肿的药物治疗，请您不必紧张和担心，有问题我们会及时为您处理的。"

（说话时注视患者的眼睛，有交流）

患者写下：明白。

护士："李先生，现在王女士需要禁食、水6小时，如果口唇干，可以用棉签蘸水给她擦拭唇部及口腔，这样她会舒服一点。因为口内伤口要避免刺激，也为了保持创面清洁，术后愈合消耗大，需要营养支持，所以遵医嘱已在术中为王女士留置胃管。术后的进食改为经胃管灌注营养液，请问我为您讲解清楚了吗？"

（打开棉签，予以示范）

家属："我记住了。"

护士："另外，王女士卧床期间每两小时需要翻身一次，避免局部组织长期受压形成压力性损伤。特别是术后卧床期间也需要活动双下肢，做抬腿屈膝的动作，避免深静脉血栓的形成。翻身等操作您不方便的话可以呼叫我协助您。"（指导按摩的部位及方法）

家属："好的程护士，麻烦你了。"

护士："您不用客气，这些都是我们应该做的。"

（护士检查管道固定，盖好被子，动作轻柔。每1小时巡视病房，观察患者情况）

（术后第1天）

家属："小程，辛苦你了！"

护士："您不用客气，这些都是我们应该做的。"

护士："王女士，您好！昨晚睡得好么？今天是术后第1天，起床后感觉怎么样？您可以写字告知我，慢慢的不要着急。"

（护士面带微笑，递上纸和笔给患者）

患者写下：断断续续睡了会儿，还行！就是感觉脸肿了，咽喉部疼痛，口腔分泌物有点多。

护士："术区肿胀使口腔闭合不严，唾液分泌会比较多，这些都属于正常现象，我想您需要多准备一些纸巾，有分泌物就要把它吐出来，而且一定要保持口腔卫生，我们每天会为您进行两次口腔冲洗。"

患者写下：好。

护士："现在请让我为您检查一下口腔情况……左颊部敷料固定良好，没有新鲜渗血，口腔内没有陈旧血性分泌物附着，口腔卫生很好。您可以经口饮用一些温开水，这样可以滋润咽喉缓解全麻插管带来的咽喉部不适，当然我们也会遵医嘱给予您雾化吸入治疗，缓解咽喉部的肿胀疼痛。"

（护士注意动作轻柔以减轻患者疼痛）

患者写下：谢谢！那我可以下床活动吗？睡太久很难受。

护士："不客气！王女士，今天在没有头晕不适的情况下，您可以下床活动了，尽早下床活动有利于减轻颌面部肿胀，有利于预防深静脉血栓的形成，也有利于营养液的消化吸收。但是刚下床的时候，要注意预防跌倒，您可以先在床边坐一会儿，没有头晕等不适，在家属陪伴的情况下可以在走廊活动。"

（扶患者坐起，观察患者有无头晕等不适）

患者写下：好的，我会多加小心的。"

护士："饮食方面，营养科准备的营养液还有吗？营养液通过胃管灌注，无渣且营养均衡、易吸收，能满足您的术后营养需求。等您的手术伤口愈合后，即可拔出胃管经口进食，口内手术切口愈合需要10～14天，在此之前我们会定时为您灌注营养液的。当然，无论是鼻饲进食还是经口进食，都要坚持用漱口水含漱，每日 5 ~ 6 次，每次 3 ~ 5 分钟，保持口腔清洁非常重要。(指导患者漱口方法。检查胃管位置后，灌注营养液) 营养液灌注完毕，您感觉有什么不适吗? 灌注营养液后，尽量不要马上平躺，保持半坐卧位，避免发生反流。"(摇床呈半坐卧位，询问患者体位是否舒适)

家属: "营养液还有，麻烦你了。每次注食都要麻烦你，小程你真好，感谢你!"

护士: "这都是我们应该做的。注食的时候，胃管会活动，咽喉部会感觉有异物，您要慢慢适应。现在注食完毕，您可以休息一下再下床活动，若有需要请随时呼叫我们，感谢您的配合!"

......

护士: "王女士，您伤口愈合良好，可以经口进食了，现将胃管拔出，明天就要出院了。接下来我为您讲解一下出院的注意事项好吗?"

患者: "好的。"

护士: "出院后您要注意以下几点。①请回家以后保证充足的睡眠、适当的运动以增强机体抵抗力，注意保暖，预防感冒，因为康复期间抵抗力较低，避免到密闭的人流密集环境。②您可以进清淡、营养、易消化的饮食，例如软烂的炖肉、面条、抄手、蒸蛋等。避免进食坚硬、辛辣、刺激性食物，如火锅、排骨等，保持口腔清洁。③半个月后请来我科复诊。④如果颊部伤口有红肿、疼痛等症状请立即复诊。这里有一张我们科室的名片，上面有我们护士站和医生办公室的电话，如果您有任何疑问都可以打电话咨询我们，祝您早日康复!"

(护士微笑与患者握手，详细告知出院注意事项)

患者: "这段时间辛苦你们了，非常感谢你们! 小程，半个月后见。"

四、相关专业知识

1. 颊癌 (carcinoma of buccal mucosa) 也是常见的口腔癌之一，在口腔癌发病中居第二或第三位。多为分化中等的鳞状细胞癌，少数为腺癌及恶性多形性腺瘤。颊癌的区域，按 UICC 的规定应在上、下颊沟之间，翼下颌韧带之前，并包括唇内侧黏膜。

2. 临床表现　颊癌常发生于磨牙区附近，呈溃疡型或外生型，生长较快，向深层浸润。穿过颊肌及皮肤，可发生溃破，亦可蔓延至上、下牙龈及颌骨。如向后发展可波及软腭及翼下颌韧带，引起张口困难。

3. 治疗　放疗、联合根治术，切除后组织缺损应同期修复。

第十五节　口底癌患者人文护理沟通技巧

一、人文护理质量标准

1. 护士仪表整洁、举止端庄，真诚微笑、主动问候，表达关心、善于沟通。

2. 患者及家属对宣教内容表示理解和满意。

3. 患者拔出胃管后能正常进食。

4. 患者及家属能熟悉口底癌疾病的相关知识，并让患者在健康教育单上签字确认。

5. 宣教完毕及时、准确记录。

二、人文护理执行要点

1．根据患者的具体病情，耐心细致地为患者及其家属进行疾病宣教。
2．关注患者主诉，让患者表达意愿，及时解决问题。
3．运用人文护理关怀患者，为患者建立信任感、安全感及归属感。

 三、人文护理沟通技巧

病房，李 ××，男性，65 岁，ID 号：××××××
诊断：口底癌
主治医生：张 ××
责任护士：汪 ×
护士："您好，我是您的责任护士，我叫汪 ×，您也可以叫我小汪。能告诉我您的姓名和年龄吗？"
患者："李 ××，65 岁。"
护士："李老师，您好，我再核对一下您的腕带。您现在感觉怎么样？有没有我能帮助您的事情呢？"
患者："我昨天拔了胃管，感觉吃不下东西，喝水时总是呛咳，吞食物的时候，喉咙总有异物感和疼痛，这可怎么办？"
护士："李老师，您不要着急，我就是来帮助您解决问题的，那我现在针对您的病情为您进行这方面疾病的宣教，您看可以吗？您现在需不需要上厕所？"
患者："好啊，我正想了解这方面的知识呢。不用上厕所，谢谢。"
护士："不客气，那我们现在开始吧。"
患者："好的。"
护士："李老师，吞咽困难要尽早开始康复治疗，减少呛咳和误吸才是最关键的。您可以通过以下训练来恢复您的吞咽功能。声带喉部按摩：您可以左右按摩喉部声带处，并稍用力抬舌骨，就像我给您示范的这样就可以了。（护士一边解释，一边示范）还可以进行一些气道保护训练：您可以先深吸气，然后屏气吞口水，吞咽后就立即咳嗽。咀嚼训练：您可以一张一合地咬我给您的压舌板或咬一些橡胶口。呼吸训练：做吹哨子、吹蜡烛等动作。颜面运动训练：您平时有空的时候可以做抿唇、拢唇、鼓腮、咂唇、示齿等动作。针对流口水、进食困难的表现，可以进行口肌训练，做吹泡泡等动作。您还可以通过改变您的吞咽姿势来进行训练：您可以低头、仰头、转头吞咽。针对您目前的情况，您可以进行气道保护训练和呼吸训练，每天 3 次，每次 15 分钟，其他的训练后面我再仔细教您做。来，您现在和我一起做两组吧。"（一边做，一边用手轻柔地指导并鼓励患者）
患者："好的！"
护士："李老师，这样的训练您觉得怎么样？"
患者："我觉得很棒，现在我觉得充满信心。"
护士："李老师，我们不仅要学会训练方法，进食的时候需要特别注意以下几点。进食模式：按吸气→屏气→吞咽→咳嗽的模式进食。食物的性状：最好选择糊状食物、半固体食物；如果需要进食液体，用凝固粉加稠到适合的黏稠度。食物的种类：青菜、肉类、水果等，最好是搅碎成糊状（如酸奶状）；一天最少要吃 5 ~ 6 餐，每餐入量胃 250 ~ 350 毫升。进食前清嗓，确保口腔及咽部无口水、痰液等；进食时，每一口量控制在 5 毫升；每口食物吞完后先清喉咙，再做空吞咽动作，即单纯吞口水；进食后，要把口腔及咽部的残留食物清洁干净。进食前要休息好，进食过程中不可以聊天。如发生呛咳、呕吐应停止进食，以免发生意外。李老师，您看您清楚了吗？"
患者："我年纪大了，记性不是很好，我大概记住了一些。"

护士："李老师，没关系的，我现在给您一份关于吞咽功能训练的资料，您可以自行翻阅学习。"

患者："好的，小汪，我想了解一些关于我自身疾病的知识，你可以给我讲讲吗？"

护士："好的，李老师，口底是位于下颌骨间的一个'U'形区域，就是这个地方。（一边说，一边指给患者看）口底癌是发于口底黏膜的鳞状细胞癌，它的发病可能与长期嗜好烟、酒和咀嚼槟榔、口腔卫生差，以及异物长期刺激等因素有关。"

患者："哦，原来是这样，那我以后得注意这些不良习惯了。小汪，其实我很想知道做了手术以后是不是也好不了？"

护士："李老师，其实不止您有这样的担心，大家都谈癌色变，觉得癌症非常可怕。其实癌症也分很多种，分期不一样预后也不一样，您能做手术、接受治疗，现在又恢复得这么好，说明您的身体素质很棒的，一定要有信心。"（一边说，一边轻轻拍患者的肩膀鼓励）

患者："谢谢，我现在觉得心里很有力量！小汪，那我出院以后还需要注意什么呢？"

护士："李老师，出院后医生会根据您的情况，可能会给您安排后续治疗，比如化疗、放疗，您一定要积极治疗哦！另外，出院后的随访也非常重要。您出院后，我们的程医生会定时打电话提醒您复查，并且会根据您当时的情况对您进行健康指导的。"

患者："真是太感谢你们了，你们太贴心了。"

护士："这是我们应该做的，那您好好休息，我就不打扰您了，有什么需要可以随时找我们。"

（护士递给患者蓝黑色笔，患者在健康教育单上签字确认）

 ## 四、相关专业知识

1. 口底是位于下颌骨间的一个"U"形区域，后至舌腭弓，内侧与舌腹侧相接，外侧及前缘至下颌骨内侧。

2. 临床表现　口底癌多发生于舌系带的两侧，早期表现为小硬节或红斑，以后发展为溃疡。病变易侵犯至对侧口底、牙龈、下颌骨舌侧骨板、舌腹肌等，造成下颌骨破坏、下颌牙松动、舌运动受限等。此时，患者多有明显疼痛、流涎、进食困难等症状。口底癌侵袭颌下腺导管时常出现颌下腺肿大、疼痛。发生在后口底的口底癌易早期侵犯下颌骨和舌腹。区域淋巴结转移率较高，为35%～70%，多为双侧性。最易受累的淋巴结为颏下和下颌下淋巴结，可转移至颈深上淋巴结。

3. 早期口底癌可行放射治疗，若肿瘤侵袭下颌骨，或者有颈部淋巴结转移时，应行口底病变、下颌骨、颈淋巴结联合根治术，切除后组织缺损应同期修复。

第十六节　腭癌术前患者人文护理沟通技巧

 ## 一、人文护理质量标准

1. 护士仪表整洁，举止端庄，面带微笑，态度真诚自然、亲切和蔼，主动问候、表达关心。

2. 患者及家属对宣教内容表示理解和满意。

3. 患者及家属能熟悉术后沟通交流的方式，并让患者在健康教育单上签字确认。

4. 宣教完毕及时、准确记录。

二、人文护理执行要点

1. 通过沟通交流，对患者进行心理疏导。
2. 根据个体差异，耐心细致地教会患者及家属术后注意事项。
3. 关注患者主诉，让患者表达意愿，及时解决。
4. 运用人文护理关怀患者，为患者建立信任感、安全感及归属感。

三、人文护理沟通技巧

病房，王××，女性，50岁，ID号：××××××

诊断：腭癌

主治医生：张××

责任护士：程×

护士："王女士，您好！您昨晚休息得怎么样？还记得我吗？"（和蔼可亲，面带微笑，核对信息）

患者："小程好！我当然记得你了，你是我的责任护士。昨晚休息得还可以，有点痛，不过不影响睡觉。"

护士："王女士，您的相关检查已经完善，没有手术禁忌，确定为您安排了明天的手术。您现在有时间吗？接下来想跟您讲解一些术前相关的注意事项。"

患者："太好了，就等着手术呢！我有时间，你给我讲讲，我要注意些什么。"

护士："您做完手术后，口内有伤口，会影响您说话，进而影响您的表达。所以，术前需要家属和您一起来了解术后交流表达的方式。请您的家属也一起来听听。"

患者："这样呀！这是我爱人，他姓李。"

护士："王女士、李老师，我现在为你们讲讲术前的注意事项及准备工作，讲解过程中你们有任何问题都可以问我。请问可以开始了吗？"

患者："可以。"

护士："王女士，术前要注意保持充足的睡眠，注意保暖、预防感冒，避免呼吸道分泌物过多而影响全麻插管。另外要强调的是，女士月经期间凝血功能会有所下降，要避免手术治疗，如果您有感冒症状或者月经来潮，请一定及时告知我，我会跟医生联系调整手术时间。"

患者："我没有感冒，月经已经过了。"

护士："好的！王女士，因为您的手术是全身麻醉，请您今天22：00以后不要吃东西、喝水了。这一点很重要，是为了避免手术中、手术后呕吐导致的呼吸道阻塞。所以请您一定不能忘记，李老师也提醒一下。"

患者："嗯，我记住了。"

护士："因为您是的手术在口内进行，术后腭部会有纱布包扎好伤口，到时您会不方便说话，所以，我们要提前准备好交流的内容，方便我们了解您表达的内容，及时为您解决。有三种方式：①家属您买好写字板，到时患者可以把内容写出来。②这里是我们自制的内容图，您到时可以直接指图表达。③我们可以用简单的手语表示，如喝水、疼痛等。我这样讲解，你们了解了吗？"

（护士边讲，边指着相应的图片解说）

患者："知道了，谢谢你的提醒。这样及时解决了术后我表述困难的问题。一会我和家属就练练。"

护士："好的，另外术后需要为您留置胃管，就是把胃管从鼻腔一直置入胃内，以后您所有的饮食都会从这个胃管进入，目的是减少伤口的污染、降低伤口感染率。您可能会感觉喉咙不舒服，到时可以通过调整姿势或者用药来降低不适感。"

患者："好的！我知道了，还有，麻烦你们术后多多照顾了。"

护士："不客气！如果您有什么需要请及时呼叫我们，感谢您和家属的配合。"

（讲解完毕，递给患者蓝黑色签字笔，让其在健康教育单上签字）

 四、相关专业知识

1. 腭癌是指发生于腭黏膜的原发性恶性肿瘤，包括硬腭癌和软腭癌，硬腭癌属于口腔癌范畴，软腭癌属于口咽癌范畴。腭癌以来自唾液腺者为多，鳞状细胞癌少见，并且癌细胞多高度分化，发展一般比较缓慢，常侵犯腭部骨质，引起穿孔。向上蔓延可至鼻腔及上颌窦，向两侧发展可侵蚀牙龈。腭癌的转移主要是向颈深上淋巴结转移，有时双侧颈淋巴结均可累及。腭癌的细胞分化较好，适宜手术切除为主、放化疗为辅的综合治疗。

2. 术后的并发症有语言功能障碍、吞咽功能障碍、口鼻瘘和窒息。术后因腭部伤口的影响，会导致吞咽及说话困难；如果口内出血多未及时吸出，会造成窒息。口鼻瘘是因为腭部与鼻腔相通，进食与饮水时，会从鼻腔流出。

3. 口腔护理对于术后的患者尤为重要，可降低伤口的感染率，促进伤口的愈合，提高患者的舒适度。术前3天和术后直至出院，早晚都用3%过氧化氢溶液加生理盐水为患者冲洗口腔。

4. 注重患者围术期的心理护理，耐心细致、积极真诚地服务患者。

第十七节　唇裂患者人文护理沟通技巧

 一、人文护理质量标准

1. 护士仪表整洁，举止端庄，亲切和善，主动问候，善于沟通、善始善终。
2. 患者及家属对宣教内容表示理解和满意。
3. 患者及家属能熟悉饮食宣教内容，并让家属在健康教育单上签字确认。
4. 宣教完毕及时、准确记录。

 二、人文护理执行要点

1. 通过交流沟通，对患者及家属进行心理疏导。
2. 根据患者具体病情，耐心地为患者及家属进行讲解饮食宣教。
3. 关注患者及家属的主诉，让患者及家属表达意愿，及时解决问题。
4. 运用人文护理关怀患者，为患者及家属建立信任感、安全感及归属感。

三、人文护理沟通技巧

病房，李×，女，4个月，ID号：××××××

诊断：唇裂

主治医生：张××

责任护士：刘××

（饮食人文护理沟通技巧）

护士："您好！我是负责该病房的责任护士，我叫刘××，您可以叫我小刘。请问您是小朋友的妈妈吗？"

（护士轻轻抚摸患儿的头，微笑地问）

患儿家属："是的，我是孩子的妈妈。"

护士："宝宝真可爱！请问您的孩子叫什么名字，多大了？"

患儿家属："谢谢！他叫李×，4个月了。"

护士："李×妈妈，李×所患的疾病是唇裂，就是我们俗称的'兔唇'，是一种先天性的疾病，之前您有了解过吗？"

患儿家属："之前有了解过。孩子刚出生时，医生说孩子有唇裂，需要4个月以后进行手术治疗，为此我很伤心。孩子每天吃奶量都不足，含不住乳头，吃奶老呛咳，奶水总是从嘴里溢出来，真是可怜。"

（患儿家属一边说着，一边抹起泪水）

护士："李×妈妈，您别哭，您这次来的目的就是让我们科的医生和护士为李×解决唇部问题。相信经过一段治疗和护理后，李×现在的问题会得到很大的改善，一切都会慢慢好起来的。您不用太担心了。"

（护士一边说一边轻轻地拍拍患儿家属的肩膀，并为她递上纸巾）

患儿家属："是的，我也是这样想的，孩子会慢慢好起来的。"

护士："您这样想就对了。我这次来的目的就是想为您讲讲关于李×的饮食方面的宣教，帮助他更好地摄入营养。"

患儿家属："太好了，小刘，你快说说。"

护士："李×妈妈，从现在开始您就要转变一下喂奶的方式了，您不能再让李×吸吮母乳或是奶瓶喂养了，需要您改用小汤匙进行喂养。这就需要您把母乳挤出来，或是兑好温度适宜的奶粉，一勺一勺地喂他，主要是为李×手术后进食做好准备，只有加强李×的营养，才能更有助于手术后的伤口恢复。这些都是从现在就需要注意的问题，请问您都理解了吗？"

患儿家属："我理解了，刚开始可能会不太适应，但是为了孩子，我会坚持下去，谢谢你！"

护士："不客气！李×妈妈，慢慢来，这的确需要耐心和细心，当然，我们也会竭尽全力协助您的，您不用太担心。那接下来，我再为您讲解术后的饮食宣教，您看可以吗？"

患儿家属："可以的，你继续说。"

护士："好的。李×手术清醒后，可进食一些温凉水，量为50～100 ml；清醒5小时后，可进食一些温糖水，量为50～100 ml；清醒后6小时，可进食母乳（或是温牛奶），量为100～150 ml；术后1天，再进食全量温母乳（或是温牛奶）。（若是较大患儿，术后5～6天进半流质；术后1～2个月进软食；术后3～6个月进普食）这些都需要您用勺子，一勺一勺地喂孩子。我们在术前就开始对李×进行汤匙喂养，就是为了术后避免李×因吮吸乳头或是奶瓶，引起术区伤口的开裂和出血，甚至引发窒息。"

患儿家属："你们的工作做得可真细致，以前从来都没有人告诉过我注意什么。"

护士："李×妈妈，请您不用担心，我们会全程协助您照顾李×的。还有一点请您注意，就是喂养的卫生问题，由于他现在还没有萌出小牙齿，您每次给李×喂食后，再给他进食适量的温白开水就可以了，以达到保持口腔清洁的目的。"

患儿家属："好的，谢谢你！我一定会注意孩子的口腔卫生的，碗和汤匙我也会经常消毒的。"

护士："李×妈妈，关于李×的饮食宣教我就向您讲解完毕了，请问您还有什么不清楚的地方吗？"

患儿家属："你讲得很详细，我都清楚了。"

护士："太好了！李×妈妈，您能这么快地掌握，相信李×会恢复得更好的。同时，还请您帮我签个字吧，代表您已经知晓饮食宣教的内容了。"

（护士双手递给家属蓝黑色笔，家属轻轻地接过笔）

患儿家属："好的，是在家属签字这里吗？"

护士："是的，谢谢您！"

患儿家属："不客气！我更应谢谢你呢！"

（家属签完字，将笔归还护士，护士双手接过笔）

护士："李 × 妈妈，您看李 × 已经睡着了，您先休息一下，有事请呼叫我们，我也会经常来巡视的。"

患儿家属："好的！"

 四、相关专业知识

1．唇裂俗称"兔唇"，是一种先天性疾病，引起该病的重要因素有很多，如妊娠时的病毒感染；服用一些抗过敏、抗癫痫等药物；早期孕吐导致营养物质的缺乏；X 线照射、吸烟、喝酒；遗传等。

2．唇裂手术最好的实施时机是在唇裂患儿出生后 4 个月。

3．唇裂术后 5 ～ 7 天拆线，口内的缝线 10 天拆除，唇弓的缝线在术后 10 天拆除。

4．尽量避免孩子吸吮、哭闹、碰撞和抓挠伤口，不能玩耍坚硬的玩具，防止跌倒，以免伤口裂开；避免孩子的鼻涕、泪水污染伤口，要保持伤口的清洁、干燥，每天使用消毒液消毒 2 ～ 3 次，每次间隔 8 ～ 12 小时；若不慎出现伤口裂开、肿胀，体温超过 38 ℃等，要立即告知处理。

5．1 个月后可以对上唇手术部位实施局部按摩，主要为了促进瘢痕软化。按摩的方法：用拇指的指腹按在术区有硬结的部位，用一定压力反复画圈进行揉按。按摩时需要注意方法和力量，根据伤口情况每日 5 ～ 6 次，每次 2 ～ 3 分钟，减轻瘢痕增生，恢复鼻翼和上唇成形。

第十八节　腭裂术后患者人文护理沟通技巧

 一、人文护理质量标准

1．护士仪表整洁，举止端庄，微笑真诚自然、亲切和善，主动问候、表达关心，善于沟通、热情服务、善始善终。

2．家属对宣教内容表示理解和满意。

3．家属能熟悉术后宣教内容，并让家属在健康教育单上签字确认。

4．宣教完毕及时、准确记录。

二、人文护理执行要点

1．通过交流沟通，对患者的康复做详细指导。

2．根据患者术后具体病情，耐心地指导家属学会康复内容。

3．注意观察患者，及时发现问题，及时解决问题。

4．运用人文护理关怀患者，为家属建立信任感、安全感及归属感。

三、人文护理沟通技巧

病房，李 ××，女性，2 岁，ID 号：××××××

诊断：腭裂

主治医生：张 ××

责任护士：刘 ××

（术后功能训练与康复人文护理沟通技巧）

护士："李 ××，你好！阿姨来看你了。"

（轻抚患儿头部，语言温柔，面带微笑，查对信息）

护士："李 ×× 妈妈，昨日他睡得怎么样？有没有哭闹呀？"

患儿家属："小刘好！孩子昨天感觉伤口不适，哭闹了一阵，后来我安抚他了。"

护士："好的！请问您现在有空吗？我为您讲讲术后的康复及功能训练的一些事项。"

患儿家属："现在孩子输液，我刚好有时间，你给我说说吧。"

护士："内容有点多，这里有我所讲内容的手册，您有空可以看看，有不懂的随时可以问我。术后口内有伤口，伤口很脆弱，不可以用吸管喝东西，不能有吮吸的动作，也不可用舌头去刺激伤口。术后 2 周内要保持孩子安静，切勿大声哭闹，以防伤口裂开。进食时只能用汤匙，主要吃流质食物，如牛奶、豆浆、鱼汤、鸡汤、稠米汤等。我们可以给孩子逐渐过渡，前 3 天给孩子喂流质饮食，然后过渡到半流质，接着是软食。要加强孩子的营养，才能更有助于手术后的伤口恢复，食物要多样化，使营养平衡。"

患儿家属："记住了，不会让他用吸管的。"

护士："孩子的口腔卫生也重要，每次给孩子喂食后，再喂些温开水，然后用棉签清洁一下宝宝的鼻腔和口腔。清洁的时候不可用力擦伤口，以免出血。我们也会给孩子清洁口腔与伤口的。"

患儿家属："那辛苦你们了。"

护士："没事的，您更辛苦，您也要注意休息。孩子现在吞咽功能没有什么影响，但是需要回家进行语音训练，才能纠正错误的发音。术后 1 个月开始做语音训练。第一阶段：发音器官的功能训练。主要是练习唇、舌、软腭和咽部的肌肉活动，如做吹气球、笛子、口琴等动作，训练宝宝持续而有节制的呼气。另外一种练习方法是让宝宝深吸气后，紧闭口唇，将空气慢慢吸入口腔，在口腔气压最大时，再开启口唇，用力将气流喷出。在腭咽闭合未完全建立时，口内的气流会部分逸入鼻腔，可用手指捏住鼻孔，待练习生效后逐渐放开手指练习。（说完，教患儿家属一起做）第二阶段：正确的发音练习，即在第一阶段的基础上，从音素、音节和词组开始练习，逐渐增加到短语、句子的练习，每天一次，每次 20 ~ 30 分钟。这个过程比较长，所以您也需要有同样的耐心陪着孩子由易到难逐步进行，请问我给您讲的内容您清楚了吗？"

患儿家属："东西有点多，我再慢慢看看。"

护士："好的！您有不懂的随时来问我。您还需要注意，孩子喜欢动，但是术后 2 月内严禁他快跑，防止跌倒，外伤也很容易导致伤口裂开。"

（给蓝黑色签字笔予家属，让其在健康教育单上签字）

患儿家属："好的，我会注意的，麻烦你们了。"

 四、相关专业知识

1. 疾病知识　腭裂是一种先天性疾病，发病率在 1% ~ 2%，胎儿第 6 周至第 12 周，硬腭、软腭未能正常的发育融合，以至于出生时遗有长裂隙，可单独发生，也可与唇裂同时伴发。引起疾病的原因有很多，如：妊娠时的病毒感染；服用一些抗过敏、抗癫痫等药物；早期孕吐导致营养物质的缺乏；X 线照射、吸烟、饮酒、遗传等。硬腭和软腭部的骨质、黏膜、肌层的裂开程度及部位，多采用以下临床方法进行分类。

（1）软腭裂：仅软腭裂开，有时只限于腭垂。不分左右，一般不伴唇裂，临床上以女性比较多见。

（2）不完全性腭裂：又称部分腭裂。软腭完全裂开伴部分硬腭裂；有时伴发单侧不完全唇裂，但牙槽突常完整。本型也无左右之分。

（3）单侧完全性腭裂：裂隙自腭垂至切牙孔完全裂开，并斜向外侧直抵牙槽突，与牙槽裂相连；健侧裂隙缘与鼻中隔相连；牙槽突裂有时裂隙消失仅存裂缝，有时裂隙很宽；常伴发同侧唇裂。

（4）双侧完全性腭裂：常与双侧唇裂同时发生，裂隙在前颌骨部分，各向两侧斜裂，直达牙槽突；鼻中隔、前颌突及前唇部分孤立于中央。

2．治疗时间 本疾病最佳手术时间为出生后1岁半～2岁。4岁以后开始正规的语音训练。3～4岁时即开始牙正畸治疗。8～9岁期间行齿槽突裂的骨移植手术。12岁左右行鼻翼软骨畸形的治疗。18岁后行正颌外科手术。对于严重腭裂者来说这是个漫长的治疗过程。

3．术后并发症

（1）术后穿孔或复裂：两侧黏骨膜瓣松弛不足，手术剖开裂隙缘时，没能把握好刀刃的角度和深度，以致未充分剖开软腭肌层或手术操作粗暴；孩子哭闹及吞咽动作过大；饮食欠佳，孩子怕伤口疼痛或裂开，不愿进食，致使营养物质摄入不足、体重减轻、抵抗力下降，延长伤口的愈合时间；反复吸引口内分泌物，压力过大。以上都可以导致术后穿孔或复裂。

（2）出血：鼻腔出血，与鼻腔插管有关。口腔创面出血，一般发生在术后数小时内，多为腭瓣创缘小动脉出血引起；后期出血，多与感染或拆除术后腭部加压包扎的碘仿纱布有关。

（3）术后咽喉部水肿：常见于患儿年龄偏小，反复插管刺激声带，麻醉插管管径过粗、时间过长；术后鼻咽腔缩小，上呼吸道感染，反复抽吸口咽腔、鼻咽腔、气道内分泌物等情况。表现为咽喉疼痛、声音嘶哑、咽喉梗阻感。

第十九节 阻生牙术后患者人文护理沟通技巧

一、人文护理质量标准

1．护士仪表整洁，举止端庄，微笑真诚自然、亲切和善，主动问候、表达关心，善于沟通、热情服务、善始善终。

2．患者及家属对宣教内容表示理解和满意。

3．患者及家属能了解疼痛的评分方法，会自己判断出疼痛分值。

4．患者及家属知道调节疼痛的方法，并让患者在健康教育单上签字确认。

5．宣教完毕及时、准确记录。

二、人文护理执行要点

1．通过沟通交流，对患者进行心理疏导。

2．根据患者术后具体病情，耐心细致地为患者及其家属进行疼痛宣教。

3．关注患者主诉，让患者表达意愿，及时解决问题。

4．运用人文护理关怀患者，为患者建立信任感、安全感及归属感。

 ## 三、人文护理沟通技巧

病房，李××，女性，28岁，ID号：××××××

诊断：阻生牙

主治医生：张××

责任护士：程×

（术后疼痛人文护理沟通技巧）

护士："李××女士，您好，我是您的责任护士小程。今天感觉怎么样？昨晚睡得还好吗？"（查对患者信息）

患者："还可以。"

护士："好的，请让我检查一下您口腔的情况。您口腔卫生还可以，伤口处清洁、无渗血，左面部有轻微肿胀。李女士，今天您可以下床活动了，这样也可以起到减轻您颜面部肿胀的作用。"

（轻托患者下颌，用聚光手电筒照射口内，查看伤口。注意不要把光照射到患者的眼睛）

患者："好的！终于可以下床了，昨天在床上躺了一天，太难受了。"

护士："辛苦您了！全麻手术后，我们需要平卧6小时，6小时后就可以半坐卧位休息。因为麻药和未进食的关系，我们不能让患者下床活动，以免跌倒。在床上那么久确实难受了，不过，您也坚持过来了，表现得很不错。"

患者："谢谢小程的夸奖了。"

护士："李女士，您今天感觉还疼吗？这里有一个疼痛评估卡，您看看，您有几分呢？"（护士边指疼痛评估卡，边讲解评估标准）

患者："我就是面部感觉胀痛，分值为2分。"

护士："好的，李女士。拔牙术后会出现反应性疼痛，3～5天就会消失。如果术后疼痛剧烈，评分为4分以上，我们就会用药。还有一种疼痛是术后的并发症，如干槽症引起的，表现为3～5天后的剧烈放射性疼痛，拔牙创面有腐臭，一般的镇痛药不能镇痛。如果您后面出现这种情况，请及时告知我们，医生会及时为您处理。治疗方法一般是迅速镇痛，彻底清除拔牙创面，并用碘仿纱条填塞，以隔绝外界对牙槽骨的刺激，促进肉芽组织生长。1～2周就会康复。"

患者："谢谢小程告诉我这些，我知道什么疼痛是异常、什么是正常了。你说的这个并发症挺严重的，我怎么预防呢？"

护士："第一，您不可经常吮吸伤口，不可用舌触动伤口，也不可用牙刷刷患侧。第二，您伤口未愈合之前，须进温凉、半流质食物，然后慢慢过渡到普食。第三，您要保持口腔的卫生，餐前、餐后用淡盐水漱口，漱干净食物残渣。李女士，您清楚了吗？"

患者："好的！我记住了。"

护士："您现在的疼痛评分是不需要用药的。您可以在房间听听歌，看看电视及书籍，分散注意力，减轻疼痛感。您觉得什么时候不舒服或疼痛感加强了，您都可以告诉我的，我会及时为您通知医生解决的。"

患者："好的，太感谢你了。"

护士："李女士，这里有一张疼痛的健康教育单，麻烦您签字。您的签字就是对我们工作的落实及肯定。"

（递健康教育单给患者，并指出签字的地方，将黑色签字笔给患者签字）

患者："你们做得很到位，我很满意的。"

护士："谢谢您的肯定！那我不打扰您了，您先好好休息。"

四、相关专业知识

1．阻生牙　是指由于邻牙、骨或软组织的障碍而只能部分萌出或完全不能萌出，且以后也不能萌出的牙。

2．阻生牙的危害

（1）智齿冠周炎：由于智齿是最后一颗牙，刷牙时不易清洁干净，引起冠周炎。如果不及时治疗，会继发为间隙感染，导致颌面部肿痛、张口受限，还有可能形成面瘘，经久不愈，给患者带来极大的痛苦。

（2）龋齿：位置不正的智齿与第二磨牙之间容易积存食物残渣，而且不易清洁，一般数月可形成龋齿，直接破坏牙体组织。

（3）下颌疼痛和磨牙：阻生的智齿常不能与对颌牙齿建立正常的咬合关系，长时间可导致颞下颌关节弹响、张口疼痛、睡眠磨牙等症状，对青壮年的身心影响较大。

第二十节　舌下腺囊肿术后患者人文护理沟通技巧

一、人文护理质量标准

1．护士使用浅显易懂的语言进行宣教，必须有人文关怀。
2．患者及家属理解护理宣教内容并满意。
3．患者通过口腔护理宣教掌握口腔清洁的方法。
4．护士及时进行记录并复评患者口腔清洁的效果。

二、人文护理执行要点

1．使用人文用语、肢体语言体现人文关怀。
2．根据患者疾病及个体差异进行重点宣教。
3．关注患者反馈信息，根据患者诉求及时调整宣教方法与内容。
4．从建立信任感开始，做好心理护理。
5．复评确认宣教效果，查漏补缺。

三、人文护理沟通技巧

病房，李×，女性，35岁，ID号：××××××
诊断：舌下腺囊肿
主治医生：张××
责任护士：程×

护士："李×女士您好，我是您的责任护士小程，您还记得吗？今天是术后第1天，您现在感觉怎么样？"（查对腕带）

患者："手术下来心情放松了，昨晚睡得挺好的。我就是感觉今天起床胃口不是很好，也不知道吃什么合适，小程你给我讲讲吧。"

护士："今天我会重点为您讲解饮食的，请您放心。但是在这之前，请让我先为您检查一下口腔情况，手电筒可能会有点亮，您可以闭上眼睛。请您轻轻地张口，以您不感觉疼痛为宜尽量张大。口腔内已经没有明显渗血渗液，伤口缝线固定好，口腔没有明显的食物残渣，无异味。您适宜进温凉、清淡、易消化的流质饮食，禁食辛辣、刺激性食物，避免荤腥及粗纤维的食物。粗糙的食物颗粒刺激创口，不利于创口愈合；温度过高的食物容易引起血管扩张，导致创口出血。食物可以处理为软、烂、细、碎的形式，烹饪方式尽量选择炖、煮、蒸等，也可以制作成羹。比较适宜您现在食用的食物有：牛奶、豆浆、蒸蛋、鱼汤、肉糜汤、蔬菜汤、果汁等。您看这样讲您能理解吗？"

患者："懂了，我还以为什么都不能吃，这下好了，选择还挺多的。讲得可真细致，谢谢你了小程！"

护士："不客气李女士。其实除了吃饭的问题，您术后还有一个很关键的问题要注意，现在跟您讲解，您看可以吗？"

患者："除了吃东西不方便还有别的吗？那你给我讲讲，我都不知道呢！"

护士："刚才为您检查口腔一是为了查看创口愈合情况，另外就是查看口腔清洁情况。手术后口腔自洁能力下降，创口非常容易发生感染，因此保持口腔清洁卫生尤为重要。考虑到您的创口在口内，为您选择专门针对口腔疾患的漱口液含漱保持口腔清洁，药物含漱液能够有效地抑制菌斑形成。我教您的口腔清洁方法非常简单：三餐后使用温开水 100 ~ 150 ml 清洁漱口，要仔细清除掉口内所有的食物残渣；其后取用漱口液 5 ~ 10 ml 含漱，每次需要 3 ~ 5 分钟，使漱口液与创口及口腔黏膜充分接触，以达到缓解炎症、抑菌和保护黏膜的目的，请注意含漱时间一定要够，否则效果欠佳。含漱后 30 分钟内不能用清水漱口或再次进食，以免冲淡浓度，降低效果。当然，根据您的口腔清洁情况，每天我也会为你做口腔冲洗。您看还有什么不清楚的地方吗？"

（护士讲解完毕在漱口液上用记号笔写上含漱时间及注意事项）

患者："清楚了，我一定好好做清洁。"

护士："好的，我相信您一定可以做好。今天讲解的内容比较多，有疑问的地方请您多跟我沟通，好吗？"

患者："好的，谢谢你。"

护士："不客气，这是我们应该做的。"

（护士每日三餐后一小时及睡前定时检查患者口腔清洁情况并做好评价记录）

四、相关专业知识

舌下腺囊肿为舌下腺导管堵塞、唾液潴留所形成的囊肿。好发于舌尖腹侧小黏液腺及舌下腺。囊肿位于口底一侧黏膜下，呈淡蓝色肿物，囊壁薄，质地柔软。较大的舌下腺囊肿可穿入下颌舌骨肌进入颏下区，也可波及对侧口底，好发于儿童及青少年。其发病机制有两个：其一是腺体导管远端堵塞，而黏液又持续分泌，致使近端扩张形成上皮囊肿，被称为潴留囊肿；其二是腺体破损，黏液外渗进入组织间隙形成无上皮的囊肿，成为外渗性囊肿。根治方法为手术切除舌下腺。

1. 分型　根据临床表现分为以下三种。

（1）单纯型：在临床种占大多数，囊肿位于舌下区，呈浅蓝紫色，扪之柔软有波动感，常位于口底一侧，较大的囊肿可以将舌抬起。穿刺囊可抽出黏稠而略带黄色或蛋清样液体，囊肿可暂时消失，其后增大如前。

（2）口外型：又称浅突型。主要表现为下颌区肿物，口底囊肿表现不明显，触诊与皮肤无粘连，边缘完整光滑。

（3）哑铃型：为上述两型的混合型，查体口内舌下区及口外下颌区均可见囊性肿物。

2．术后并发症

（1）急性下颌下腺导管阻塞：下颌下腺导管被结扎所致，常在术后数小时内即可发生，进食后明显。

（2）出血和血肿：动静脉分布到舌下腺的分支，在术中分离不当可引起活动性出血。

（3）舌神经损伤：由于手术分离解剖舌神经，术后可能出现短期的麻木感，一般可恢复。

第二十一节　颌骨成釉细胞瘤术后患者人文护理沟通技巧

 一、人文护理质量标准

1．护士仪表整洁，举止端庄，微笑真诚自然、亲切和善，主动问候、表达关心，善于沟通、热情服务、善始善终。

2．患者及家属对宣教内容表示理解和满意。

3．患者及家属能熟悉饮食及口腔护理宣教内容，并让患者在健康教育单上签字确认。

4．宣教完毕及时、准确记录。

二、人文护理执行要点

1．通过交流沟通，对患者及家属进行心理疏导。

2．根据患者具体病情，耐心为患者及家属进行饮食宣教。

3．关注患者及家属的主诉，让患者及家属表达意愿，及时解决问题。

4．运用人文护理关怀患者，为患者及家属建立信任感、安全感及归属感。

三、人文护理沟通技巧

病房，张××，男性，45岁，ID号：×××××××

诊断：颌骨成釉细胞瘤

主治医生：张××

责任护士：兰××

护士："您好！张××老师，我是你的责任护士兰××，兰花的兰，您还记得我吗？"

（护士轻声敲病房门三声后，听到患者允许进入的邀请，自然大方、面带微笑地来到患者面前，询问患者术后的情况，查对信息）

患者："记得，昨天我手术下来，是你迎接我到病房的，还和我的家属交代了注意事项。"

护士："是的，张老师，您记得可真清楚。我今天来看看您，并告知您一些关于术后饮食和口腔护理方面的知识，相信您一定会很快掌握。"

患者："那太谢谢你了！你瞧今早起来我正在愁吃什么呢？"

护士："好的张老师，那我现在就开始为您讲解，请您别着急，我们慢慢来。"

患者："好的，我仔细听你说。对了，小兰，麻烦你说慢一点，我用纸笔记录一下。和你借一支笔，好吗？"

护士："张老师，您做事可真仔细，正好我这里有本健康教育的小册子，是送给您阅读的，您可以直接在饮食那一页记您想记录的内容。"

（护士双手递给患者笔和小册子，并轻轻地为患者翻到饮食宣教页，微笑着说道）

患者："太好了，你们的服务也很到位，谢谢。"

护士："张老师，那我就开始为您讲解了。饮食方面，请您在术后的 1～2 天进温凉的流质饮食，如营养粉、米汤、牛乳、豆浆、果汁露、鲜橙汁、肉汤、蛋花汤、鲫鱼汤等；3～4 天就可以过渡到半流质饮食，如稀薄的藕粉糊、芝麻糊、鲜汤炖嫩蛋、菜羹粥、肉末粥等，主要是减少过度的咀嚼；如果没有吞咽困难，5～6 天之后可进食一些软烂的食物，如面条、小馄饨、小馒头、小蒸糕、菜叶汤、丸子汤等，逐渐过渡到正常饮食，但不可过硬，同时避免辛辣等刺激的食物，还要忌烟酒。张老师，我说的您都清楚了吗？"

患者："你说得真仔细，我都听清楚了，现在我再也不用愁不知道吃什么了。"

护士："对了，张老师，营养科为您专门配制的营养粉还有吗？"

患者："还有的。"

护士："好的，如果您有什么需要，请您及时告知我，好吗？"

患者："好的。"

护士："张老师，那我继续为您讲解一下如何进行自我口腔护理吧？您看您还有时间继续听我讲解吗？"

患者："我有时间。口腔护理不就是用牙刷刷牙吗？"

护士："张老师，您暂时还不能用牙刷刷牙。因为您刚做完手术，您的口内有伤口，还不能用牙刷去刺激它，避免伤口出血、引发感染和影响伤口的愈合，所以请您进餐后，一定要用我们给您发的漱口液漱口，这种药物能够有效地抑制牙菌斑形成。方法很简单，饭后含漱时，应先用清水漱口，吐出食物残渣，然后用 5～10 ml 漱口液，在口腔内含漱 3～5 分钟，使漱口液与口腔黏膜充分接触，达到缓解炎症、抑菌和保护口腔黏膜的目的。含漱后 30 分钟内暂时不能用清水漱口或再次进食，以免冲淡浓度、降低效果。请问您都理解了吗？"

（护士边讲解边在漱口液上用记号笔做好标记，写上含漱时间）

患者："好的，谢谢你！我都理解了，我一定会注意口腔卫生的，按你交给我的方法去做。"

护士："太好了！张老师，您不仅这么快就掌握了，还掌握得这么好，坚持下去相信您会恢复得很好的。"

患者："谢谢！有你们细心、耐心地护理我，我也对自己的病充满了信心。"

护士："不客气，张老师，这是我们应该做的。正好，请用您手上的笔，再帮我签个字吧，代表您已经知晓饮食宣教和口腔清洁的内容了。"

（护士双手递给患者健康教育单，然后用手指示签字位置）

患者："好的，签在你指示的地方吗？"

护士："是的，谢谢您！"

患者："不客气，我更应谢谢你呢！"

（患者签完字，将笔和健康教育单归还护士，护士微笑着双手接过笔和健康教育单）

护士："张老师，您先休息一下，有事请呼叫我们，我也会经常来巡视您。"

患者："好的，再见！"

四、相关专业知识

1. 成釉细胞瘤虽是良性肿瘤，并无明显痛感，但随着肿瘤的增长，可使颌骨逐渐变薄，甚至发生颌骨断裂，导致无法正常张口和进食，严重时可影响患者的生活质量。

2．目前有两种治疗该病的方法。第一，病变刮治术。该方法对患者外形破坏小，不需植骨，但极易复发。第二，在距离肿瘤边界 5 mm 的地方行截骨术，但一般需植骨进行修补，匹配不易，创伤也较大。

第二十二节　甲状舌管囊肿术后患者人文护理沟通技巧

 一、人文护理质量标准

1．护士仪表整洁，举止端庄，微笑真诚自然、亲切和善，主动问候、表达关心，善于沟通、热情服务、善始善终。

2．患者对宣教内容表示理解和满意。

3．患者能熟悉饮食及睡眠的宣教内容，并让患者在健康教育单上签字确认。

4．宣教完毕及时、准确记录。

二、人文护理执行要点

1．通过交流沟通，对患者进行心理疏导。

2．根据患者具体病情，耐心为患者进行饮食及睡眠宣教。

3．关注患者的主诉，让患者及家属表达意愿，及时解决问题。

4．运用人文护理关怀患者，为患者建立信任感、安全感及归属感。

三、人文护理沟通技巧

病房，张 ××，女性，35 岁，ID 号：××××××

诊断：甲状舌管囊肿

主治医生：张 ××

责任护士：李 ××

护士："您好，张 ×× 女士！我是您的责任护士李 ××，您还记得我吗？

（护士轻声敲病房门三声后，听到患者允许进入的邀请，自然大方、面带微笑地来到患者面前，询问患者术后的情况，查对信息）

患者："记得，昨天我手术下来，是你迎接我到病房的，还和我的家属交代了注意事项。"

护士："是的，张女士，您记得可真清楚。我今天来看看您，您这几天的饮食情况还好吗？睡眠状态怎么样呢？"

患者："说起这事，我还正犯愁呢！"

护士："怎么了？您能说给我听听吗？希望我能为您解决您现在所面临的问题。"

患者："小李你瞧，我术后颈部伤口的位置总是觉得被绳子牵拉着，特别是吞咽食物时，牵扯感特别明显，弄得我吃东西很别扭，晚上睡觉想翻个身都不敢，怕一活动就把伤口撕裂了，以至于晚上睡觉都不安稳。你说我该怎么办啊？"

护士："张女士，您的担忧我知道了，那现在我为您讲解术后关于饮食及睡眠的宣教。请您别着急，我们慢慢来，好吗？"

　　患者："好的，我仔细听你说。对了，麻烦你说慢一点，我用纸笔记录一下。和你借一支笔，好吗？"

　　护士："张老师，您做事可真仔细，正好我这里有本健康教育的小册子，是送给您阅读的，您可以直接在饮食那一页记您想记录的内容。"

　　（护士双手递给患者笔和小册子，并轻轻地为患者翻到饮食宣教页，微笑说道）

　　患者："太好了，你们的服务很到位。"

　　护士："张女士，那我就开始为您讲解了。由于您的伤口是在颈部，在饮食方面，请您一定要注意食物的选择和饮食的合理摄入，这样才能避免伤口的牵拉，有助于您伤口更好地恢复。术后1～2天进温凉的流质饮食，如营养粉、米汤、牛乳、豆浆、果汁露、鲜橙汁、肉汤、蛋花汤、鲫鱼汤等；3～4天您就可以过渡到半流质饮食，如稀薄的藕粉糊、芝麻糊、鲜汤炖嫩蛋、菜羹粥、肉末粥等，减少过度的咀嚼；如果没有吞咽困难，5～6天之后可进食一些软烂的食物，如面条、小馄饨、小馒头、小蒸糕、菜叶汤、丸子汤等，逐渐过渡到正常饮食，但不可过硬，同时避免辛辣等刺激的食物，还要忌烟酒。张女士，我说的您都清楚了吗？"

　　患者："你说的我都听清楚了，现在我不愁吞咽食物牵拉到伤口了，同时也知道自己该吃些什么了。"

　　护士："对了，张女士，营养科为您专门配制的营养粉还有吗？"

　　患者："还有。"

　　护士："好的，关于活动怕牵拉伤口而影响睡眠，也是有一定适应技巧的。那我继续为您讲解一下如何进行身体活动吧？"

　　患者："好的小李，快说说。"

　　护士："张女士，因为您刚做完手术，颈部的伤口还不能活动度过大，我们需要遵循逐渐过渡的原则。如果您需要在床上翻身，可以采用轴线翻身法，就是说翻身时，保持头部、颈部、脊柱、下肢在一条直线上，这样就会减轻因翻身给颈部带来的牵拉力。如果您需要取半坐卧位，尽量让家属或护士为您摇高床头，缓慢起身。如果您身边没有其他人，又要坐起，那请您双手扶托着枕部，就是我们常说的后脑勺，然后再慢慢坐起来，或者您也可以按呼叫器，我们会来帮您。要是您需要下床，就需要先从坐位过渡到站位，不可猛然起身，这样势必会牵拉伤口。请问您都理解了吗？"

　　（护士边讲解边在为患者一步一步地做着示范）

　　患者："好的，谢谢你！我都理解了，原来翻身和起身还有这么大的讲究呢，我一定注意这些活动技巧，按你交给我的方法去做。"

　　护士："太好了！张女士，您不仅这么快就掌握了，还掌握得这么好，坚持下去相信您会恢复得很好。"

　　患者："太谢谢了！有你们的细心耐心的护理，我也对自己的身体的康复充满了信心。"

　　护士："张女士不客气，这是我们应该做的。正好，您用手上的笔，再帮我签个字吧，代表您已经知晓我为您讲解的内容了。"

　　（护士双手递给患者健康教育单，然后用手指示签字位置）

　　患者："好的，签在你指示的地方吧？"

　　护士："是的，谢谢您！"

　　患者："不客气，我更应谢谢你呢！"

　　（家属签完字，将笔和健康教育单归还护士，护士微笑着双手接过笔和健康教育单）

　　护士："张女士，您先休息一下，有事请呼叫我们，我也会经常来巡视您的。"

　　患者："好的，再见！"

四、相关专业知识

　　1. 胚胎至第6周时，甲状舌管自行消失，在起始点处仅留一浅凹，即舌盲孔。如果甲状舌管不消失时，则残存上皮分泌物聚集，形成先天性甲状舌管囊肿。

2．甲状舌管囊肿多见于 1～10 岁的儿童，亦可见于成年人。囊肿可发生于颈正中线，自舌盲孔至胸骨切迹间的任何部位，但以舌骨上下部为最常见。

3．应手术切除囊肿或瘘管，而且应彻底，否则容易复发。

第二十三节　腮腺肿瘤术后患者人文护理沟通技巧

 ## 一、人文护理质量标准

1．护士仪表整洁，举止端庄，微笑真诚自然、亲切和善，主动问候、表达关心，善于沟通、热情服务、善始善终。

2．患者及家属对宣教内容表示理解和满意。

3．患者及家属能熟悉术后宣教内容，并让患者在健康教育单上签字确认。

4．宣教完毕及时、准确记录。

 ## 二、人文护理执行要点

1．通过亲切易理解的语言进行沟通交流，对患者进行心理疏导。

2．根据患者术后具体病情，耐心细致地为患者及其家属进行术后宣教。

3．倾听患者主诉，让患者表达意愿，及时解决问题。

4．运用人文护理关怀患者，为患者建立信任感、安全感及归属感。

三、人文护理沟通技巧

病房，赵 ××，女性，42 岁，ID 号：××××××

诊断：腮腺肿瘤

主治医生：张 ××

责任护士：程 ×

护士："赵 ×× 女士，您好！您还记得我吗？"（隔半米距离微笑打招呼）

患者："记得，你是责任护士小程。"

护士："您记性可真好，您昨天的手术很成功。今天术后第 1 天，我来看看您，您现在感觉如何？"（查对腕带）

患者："还不错，胀痛没有那么明显了。"

护士："赵女士，我刚为您仔细检查了一下伤口情况，没有什么大碍。如果您方便的话，我现在为您讲解一下关于腮腺肿瘤的术后宣教及并发症，您看可以吗？"（语气注意是商量，尽量柔和）

（护士认真地检查绷带松紧度，仔细地查看伤口敷料有无渗出）

患者："可以的，谢谢你了小程。"

护士："不客气的！赵女士，您手术后要把身体调整到尽量好的状态，您需要保证充足的睡眠，保持愉悦的心情，避免过度劳累和精神紧张、焦虑，这些都会让您恢复得更好。您需建立规律的生活习惯，早睡早起，吃半流质食物或软食，减少伤口的牵拉，同时两个月内要禁食酸、甜、苦、辣等刺激性食物，以免刺激腺体分泌涎液，过多的涎液滞留会影响伤口的愈合。您还需每天多喝水，这样有助于提高机体抵抗力；天气变凉时须及时增加衣物，避免着凉、感冒和感染。当然，口腔清洁卫生的保持也非常重要，请您在饭前、饭后、晨起、睡前勤漱口。此外，您腮腺区的伤口要保持清洁、干燥。（男士嘱其勤刮胡须，减少面部伤口感染概率）若伤口处有出血、渗液、发红等异常情况，请您立即呼叫告知我们，我们将会为您第一时间处理。根据您的伤口恢复情况，主治医生会为您拆掉绷带，您的伤口拆掉绷带以后会暴露在外，可以用我们为您准备的抗菌消毒药，每天 3 ~ 4 次，每次 1 ~ 2 喷。请问我给您讲明白了吗"

　　患者："讲得很清楚，谢谢你小程。"

　　护士："那我再继续为您讲解一下术后的相关并发症吧。腮腺肿瘤术后最常见的并发症是面瘫，其中，暂时性面瘫占 17% ~ 100%，永久性面瘫小于 5%。接下来我将为您查体，请您配合。请您正面对我，闭上双眼，再睁开双眼（患者睁合眼一次）……右侧稍微有点眼睑闭合不全。请您再皱眉（患者皱双眉）……右侧抬头纹不明显。请您闭唇鼓气（护士示范闭唇鼓腮，患者照做）……右侧嘴角稍微轻度漏气。您的面瘫应当是手术过程中触及面神经所致，属于暂时性的，请您不要紧张，1 ~ 3 个月之后面瘫症状会逐渐消失。我会告知您的主治医生，遵医嘱给予您静脉输注药物作营养神经、改善局部微循环等处理，也可以采用针灸、按摩、热敷等物理疗法促进神经功能恢复。在这期间，为了避免眼睑闭合不全有可能会引起暴露性角膜炎，我会遵医嘱给予您眼部用药的。"

　　患者："我起初很担心以后一直这样，原来可以恢复啊，太感谢你了。"

　　护士："赵女士，不用客气！这些只是暂时的，会慢慢好起来的，您放心吧。"

　　患者："这个弹力绷带能不能早点取下来啊，压着很不舒服，吃东西也不方便。"

　　护士："赵女士，弹力绷带作用很大，它与另一并发症涎瘘的发生密切相关，正好我也跟您讲讲吧。"（用手轻轻抚触，顺带测试弹力绷带是否能放下一指）

　　患者："好的，我仔细听。"

　　护士："颌面部及颈部的血管淋巴管丰富，手术后切口渗出液比较多，所以医生一般会安置引流条，再进行加压包扎 2 ~ 3 周。一是为了压迫止血，二是为了促进残余腺体萎缩，减少涎瘘的发生。所以您看我每次来看您都会为您检查引流的情况、伤口渗出液的性质和量，也要检查弹力绷带的固定。（检查患者衣服、被服，如有被引流液浸润及时更换，提高舒适度）一般涎瘘多发生在术后 3 天，多为术中残留腺泡结扎不彻底、引流不畅，尤其是术后加压包扎失误引起。饮食也非常重要，酸性及刺激性食物会刺激腺体分泌涎液，涎液滞留容易导致涎瘘，因此需要忌口。您觉得我说明白了吗？"

　　患者："明白了，那我肯定不会用手拉弹力绷带了，也不吃刺激性东西了，对吗小程？"

　　护士："对的，酸性和刺激性的食物一定需要忌口。"

　　患者："明白了。"

　　护士："手术后的知识比较多，三分治疗七分护理，术后调养很重要。"

　　患者："那你多讲一些，我想多了解点儿护理知识。"

　　护士："好的。术后 3 ~ 6 个月还可能会出现味觉性出汗综合征，表现为当您咀嚼或刺激分泌涎液时，术侧局部出汗并伴有发红现象。这种并发症可能与手术中刺激神经，术后局部肿胀压迫神经及瘢痕粘连等因素有关。要预防或康复的办法也很简单，忌酸性及刺激性食物，术区肿胀消退即可恢复。您没记住没关系，我一会给您一个这个疾病术后宣传的小册子，您可以慢慢看看。"

　　患者："好的，谢谢你小程，服务可太周到了。"

　　护士："您客气了！您的满意就是我们最大的心愿。这里有一张健康教育单，请您在这儿签字，您的确认代表对我们宣教工作落实的肯定。"

　　患者："好的，我对你们工作很肯定，我马上签。"

　　（护士递给患者蓝黑色笔，患者签字确认）

四、相关专业知识

1. 多形性腺瘤又称混合瘤，是涎腺中最常见的良性肿瘤，多发生于腮腺，其次为腭部的小涎腺和颌下腺。腮腺肿瘤在涎腺肿瘤中发病率最高，腮腺肿瘤多发于中青年，以 30 ~ 50 岁居多。男性多于女性，比例约为 6∶1，腮腺肿瘤具体的病因尚不清楚，研究已证实与家族遗传、电离辐射、职业环境、人体内雌激素及吸烟有关。

2. 良性肿瘤质软，表面光滑，可活动，与周围组织界限清楚，生长速度慢，长者可达数年甚至数十年。恶性肿瘤的特点是质硬，边界不清，不可活动，与周围组织粘连，生长速度快，肿块疼痛，甚至皮肤破溃，侵犯周围肌肉血管、神经可有面部麻木、疼痛、张口受限，还可以出现听力减退，吞咽困难。

3. 涎腺多形性腺瘤中的绝大多数患者，经手术彻底切除后能治愈。但因此瘤属具有侵袭性的良性肿瘤，术后常易复发，少数涎腺多形性腺瘤可发生恶变。

第二十四节 舌癌术后患者人文护理沟通技巧

一、人文护理质量标准

1. 护士仪表整洁，举止端庄，微笑真诚自然、亲切和善，主动问候、表达关心，善于沟通、热情服务、善始善终。

2. 取得患者理解，教会患者冲洗过程中的配合。

3. 患者对宣教内容表示理解和满意。

4. 保持患者口腔清洁、湿润、无异味。

5. 患者口腔的异常情况被及时发现及处理。

6. 患者能知晓口腔冲洗宣教内容，并让患者在健康教育单上签字确认。

7. 操作完毕及时、准确记录。

二、人文护理执行要点

1. 语气亲和，动作轻柔，注意遮挡强光。

2. 治疗过程中关注患者反应，让患者表达感受，及时解决问题。

3. 主动关心患者，操作过程中与患者交流，了解患者情况。

4. 操作前解释治疗过程中可能出现的情况，告知细节减轻患者紧张情绪。

5. 运用人文护理关怀患者，为患者及家属建立信任感、安全感及归属感。

三、人文护理沟通技巧

病房，李 ×，女性，65 岁，ID 号：× × × × × ×

诊断：舌癌

主治医生：张 × ×

责任护士：兰 × ×

（口腔冲洗人文护理沟通技巧）

（护士轻敲病房门三下，轻轻推开房门，微笑着对患者说）

护士： "早上好！李×阿姨，今天术后第3天了，您感觉好些了吗？"（视线相对）

患者： "小兰你来了……今天感觉好一些了，就是感觉……说话……比较吃力，口内唾液……比较多。"

护士： "李阿姨，您的情况我大致了解了。我们的舌在口腔中起着咀嚼、搅拌、吞咽、味觉以及协助发音等功能，由于您做了舌部的手术，自然舌部的作用和功能受到了影响，所以您不能像没做手术前那样灵活的发挥舌部功能，但请您不用太担心，配合治疗和加强后期的功能训练，舌部功能是会得到改善的。同时，为了使您的口腔保持清洁，防止伤口感染，我们将遵医嘱为您进行口腔冲洗，每日一次，冲洗以后您也会感觉口腔内更加清爽、舒适一些，那么我现在将为您进行口腔冲洗操作，您觉得可以吗？"

（护士主动关心患者，解释操作目的，沟通时尽量与患者平视，语气温和）

患者： "可以……谢谢！"

护士： "好的李阿姨，由于您现在说话不方便，现在主要就由我来询问您的情况，您只需点头或是摇头就可以。如果我没有理解正确，您再说话，好吗？"

（患者点头，代表同意）

（护士轻轻地抬起患者的右手，仔细查看患者的腕带）

护士： "为了核对信息，请告诉我您的姓名和年龄好吗？"

患者： "我叫……李×，65岁……"

护士： "好的，李×阿姨，在为您口腔冲洗前，我先为您检查一下口腔的内环境。为了操作方便和准确，现在我将扶您到检查室的牙科治疗仪上，进行检查和冲洗，您看可以吗？"

（患者点头，代表可以。随即护士双手扶着患者的左侧手臂下床，为其穿好鞋子，患者右手扶着墙扶手，沿墙扶手慢步来到检查室，慢慢在牙科椅上坐下。注意秋冬季节为患者保暖）

护士： "李阿姨，我现在要打开口腔照射灯，可能有点儿刺眼，请您闭眼，我也会用眼罩给您遮挡一下光源。同时，请您慢慢张开口腔，我将为您进行检查。"

（患者点头，并按护士的讲解去做。护士应在远离患者视线时先打开照射灯，再把灯缓慢移至患者正上方，减少对患者眼睛的刺激，必要时为患者带上眼罩。可适当增加抚触，使之安心）

护士： "李阿姨，您的口腔内无义齿、无牙齿松动、无溃疡，伤口处无明显渗血、渗液。我现在要为您冲洗口腔了，先帮您调整座椅位置，这个角度和位置，您觉得舒适吗？"（秋冬季节在病情允许的情况下，可适当用温热生理盐水）

（患者点头，表示可以）

护士： "李阿姨，在操作过程中如果您有任何不适，请举手示意我，好吗？我也会适时停下，让您休息一会儿，现在请您用过氧化氢溶液漱口然后吐出。"

（患者点头示意）

护士： "李阿姨，除了我们为您每日1次的口腔冲洗以外，您自己也一定要勤漱口，保持口腔清洁哦！如果漱口水没有了，一定要告诉我们。最近天气多变，一定要注意增减衣物，预防感冒，避免口内伤口感染。"

（操作中与患者沟通，主动关心患者，沟通时尽量与患者平视，语气温和，减轻患者心理压力）

护士： "李阿姨，请让我再检查一下您口腔的情况……您的口腔清洁了，口腔冲洗已经结束了，我帮您把眼罩和治疗巾摘下，您现在感觉怎么样？"

患者： "感觉……清爽了许多。"

护士： "李阿姨，谢谢您的配合！请您在晨起、三餐后、睡觉前都需要漱口，也要加强漱口，一定要把食物残渣漱干净。现在您的饮食是温热的流质或半流质饮食，如：牛奶、豆浆、鸡蛋羹、稀饭、面条等清淡、易消化的食物，请问我为您讲解清楚了吗？"

（患者点头）

护士："李阿姨，麻烦您在健康教育单上帮我签字，代表您对我的工作的确认。有任何需要请按床旁呼叫器呼叫我们，我们也会经常来巡视病房的。"

（操作结束后，确认患者无头晕、视物模糊的情况下，将患者慢慢扶入病房。待患者缓缓坐在床上，双手递予患者纸笔，嘱患者在健康教育单上签字确认。护士道谢后，离开病房）

 四、相关专业知识

1．操作应轻柔、细致，避免损伤口腔黏膜及牙龈。
2．口腔有切口的患者，头偏向健侧，冲洗患侧，把吸痰管放置于健侧吸引。
3．需要开口时，从磨牙处置入口内，牙关紧闭的患者不可强行用开口器。
4．对口腔有疾患的患者，应轻柔清洗创口，防止破溃出血。
5．及时为患者吸出污物，防止误吸。
6．对于口腔内的感染伤口，可选用过氧化氢溶液和生理盐水冲洗。

第二十五节　下颌骨骨折术后患者人文护理沟通技巧

 一、人文护理质量标准

1．护士仪表整洁，举止端庄，微笑真诚自然、亲切和善，主动问候、表达关心，善于沟通、热情服务、善始善终。
2．患者能熟练并正确操作开口器进行张口训练。
3．患者及家属对宣教内容表示理解和满意，并让患者在健康教育单上签字确认。
4．宣教完毕及时、准确记录。

 二、人文护理执行要点

1．通过交流沟通，了解患者的学习能力，根据情况予以再次宣教。
2．根据患者康复情况，耐心地指导患者开口训练方法及注意事项。
3．观察患者自行进行张口训练，及时指导患者操作。
4．运用人文护理关怀患者，为患者建立信任感、安全感及归属感。

三、人文护理沟通技巧

病房，李××，男性，35岁，ID号：××××××
诊断：腭下颌骨骨折
主治医生：张××
责任护士：汪×
（术后开口训练人文护理沟通技巧）

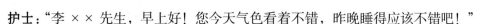

护士："李××先生，早上好！您今天气色看着不错，昨晚睡得应该不错吧！"

（护士微笑招呼患者，取得同意后查对腕带信息无误）

患者："小汪，你好！昨晚睡得好，精神也好。"

护士："李先生，您术后第5天了，绷带也取了，我看下您的口腔和伤口情况。"

（轻抚患者头部，用聚光手电筒查看伤口和口腔情况，避免强光直射患者眼部造成不适）

护士："李先生，您的伤口愈合良好，周围没有红肿和渗出液。您口腔内的橡皮筋在位固定良好，口内有少许食物残渣，无异味。您还需要加强餐后漱口。总的来说恢复得不错！"（目光坚定，给患者信心）

患者："那就好！我还担心伤口长不好。"

护士："您放心，我们会随时查看您的情况，有异常及时为您处理的。您口内的橡皮筋和牵引钉用于颌间牵引，主要目的是用弹性牵引调整肌力量的失衡和微小的骨折错位达到咬合关系的恢复和骨折的复位，限制您张口，精细地调整咬合关系。"

患者："原来是这样！我说口内怎么有皮筋呢！你一说我就明白了。"

护士："由于您术后加上颌间牵引，张口及咀嚼功能受限，您要进流质食物，这样易于保护伤口，易于清洁口腔。流质食物有米汤、各类面糊、各种汤类、牛奶、果汁等。少量多餐，每日6餐左右，每次300 ml。"

患者："我都是按你们说的吃的。"

护士："谢谢您配合我们的工作！您还有空吗？我再耽搁您一会，为您讲讲开口训练的一些注意事项。"

患者："有时间，我也没什么事。"

护士："那您再听我讲讲。开口训练是通过张口练习进行功能训练，以加强肌肉、关节的活动，避免术后张口受限。我们选择的工具有开口器、20 ml空针筒、木楔等。我们以开口器为例为您讲解。开口器窄的一端放置在磨牙的位置，轻轻撑开上下颌，角度由小慢慢加大，每次撑开的角度以有疼痛感为宜，每天5次以上，左右交替训练，每次训练15～20分钟。注意：我们的训练是一个循序渐进的过程，不可操之过急，慢慢来。训练时会有疼痛感，我们要坚持、要有信心，会练到正常的水平。在练习时，可以用直尺测量，距离为上、下中切牙切缘间的距离。正常值为35 mm，约自己的3横指宽。术后第3周起，进食可去除橡皮筋，适当活动，锻炼咀嚼功能，餐后挂上橡皮筋，维持牵引状态。术后第4周完全去除橡皮筋，开始进行张口训练。我为您讲解明白了吗？"

（讲解的过程中，用开口器边示范边讲解。将开口器交给患者使用，在旁边协助练习）

患者："太谢谢你了！讲解得很详细。"

护士："您客气了！这些都是我们该做的。"

（讲解完，给患者健康宣教单签字）

四、相关专业知识

1. **疾病知识**　下颌骨骨折是下颌骨受到暴力外伤所致疾病。下颌骨位于面部最突出部位，是颌面骨中体积最大、面积最大的，也是颌面骨中唯一能活动的骨骼，骨质结构远较上颌骨质密。由于处于面下的位置，可接受多个方向的暴力，因而下颌骨骨折比较常见。随着经济的发展、车辆的增加、旅游业的兴起，以及其他人为因素损伤的增加，下颌骨骨折的发生率也不断增加，临床上下颌骨骨折占颌骨骨折的80%以上。主要的临床症状是局部疼痛、肿胀、骨折端异常活动或移位、咬合错乱、张口受限、下唇麻木等，目前最常用的方法是在全麻下行切开复位内固定术，再加上颌间牵引，目的是恢复正常的咬合关系，促进骨折愈合。

2. **术后并发症**　骨折术后一般有出血、感染、面部神经损伤和张口困难的并发症。一般伤口有少量出血是正常现象，如果有大量的鲜红色血液渗出，则为异常。医生会根据出血的情况给予处理。患者进食少、营养差导致抵抗力低下或者口腔卫生差，会引起伤口的感染，表现为伤口的红肿、剧烈疼痛。面部术后会有麻木的情况，会慢慢恢复。

第二十六节　术后说话困难患者人文护理沟通技巧

 ## 一、人文护理质量标准

1. 护士仪表整洁、举止端庄，真诚微笑、主动问候，表达关心、善于沟通.
2. 解决说话困难问题，患者及家属对宣教内容表示理解和满意。
3. 采用患者能够接受的方式与术后患者进行有效沟通。
4. 患者及家属能掌握疾病术后的相关知识，并让患者在健康教育单上签字确认。
5. 宣教完毕及时、准确记录。

 ## 二、人文护理执行要点

1. 根据患者的具体病情，耐心细致地为患者及其家属进行疾病宣教。
2. 关注患者主诉，根据患者情况提出解决问题的方式。
3. 使患者能够采用语言以外的方式进行沟通。
4. 运用人文护理关怀患者，为患者建立信任感、安全感及归属感。

三、人文护理沟通技巧

病房，张××，男性，60岁，ID号：××××××

诊断：舌癌

主治医生：张××

责任护士：汪×

护士："您好，我是您的责任护士，我叫汪×，您也可以叫我小汪。您现在不能说话，请让我看一下您的腕带，我需要核对您的信息。

患者：点头示意。

护士："张老师您好，我再核对一下您的腕带。您手术非常顺利，已经安全返回病房了，您不用紧张！我先为您吸氧，用心电监护仪。氧流量已经为您调节好了，请不要随意调节。这个手指夹是氧饱和度检测仪，有拇指图标的向上夹，您可以随意更换任何一根手指，以免被夹伤。为了您的安全，心电监护仪和氧气管请您不要随意拔除不用，术后24小时是出血高峰期，我们要随时监测您的生命体征。因您做的是全麻手术，术后6小时不能睡觉，要保持清醒，家属可以陪您说说话；术后6小时不能吃东西、不能喝水；术后6小时也不能睡枕头，要保持平卧位，但您可以左右翻身，翻身时切忌牵拉管道。6个小时以后，您可以先用我们的漱口水含漱3~5分钟，左右上下点头，然后吐掉就即可，漱完口后可以先用温开水用勺子进食，感觉喉咙不痛、没有吞咽困难后就可以进食医院给您配发的营养粉了，营养粉用200~300 ml的开水兑好，放置温凉后可以用勺子或吸管缓慢进食。胃肠道排气后，明天您可以吃一些清淡、少刺激的流质食物，比如稀饭、牛奶、米糊、面条，以及一些熬制的营养汤等。那您现在感觉怎么样，有没有我能帮助您的事情呢？"

患者："我感觉我自己说不出话来……"

护士："没关系，我可以给您一张纸，您把您想说的话写下来告诉我们，好吗？"（护士递给患者一张纸和一支笔）

患者在纸条上写：喉咙痛。

护士："张老师，您就不用说话了，您听我说就可以了。因为您术中插了气管，所以喉咙会有不适感是正常的现象，后续我们会为您做雾化帮助您慢慢恢复，请不用担心。随着物质代谢您会出现头晕、头痛、嗜睡的现象，此外，会出现恶心、呕吐的症状。所以您一定要保持清醒，如果有恶心、呕吐的现象，可以把头偏向一侧，防止误吸，再用旁边的呼叫器呼叫我们。请问我为您讲解清楚了吗？如果清楚了请您点头就行了，不清楚的地方可以用笔写下来，我会为您解答的。"

患者：点头。

护士："那我就不打扰您了，您好好休息，您可以随时用旁边的呼叫器呼叫我。"

患者：点头。

（护士递给患者蓝黑色笔，患者在健康教育单上签字确认）

 四、相关专业知识

1. 根据患者受教育情况的不同，考虑到有不会写字的患者，可预设部分基础选项，如：

喝水

肚子饿

疼痛

上厕所

……

告知患者如有相关需求指出对应选项，可避免说话。

2. 全身麻醉是指麻醉药经呼吸道吸入静脉或肌内注射入体内，产生中枢神经系统的暂时抑制，临床表现为神志消失、全身痛觉消失、遗忘、反射抑制和骨骼肌松弛。对中枢神经系统抑制的程度与血液内药物的浓度有关，主要的不良反应有反流、误吸和吸入性肺炎，术后躁动、苏醒延迟、术后恶心呕吐、支气管痉挛、低氧血症和通气不足、急性肺不张、高血压、脑血管意外、恶性高热等。

第二十七节　颌骨骨髓炎出院使用胰岛素患者人文护理沟通技巧

 一、人文护理质量标准

1. 护士仪表整洁，举止端庄，亲切和善，主动问候，善于沟通。

2. 患者及家属对宣教内容表示理解和满意。

3. 患者及家属能掌握胰岛素的使用方法，并让患者在健康教育单上签字确认。

4. 宣教完毕及时、准确记录。

二、人文护理执行要点

1. 通过指导，让患者会使用胰岛素。
2. 关注患者主诉，让患者表达意愿，及时解决。
3. 运用人文护理关怀患者，为患者建立信任感、安全感及归属感。

三、人文护理沟通技巧

病房，王××，男性，55 岁，ID 号：××××××

诊断：颌骨骨髓炎

主治医生：张××

责任护士：蒋×

护士："王××老师，您好！您午餐准备好了吗？还记得我吗？"

患者："小蒋好！我当然记得你了，你是我的责任护士。饭准备好了，就等你们来打针，然后吃饭了。"

护士认真核对并亲切地告诉患者："王老师，恭喜您，医生开了您明日出院的医嘱。趁这次注射，我来教您回家后怎么打胰岛素。耽搁您吃饭的时间了，请谅解！"

患者："没事！我不着急！你说吧。"

护士取出胰岛素笔，认真给患者示范并讲解："其实也不难。您的胰岛素是餐前用的胰岛素，您每次注射时要准备好饭菜再注射。因为是短效胰岛素，起效快，您用药后要及时进餐，30 分钟内要进食，不然会发生低血糖。胰岛素笔上面有刻度。"（靠近患者给予指示，待其确认后继续讲解）"根据医生开的医嘱，调节剂量，然后以肚脐为中心一拳的周围选择一个注射点，用乙醇消毒，捏起皮肤，垂直进针，按压笔头，一直按到笔停止为止，然后停留 10 秒，取出胰岛素笔，按压穿刺部位止血，然后进食。这就是胰岛素的注射流程，您能理解吗？"

患者："听明白了，先准备好饭菜，打胰岛素后吃饭！"

护士："那我现在为您打针，您再看看流程，熟悉熟悉！"

（护士拿着胰岛素笔边调节剂量，边为患者讲解。注射完在医嘱单上签字）

护士亲切地注视并询问："您看明白了吗？"

患者："嗯！懂了。"

护士微笑给予患者肯定："好的！我再给您说说胰岛素的注意事项：使用中的胰岛素，在常温下保存 1 个月；未使用的胰岛素在 2～8 ℃条件下冷藏。注射部位在以肚脐为中心一拳外的四周，要经常更换注射部位，以免产生硬结影响药物的吸收。在家及时监测血糖，有异常及时告知医生，及时调节胰岛素的用量。身上随身携带饼干等糖类零食，用于低血糖时急救。"

患者："好的！谢谢你讲的这些，我会注意的。"

护士愉快地回答："您客气了！我再耽搁您一点时间，为您讲解出院需要注意。第一，请您回家后保证充足的睡眠，增进营养，提高抵抗力，预防感冒。第二，要保持口腔清洁，餐前、餐后都要用漱口水漱口，注意做好牙周护理，若发现患有牙周炎请及时到医院就诊。第三，您有糖尿病，要随时监测血糖，定时来医院随访，查看身体情况。这是我们科室电话，您有任何问题都可以打电话过来咨询。"

患者："好的！我知道了，谢谢你们的诸多照顾。"

护士点头微笑，把呼叫器放置在患者身边："不客气！如果您有什么需要请及时呼叫我们，感谢您和家属的配合。"

（讲解完毕递给患者蓝黑色签字笔，嘱其在健康教育单上签字）

四、相关专业知识

1．颌骨骨髓炎是由于细菌感染及物理和化学等因素引起的包括骨膜、骨密质、骨髓，以及髓腔内血管、神经等整个骨组织成分的炎症病变。根据病因可分为：化脓性颌骨骨髓炎、特异性颌骨骨髓炎、放射性颌骨骨髓炎、化学性颌骨骨髓炎。根据病变的病位又可分为中央型颌骨骨髓炎和边缘性颌骨骨髓炎。

2．颌骨骨髓炎易引起患者口腔疼痛、刷牙受阻、口腔卫生较差，所以，口腔护理尤为重要。告知患者餐前前后用药用漱口水含漱 3 ~ 5 分钟，达到清洁口腔的目的。

3．住院期间，一定要注重患者的心理护理，耐心细致，积极真诚地为患者服务，帮助患者树立积极乐观的态度。

第二十八节　牙颌面畸形出院患者人文护理沟通技巧

 一、人文护理质量标准

1．护士仪表整洁，举止端庄，微笑真诚自然、亲切和善，主动问候、表达关心，善于沟通、热情服务、善始善终。

2．患者及家属对宣教内容表示理解和满意。

3．患者及家属能掌握胃管宣教内容，并让患者在健康教育单上签字确认。

4．宣教完毕及时、准确记录。

二、人文护理执行要点

1．通过交流沟通，对患者及家属进行心理疏导。

2．根据患者具体病情，耐心为患者及家属进行讲解饮食宣教。

3．关注患者及家属的主诉，让患者及家属表达意愿，及时解决问题。

4．运用人文护理关怀患者，为患者及家属建立信任感、安全感及归属感。

三、人文护理沟通技巧

病房，李 ××，女性，25 岁，ID 号：××××××

诊断：牙颌面畸形

主治医生：张 ××

责任护士：兰 ××

（出院鼻饲带胃管患者人文护理沟通技巧）

护士着装整洁，面带微笑，主动问候："李 ×× 女士，您好！我是你的责任护士兰 ××，今天是术后第 7 天，看您今天的精神状态不错，昨晚睡得好吗？

（护士轻声敲病房门三声后，听到患者允许进入的邀请，自然大方、面带微笑地来到患者面前，询问患者术后的情况，查对信息）

患者："昨晚睡得还不错，刚医生来查房，说明天我就可以出院了！太谢谢你们了。但是我还有一个疑问，我这个胃管什么时候可以拔除？"

护士认真讲解："李女士，您术后恢复得不错，刚才医生也跟我们交代您明天即将出院的事情，虽然您手术后颌面部的咬合功能已经进行了重建，但是咀嚼进食功能的正常发挥，还需要有一段恢复期，加之您口腔内还有伤口，为了预防伤口感染，所以您的胃管暂时还不能拔除，需要带管回家自行注食。"

患者："那我这个胃管什么时候可以拔除呀？"

护士："大概需要两周的时间。这需要专业的医务人员为您拔除，请您两周后在当地医院拔除或前往我科拔除均可。"

患者："好的，我家离医院不远，我还是来医院拔除吧。"

护士："好的，都可以。李女士，这位是您的家属吗？"（护士前臂外展，五指并拢指示患者家属方向，头部和目光转向家属，点头示意微笑）

患者："是的，这是我爱人，她姓林。"

护士再次点头示意患者及家属："好的，林老师，那我现在就为您和李女士一起，讲解一下出院后鼻饲带胃管的相关宣教吧。可以开始吗？"

患者及家属："可以的小兰，你开始吧。"

护士认真细致，语速适当，重点突出讲解道："好的，首先需要做好用物准备：鼻饲液需现配现用，粉剂应搅拌均匀，配制后的营养液放置在冰箱冷藏，24 小时内用完，超过 24 小时要及时丢弃。当然，您的食谱不仅只是营养液，还可以是温牛奶、鱼汤、鸡汤、鸽子汤、豆浆、排骨汤等流质食物，均可以从胃管内注入，温度最好在 38 ~ 40 ℃。您还需随时准备一杯温开水，方便注食物前后冲管使用，避免胃管堵塞。"

家属："那我们具体该怎么操作呢？"

护士走近患者，轻轻扶起患者，边演示边讲解，语速放慢："林老师，您在为李女士注射胃管时，先让李老师取半坐卧位，抬高床头 30° ~ 45°，确定胃管长度在标记的位置后，右手持 20 ml 的注射器，左手持胃管注射端并反折，右手再揭开胃管盖帽，用注射器回抽胃液，确定在胃内后再注食。先抽吸 15 ~ 20 ml 的温开水，冲洗管道，然后再注入准备好的流质饮食，注射完毕后再抽吸 15 ~ 20 ml 温水冲洗管道，避免管道堵塞。每 2 ~ 3 小时注射一次，每次注射不超过 200 ml。"

家属："之前我看你灌注过胃管，本来觉得有点麻烦，但听你这样一说，也不是特别难。"

护士："是的。除了以上操作方法外，胃管还有一些注意事项，请你们也记住一下。"

患者及家属："好的。"

护士："请您咳嗽、打喷嚏时扶住胃管，如果固定胃管的胶带松脱，应及时重新粘贴鼻部胶布，若胃管有脱出或是移位，请不要注食，立即到医院就诊；如果李女士出院后需要注射药物，请林老师将药物先研碎，用水充分溶解后再注入；在鼻饲过程中，请您避免注入空气，以免引起胃胀气；每天还需用医生为您开具了液状石蜡涂拭鼻腔黏膜，避免胃管与黏膜摩擦后，形成溃疡或出血。每日常规行口腔护理 3 ~ 4 次，预防口腔感染。我都说明白了吗？"

患者及家属："你说的这些我们都明白了。谢谢你。"

护士取出名片，文字正面朝向患者，双手递出："李女士，很高兴为您服务，这里有一张我们科室的名片，上面有我们护士站和医生办公室的电话，如果您有任何疑问都可以打电话咨询，祝您早日康复！"

患者："谢谢你们！住院期间感谢你们对我的关心和照顾，我能这么快恢复，全靠你们了。"

护士微笑答道："不客气！这都是我们应该做的。李女士，请您帮我在这儿签个字吧，代表您已经知晓胃管健康教育的内容了。"

（护士双手递给患者健康教育单和蓝黑色签字笔，然后用手指示签字位置）

家属："好的，签在你指示的地方吧？"

护士："是的，谢谢您！"

家属:"不客气! 我更应谢谢你呢! "

(家属签完字,将笔和健康教育单归还护士,护士微笑着双手接过笔和健康教育单)

护士:"李女士,今天您好好休息一下,明天我们将有专人陪您去结账。那我先离开了,再见! "

家属:"好的,再见! "

(护士退出病房,轻轻关闭房门)

 四、相关专业知识

1. 牙颌面畸形是患者的遗传（基因）系统存在异常导致颌骨生长发育异常,而引起颌骨体积、形态,以及上、下颌骨之间及其与颅面其他骨骼之间的关系异常,随之伴发咬合关系及口腔系统功能异常,外观则表现为颌面形态异常。

2. 分类颌骨发育过度畸形;前后向发育过度畸形;上下（垂直）向发育过度畸形;横（左右）向发育过度畸形;颌骨发育不足畸形;前后向发育不足畸形;上下（垂直）向发育不足畸形;横（左右）向发育不足畸形;牙源性错颌畸形;双颌畸形;不对称性牙颌面畸形;继发性牙颌面畸形。

3. 多学科医师参与（TEAM）可为各学科间的医师合作创造条件,以避免治疗时间、次数、内容上的重复和相互影响;TEAM 可提高治疗效率;还有利于临床资料的完整收集并总结。

4. 术后早期易发生呼吸道梗阻、出血等并发症;后期易发生感染、牙及骨坏死、骨愈合不良及错位愈合等并发症。

第二十九节　鳃裂囊肿出院患者人文护理沟通技巧

 一、人文护理质量标准

1. 护士仪表整洁,举止端庄,微笑真诚自然、亲切和善,主动问候、表达关心,善于沟通、热情服务、善始善终。

2. 患者对宣教内容表示理解和满意。

3. 患者能熟悉出院后的注意事项,并让患者在健康教育单上签字确认。

4. 宣教完毕及时、准确记录。

 二、人文护理执行要点

1. 通过交流沟通,了解患者的心理状态。

2. 根据患者康复情况,耐心地指导患者出院后的注意事项。

3. 关注观察患者,及时解决患者的需求。

4. 运用人文护理关怀患者,为患者建立信任感、安全感及归属感。

 三、人文护理沟通技巧

病房,王 ××,女性,60 岁,ID 号:××××××

诊断：鳃裂囊肿

主治医生：张××

责任护士：余××

护士着重整洁，面带微笑，主动热情道："王××阿姨，早上好！您今天气色看着不错。您还记得我吗？"

（护士查对腕带信息无误）

患者："当然记得，我的责任护士余××。昨晚睡得不错，医生说我可以出院了，心情较好。"

护士微微点头："王阿姨，祝贺您康复出院！我根据出院医嘱来为您讲出院的注意事项。请问您现在有空吗？"

患者："有时间，我液体已经输完了。"

护士："那好的！我耽搁您几分钟，讲解几点注意事项。我先看看您的伤口情况。请您轻轻侧头，露出伤口部位。"

（护士轻抚患者头部，查看伤口情况）

护士："王阿姨，您的伤口愈合好，周围没有红肿和渗出液。"

患者："嗯，那我放心了。"

护士注视患者面部，认真准确，语速适中："王阿姨，我给您讲解一下出院以后的注意事项。①预防伤口感染，不可抓挠伤口，也避免过热或过冷的水浸泡伤口。感染症状一般为伤口表面及其周围皮肤红肿、吞咽疼痛或吞咽困难、局部压痛、全身发热等。伤口感染易形成瘘管，一般见于颈侧瘘管，这种情况就会出现咳嗽、声音嘶哑、脉搏加速、面色苍白、出汗、晕厥和胃肠症状等，这是刺激迷走神经所导致；另一术后并发就是急性甲状腺炎是，因为梨状窝窦感染，常见于梨状窝窦囊肿的患者，表现为颈部红肿，压痛等，如果出现了上面的任何一种症状您都应及时到医院就诊。②饮食还是以高营养、高蛋白、易消化的软食为主。避免辛辣、刺激食物；避免油炸煎烤类食物；避免抽烟喝酒；保持饮食清淡，但需要注意营养丰富，多食蔬菜水果等富含维生素和纤维素的食物。③注意口腔卫生，养成早晚刷牙、饭后漱口的良好口腔卫生习惯。避免受凉、劳累，适量运动，提高机体免疫力。我说的内容有点多，您不记得没有关系，这里有小册子，有空您再慢慢看，有问题也可以随时问我。"

（把健康教育的册子发给患者，边讲边指给患者看）

患者："太谢谢你了！讲解得很详细。"

护士愉快的回答："您客气了！这些都是我们该做的，祝您早日康复！王阿姨，请在这张健康教育单上签名。谢谢您的配合！这是出院证，出院证上有我们的联系方式，您有任何问题都可以打电话咨询我们。"

四、相关专业知识

1. 疾病知识　鳃裂囊肿是在胚胎发育的过程中，由胚胎鳃裂残余组织堆积而形成的，常因壁内淋巴结炎纤维化使囊壁增厚，在颈部形成包块，一般行手术治疗。

2. 术后引流管的观察　观察引流管的在位情况，是否通畅，引流液的量、颜色、性质，每日进行记录更换。对患者予以宣教，告知患者引流管的作用及重要性，不可抓扯、扭曲管道。

附　录

【附录1】入院评估记录单举例

××医院
入院评估记录单

姓名
住院号
科室
床号

基本资料	职业：_____　民族：_____　婚姻状况：_____ 文化程度：_____　宗教信仰：□无　□有_____ 入院诊断：_____　入病室时间：____年__月__日__时__分 入院方式：□急诊　□门诊　□转诊 　　　　　□步行　□轮椅　□平车　□抱/背入　□其他_____ 过敏史：□无　□有（药物_____）□其他_____ 既往史：□无　□高血压　□心脏病　□糖尿病　□脑血管病 　　　　□手术史_____　□精神病　□其他_____ 医疗费用支付方式：□医保　□自费　□工伤　□其他_____ 提供资料者：□本人签名_____　□家属签名_____　与患者关系_____
护理体检	T：____℃　P：____次/分　R：____次/分　BP：____/____mmHg　体重：____kg 身高：____cm　随机血糖：____mmol/L 神志：□清楚　□烦躁　□嗜睡　□昏睡　□昏迷　□其他_____ 语言沟通：□正常　□失语　□言语困难　□不能评估　□其他_____ 四肢活动：□正常　□受限　□共济失调　□瘫痪类型_____ 吞咽：□正常　□困难 视力：□正常　□近视（□左____□右____）　□远视（□左____□右____） 　　　□失明（□左____□右____）　□其他____ 听力：□正常　□弱听（□左____□右____）　□失聪（□左____□右____）□其他____ 伤口：□无　□有 导管：□无　□有　种类____ 疑似虐待：□无　□有 瘀斑：□无　□有　□其他_____
生活状态	饮食：□普食　□流质　□半流质　□禁食　□特殊饮食 睡眠：□正常　□失眠　□辅助睡眠（药物_____） 排尿：□正常　□留置导尿　□尿失禁　□尿潴留　□膀胱造瘘　□其他_____ 排便：□正常　□便秘　□腹泻　□便失禁　□造口　□其他_____ 吸烟：□无　□有 饮酒：□无　□有 特殊嗜好：□无　□有_____ 自理能力：□完全依赖（Ⅰ级）　□协助（Ⅱ级）　□自理（Ⅲ级）
社会心理	近期生活或工作不良事件：□无　□有 心理反应：□正常　□开朗　□焦虑　□紧张　□恐惧 患者对疾病的理解：□不理解　□部分理解　□完全理解 患者住院时希望家人/朋友：□常探视　□少探视　□不探视 患者需要本病相关知识：□不需要　□需要 特殊隐私需求：□无　□有_____

续

跌倒/坠床危险因素评估	□过去1内年曾发生跌倒或坠床 1分　□年龄≤9岁或≥65岁　1分 □直立性低血压 2分　□吸毒或酗酒 1分 □感官障碍（□视力　□听力　□感觉）1分　□主诉眩晕或有虚弱感 1分 □脑功能障碍（□意识丧失　□意识混乱　□无方向感　□癫痫史等）4分 □使用药物（□镇静剂　□降压药　□降血糖药　□利尿剂　□泻药）2分 □行动障碍（□使用助行器　□步态不稳　□运动受限）1分 □排泄异常（□尿频　□腹泻）1分
跌倒/坠床危险因素评估	总分：_____分 低危险：1分；中危险：2分；高危险≥3分。 低危险每周评估一次；中危险及以上每天用"住院患者跌倒/坠床评估及护理措施计划表"评估至出院。

压疮危险因素评估

项目	1分	2分	3分	4分	评分
感知能力	完全限制	大部分受限制	稍微受限制	没有损伤	
潮湿	持续潮湿	潮湿	有时潮湿	很少潮湿	
活动力	卧床不动	可坐轮椅活动	可偶尔下床活动	经常下床活动	
移动	无法自行翻身	大部分需他人协助翻身	少部分需他人协助翻身	可自行翻身	
营养状态	营养状态非常差	营养状态差	营养状态稍差	营养状态好	
摩擦力/剪切力	有此问题	有潜在的问题	没有明显的问题	没有问题	

Braden scale 总分：_____分　□带入压疮

院外带入压疮及评分≤18分者列入危险压疮患者，填写"住院患者压疮评估及护理措施计划表"。

疼痛评估

1. 0～10分数字评分法（注："0"为无疼痛，"10"为最强烈的疼痛）。
2. 脸谱法（CFPS-R）和描述法，如下图。

0	2	4	6	8	10
无痛	有点痛	轻微疼痛	疼痛明显	疼痛严重	剧烈痛

应用评估方法：□1　□2　□3；强度_____分　部位_____
评分≥4分者填写"疼痛评估记录单"。
3. FLACC

评估护士签名：_____　日期：_____

营养筛选

1. 营养状况评分
□饮食摄入正常，体重无明显改变　　　　　　　　　　　0分
□饮食摄入减少，或者3个月内体重减轻＞5%　　　　　1分
□饮食摄入不到正常的1/2，或者2个月内体重减轻＞5%　2分
□饮食摄入不到正常的1/4，或者1个月内体重减轻＞5%　3分
2. 影响营养状况的疾病因素评分
□0分：疾病对营养代谢或营养需要量影响很小
□1分 轻度影响：股髋部骨折；血液透析；慢性阻塞性肺疾病；糖尿病，有并发症；恶性肿瘤等
□2分 中度影响：腹部大手术；脑卒中（进食障碍）；肺部严重感染；肿瘤放、化疗等
□3分 严重影响：重症监护；颅脑损伤（意识不清）；骨髓移植；急性重症胰腺炎等
3. 总分为营养状况评分＋影响营养状况的疾病因素评分，若年龄≥70岁，则+1分
总分：_____分（总分≥3分者应进行营养干预，必要时请营养科会诊）

康复功能筛选

1. 排除康复筛选的疾病类型：□有（停止继续筛选评估）　□无（继续筛选评估）
□高热　□骨折部位未固定　□恶性肿瘤未控制　□精神病
2. 康复筛选存在问题的项目（符合下列任何一项即为康复筛选阳性）
□言语　□认知　□平衡　□协调　□吞咽　□疼痛（肿瘤除外）
□感觉　□关节活动度　□运动功能（□肢体　□面部）
□筛选阴性　□筛选阳性

评估医师签名：_____　日期：_____

【附录 2】入院告知书举例

×× 医院
入院告知书

| 姓名 |
| 住院号 |
| 科室 |
| 床号 |

项目	内容
人员介绍	您的主治医师：＿＿＿＿　　二线医师：＿＿＿＿　　责任护士：＿＿＿＿ 我们将竭诚为您服务，如有任何建议及意见可以向病区护士长反映，医院保障服务中心可免费提供送检服务。
一般知情同意	1. 您有义务配合住院期间的一般检查、治疗和护理，如需手术或特殊检查治疗，医生会与您签署知情同意书。 2. 我院为教学医院，您有义务配合我院的教学工作，我们会征求您的意见。
环境介绍	1. 病区设施介绍（例如：卫生间、浴室、病床、床头灯、陪护床的使用方法及注意事项）。 2. 安全通道在走廊尽头，防火门要随时关闭。 3. 床头和卫生间有呼叫器，需要时按下按钮即可，医护人员会及时来您身边。 4. 床旁备有陪伴椅，请按指示流程正确使用，预防手指夹伤。
注意事项	1. 请妥善保管自己的贵重财物。 2. 请保持病房整洁，不要乱扔垃圾，不要随地吐痰。 3. 请爱护公共财物，如人为损坏，请照价赔偿。 4. 微波炉仅供热熟食用，不能煮生食；严禁使用电饭煲、电热水器等家用电器。 5. 请尊重同病房患者 / 家属的隐私及休息权利，尽量减少干扰。 6. 请不要接触或自行调整治疗用的仪器设备及输液滴速。 7. 未经允许不能翻阅病案资料，不能随意进入医务人员办公区。 8. 如您有宗教信仰需求，请告诉主治医师。
作息探视制度	1. 午休时间为 12：00—14：00，晚上熄灯时间为 21：30—22：00；休息时间请将病房内电视关闭。 2. 探视时间为 15：00—21：00，重症监护病房探视时间遵循各科室规定，探视时请自觉遵守医院的规章制度，听从工作人员安排，请不要坐卧病床。
用药安全	1. 患者从家中带来或长期使用的药物请在入院时告知医师，若需使用请将药物交由护士发放，不可存放于床边自行服用。 2. 服药或输注药物时，有不舒服或注射部位疼痛、红肿之情形，请立即告知医护人员。
饮食	1. 患者的饮食由医师依病情决定，特殊饮食可由营养科配制，自带食品须经医生同意后方可食用。 2. 开饭时间：早 7：00—8：00；中 11：00—12：00；晚 17：00—18：00（订餐电话：××× ××××××）。
预防跌倒	1. 活动受限者请遵医嘱严格卧床休息。 2. 术后第一次下床要有医护人员在场。 3. 如果感到头晕、视物模糊或四肢乏力，请勿自行行走。 4. 在行走、洗澡或入厕过程中，若感到头晕，立即坐下或蹲下，并寻求帮助。 5. 请勿在湿滑地板上行走，以免摔倒。
洗手	为了保护您和您的家人远离疾病传播，请在接触患者前后洗手，可使用病房门口免洗洗手剂洗手。
住院费用	自费、商业保险、异地医保请缴纳全额住院费用；主城区医保、居民医保根据病情缴纳 50% ～ 80% 住院费用；报销比例按医保规定，自费部分由本人承担；如果欠费或余额不足，微机系统会自动停药。请保存好住院期间所有缴费收据，以便出院结账时需要。
请假制度	住院期间不得离开医院，有特殊原因须外出应向主治医生和值班护士说明并书面请假。
禁烟	我院为无烟医院，为了您和他人的健康，请不要在病区内吸烟！

【附录3】健康教育记录单举例

× × 医院
健康教育记录单

患者学习障碍评估：□无　□语言　□听力　□视力　□情感　□认知　□其他
家属与患者关系：□配偶　□父母　□子女　□兄弟/姐妹　□看护　□其他
家属与患者一起居住：□是　□否

姓　名 _____
住院号 _____
科　室 口腔颌面外科
床　号 _____

项目	教育内容	初次教育						再次教育					
		指导日期	指导方式	对象		效果评价	指导者身份/签名	指导日期	指导方式	对象		效果评价	指导者身份/签名
				患者签名	家属签名					患者签名	家属签名		
入院指导	介绍与患者相关的医护人员												
	病房环境和相关制度等宣教												
	患者卫生及医护患配合方法宣教												
安全	跌倒/坠床及压疮预防或治疗宣教												
	安全的医疗设备等宣教												
疾病知识	疾病情况及相关注意事项宣教												
	疼痛知识宣教												
	化疗知识宣教												
手术	术前宣教：心理支持，各项准备的配合，咳嗽、深呼吸训练												
	术后宣教：饮食、体位或活动、导管功能康复训练、术后注意事项												
药物知识	用药指导												
	特殊用药名称　　注意事项												
营养康复	饮食指导												
	营养指导												
	康复指导												
专科及其他													
出院指导	预防疾病的保健知识及用药宣教												
	活动、功能锻炼与饮食宣教												
	随访												

注：1. 本单由医生（D）、护士（N）、营养师（Nu）、康复理疗师（R）等共同指导完成，在签名时注明人员身份。
　　2. 指导方式　A. 口述/讨论　B. 书写/宣传图　C. 示范训练　D. 视听材料
　　3. 效果评价　A. 完全掌握　　B. 部分掌握　　C. 未掌握

【附录4】护理服务满意度调查表举例

亲爱的病友：

　　您好！感谢您对我院的信任，为了更好地为您服务，请您协助我们对以下项目进行如实评定，并提出宝贵的意见或建议。此表从满意至不满意，请以打勾的形式进行选择，我们将采取不记名的方式并为您保密。

项目	10分	8分	6分	0分
1．入院后护士是否向您介绍住院须知（如主治医生）？	详细（　）	较详细（　）	一般（　）	未介绍（　）
2．责任护士是否向您介绍自己？	详细（　）	较详细（　）	一般（　）	未介绍（　）
3．护士操作时是否细心、正确、动作轻柔？	是（　）	有时（　）	偶尔（　）	不是（　）
4．住院期间责任护士/护士长是否到病房关心、问候您？	经常（　）	有时（　）	偶尔（　）	无（　）
5．在您有问题需要咨询时，护士是否能够耐心地解答？	耐心（　）	较耐心（　）	一般（　）	不耐烦（　）
6．您使用呼叫器时护士是否提供了及时的回应？	经常（　）	有时（　）	偶尔（　）	不回应（　）
7．护士是否亲切和蔼、态度有礼？	经常（　）	有时（　）	偶尔（　）	无（　）
8．护士给您做治疗过程中，会告知所做治疗的目的吗？	经常（　）	有时（　）	偶尔（　）	未告知（　）
9．护士是否告诉您用药后的注意事项？	经常（　）	有时（　）	偶尔（　）	未告知（　）
10．护士是否向您介绍检查、手术、疾病康复相关知识或注意事项？	经常（　）	有时（　）	偶尔（　）	未告知（　）
表扬、意见及建议：				

××医院口腔颌面外科

＿＿年＿＿月＿＿日

主要参考文献

[1] 周旭峰. 现代耳鼻喉学基础与实践. 北京：中国纺织出版社，2021.

[2] 薛朝华. 临床五官疾病综合救护精要. 南昌：江西科学技术出版社，2020.

[3] 戴馨. 眼耳鼻喉口腔科学. 3版. 北京：北京大学医学出版社，2020.

[4] 张守伟. 临床耳鼻喉科诊治进展. 长春：吉林科学技术出版社，2019.

[5] 魏璐璐. 耳鼻喉科疾病诊治学. 长春：吉林科学技术出版社，2019.

[6] 黄向阳. 实用耳鼻喉疾病诊治基础与进展. 长春：吉林科学技术出版社，2019.

[7] 王爱平. 五官科护理学. 2版. 上海：上海科学技术出版社，2016.

[8] 谭华章，熊欣，张建伟. 实用耳鼻喉-头颈外科学. 长春：吉林科学技术出版社，2016.

[9] 鲁才红，邢育珍，陈庆. 五官科护理操作规程及评分标准. 武汉：湖北科学技术出版社，2015.

[10] 刘大新. 中医临床诊疗指南释义：耳鼻咽喉疾病分册. 北京：中国中医药出版社，2015.

[11] 彭湘粤，赵斯君，李国强，等. 五官科常见疾病护理. 广州：世界图书出版广东有限公司，2013.

[12] 侯军华，宫琦玮. 五官科疾病护理指南. 北京：人民军医出版社，2012.

[13] 李峰，谢春红. 五官科疾病护理常规. 郑州：郑州大学出版社，2011.

[14] 邓冬梅. 五官科护理学. 郑州：河南科学技术出版社，2011.

[15] 刘勋，陈广杰，武彦昭，等. 实用临床五官科诊疗学. 天津：天津科学技术出版社，2011.

[16] 李庆玲. 五官科学实训指导. 北京：人民军医出版社，2009.

[17] 柏秀芳，毕春晖，刘霞，等. 五官科（耳鼻喉）常见疾病护理. 昆明：云南科技出版社，2009.

[18] 王路，陈臻，李湘平，等. 美国《声嘶（发声障碍）临床实践指南》解析. 听力学及言语疾病杂志，2019，27（4）：455-458.

[19] 中国人体健康科技促进会儿童变态反应专业委员会. 儿童鼻出血诊断与治疗——临床实践指南（2021年）. 中国实用儿科杂志，2021，36（10）：721-724.

[20] 口腔医学人文教育现状、问题及改革策略研究深题组. 推进口腔医学人文教育的专家共识. 中华口腔医学杂志，2021，56（11）：1054-1058.

[21] 赵铱民. 口腔医学的人文复归. 中华口腔医学杂志，2021，56（11）：1051-1053.

[22] 只涤芃，张敬梅. 口腔门诊护士人文关怀品质的影响. 护理实践与研究，2021，18（9）：1283-1286.

[23] 王一方，甄橙，谢广宽. 临床人文胜任力的价值意涵，实践路径与测评. 医学与哲学，2019，40（24）：13-18.

[24] 田野，王宁，黄蓉，等. 以医学人文为引领的口腔医学教育改革策略探讨. 中国医药导报，2022，19（28）：71-75.

[25] 雍颋，潘洁，刘宏伟，等. 以口腔综合诊疗理念为核心的置信职业行为标的建立. 中国口腔医学继续教育杂志，2022，25（5）：293-297.

[26] 王一方. "空雨衣"医学人文与人文医学. 中国医学人文，2015，1（1）：8-11.

[27] 邵建文. 中外医患沟通模式中医学与人文要素及融合状态研究. 中国医学伦理学，2019，32（10）：1277-1282.

[28] 赵晓一，雍颋，钱锟，等. GLTC医患沟通模式在口腔全科住院医师规范化培训中的应用研究. 中国口腔医学继续教育杂志，2022，25（2）：123-128.

[29] 吴宣. 口腔专科临床护理常规及操作流程. 北京：中国协和医科大学出版社，2022.

[30] 毕小琴，龚彩霞. 口腔颌面外科护理基础. 北京：人民卫生出版社，2019.

[31] 王文娟，金胜姬. 护理人文修养与沟通. 北京：人民卫生出版社，2021.

[32] 张志愿. 口腔颌面外科学. 8 版. 北京：人民卫生出版社，2020.

[33] 毕小琴，邓立梅. 口腔颌面外科护理技术. 北京：人民卫生出版社，2022.

[34] 何三纲. 口腔解剖生理学. 北京：人民卫生出版社，2020.

[35] 黄金定，李芸芸，丁娜，等. 信息化健康教育在高血压慢病分级管理中的应用. 护理学杂志，2019，34（12）：91-93.

[36] 马桂月，马珂珂，段应龙，等. 中青年高血压患者运动干预的研究进展. 中华护理杂志，2020，55（2）：304-308.

[37] 杨培增，范先群. 眼科学. 9 版. 北京：人民卫生出版社，2018.

[38] 吴素虹，卢素芬，黄思建，等. 临床眼科护理学. 北京：人民卫生出版社，2007.

[39] 韩杰，李越. 眼科护理与操作指南. 北京：人民卫生出版社，2019.

[40] 宋昊刚，王乐，赵君. SOX11 在视网膜母细胞瘤中的表达及意义. 中华眼底病杂志，2020，36（6）：586-589+594.

[41] 蒋瑜，孙先桃，孙爽，等. 心肌梗死相关转录本对视网膜母细胞瘤影响机制的研究. 中华全科医学，2022，20（10）：1650-1653.

[42] 邹宏密，简嘉，周希瑗. 视网膜母细胞瘤的治疗研究进展. 国际眼科杂志，2018，18（8）：1407-1410.

[43] 许小贺，傅秀丽，鲁璐. 改良 Parks 切口与直肌线状折叠术联合应用治疗成人共同性斜视. 国际眼科杂志，2022，22（10）：1712-1716.

[44] 罗丽娟，韩英军，张荷珍. 眼眶肿瘤 110 例手术并发症及其影响因素. 中华眼外伤职业眼病杂志，2018，40（8）：624-627.

[45] 罗耀仙，周劲源，李绍平. CT 及 MR 鉴别诊断眼眶良恶性肿瘤的临床价值. 影像研究与医学应用，2021，5（17）：201-202.

[46] 廖洪斐，余进海. 甲状腺相关性眼病治疗现状. 中华眼科杂志，2022，58（8）：635-640.

[47] 李小寒，尚少梅. 基础护理学. 7 版. 北京：人民卫生出版社，2022.

[48] 王艳丽，程红丽，王媛，等. 眼球穿通伤患者 50 例的临床护理. 解放军护理杂志，2009，26（19）：67-68.

[49] 朱丽丽，翟丕力，陈军，等. 眼球穿通伤 94 例治疗体会. 现代预防医学，2005，32（9）：1043-1043.

[50] 中华医学会眼科学分会角膜病学组. 中国飞秒激光辅助角膜移植手术专家共识（2022 年）. 中华眼科杂志，2022，58（10）：747-753.